心血管影像病例点评

CARDIAC IMAGING: CASE REVIEW

原书第 2 版

原著者　Gautham P. Reddy
　　　　Robert M. Steiner
　　　　Christopher M. Walker

主　译　胡海波　黄洁佳　杨　凯

科学出版社

北京

图字：01-2016-9596

内 容 提 要

本书收集了心血管影像病例157例，每个病例包括一组病例图片、4个相关问题及答案、参考文献与点评几个方面内容。读者可通过"影像表现—提问题—解决问题"这一路径，启发思考，不断提高对疾病诊断及鉴别诊断的能力和水平。

本书图文并茂，实用性强，适合从事影像学诊断的专业人员、临床医师及医学院校师生学习参考。

图书在版编目（CIP）数据

心血管影像病例点评：原书第2版/(美)戈塔姆·雷迪（Gautham P. Reddy）主编；胡海波等主译. —北京：科学出版社，2017.3
书名原文：Cardiac Imaging：Case Review
ISBN 978-7-03-051438-7

Ⅰ.心… Ⅱ.①戈…②胡… Ⅲ.心脏血管疾病—影象诊断 Ⅳ.R540.4

中国版本图书馆CIP数据核字（2017）第002429号

责任编辑：路 弘/责任校对：李 影/责任印制：赵 博/封面设计：龙 岩

Cardiac Imaging: Case Review, 2/E
Copyright © 2014, 2006 by Saunders, an imprint of Elsevier Inc.
ISBN-13:978-0-323-06519-1
本书由中国科技出版传媒股份有限公司（科学出版社）进行翻译，并根据中国科技出版传媒股份有限公司（科学出版社）与爱思唯尔（新加坡）私人有限公司的协议约定出版。
心血管影像病例点评（原书第2版）（胡海波、黄洁佳、杨凯译）
ISBN: 978-7-03-051438-7
Copyright 2016 by Elsevier (Singapore) Pte Ltd. All rights reserved.
Elsevier(Singapore) Pte Ltd.
3 Killiney Road
#08-01 Winsland House I
Singapore 239519
Tel: (65) 6349-0200
Fax: (65) 6733-1817

Information on how to seek permission, further information about Elsevier's permissions policies and arrangements with organizations such as the Copyright Clearance Center and the Copyright Licensing Agency, can be found at the website: www.elsevier.com/permissions.

Printed in China by China Science Publishing & Media Ltd. (Science Press) under special arrangement withElsevier (Singapore) Pte Ltd. This edition is authorized for sale in the People's Republic of China only, excluding Hong Kong SAR, Macau SAR and Taiwan. Unauthorized export of this edition is a violation of the contract.

科 学 出 版 社 出版
北京东黄城根北街 16 号
邮政编码：100717
http://www.sciencep.com
中国科学院印刷厂 印刷
科学出版社发行 各地新华书店经销
*
2017 年 3 月第 一 版 开本：880×1230 1/16
2017 年 3 月第一次印刷 印张：20 3/4
字数：492 000
定价：98.00 元
（如有印装质量问题，我社负责调换）

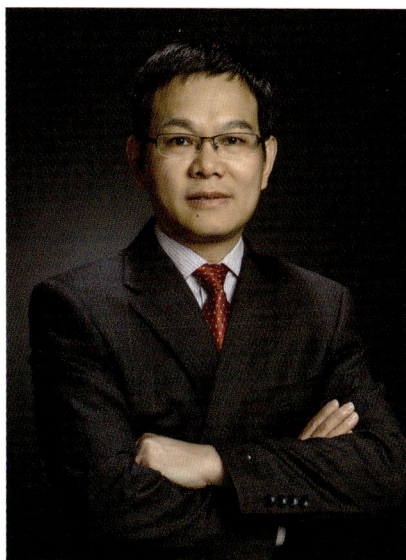

　　胡海波，国家心血管病中心，中国医学科学院阜外医院放射科副主任医师，副教授，硕士生导师，医学博士，兼任门诊影像系统总支书记。

　　1999年本科毕业于同济医科大学临床医疗系，后被免试推荐入中国协和医科大学攻读影像医学博士学位，博士毕业后长期从事心血管病影像诊断及介入治疗领域的临床、科研、教学工作，擅长各种疑难心血管病的普通 X 线、CT、MRI 及心血管造影诊断，精通先天性心脏病、瓣膜病的微创介入治疗。目前以第一作者发表科技论文共 30 余篇，牵头完成教育部及中国医学科学院科研课题 3 项，参研国家"十一五"科技计划 4 项，获得教育部科技进步一等奖 1 项、中华医学科技进步二等奖 1 项。

译者前言

　　近年来，随着心血管影像学的迅速发展及大型影像设备的更新，包括 CT、MRI 及超声心动图等新技术、新方法不断涌现，使其在心血管疾病中的诊断作用日趋显现。由中国医学科学院阜外医院胡海波副教授等主译的《心血管影像病例点评》第 2 版，共分 3 个部分，由易到难包括基础篇、提高篇及挑战篇，涵盖 X 线胸片、CT 及 MRI 共 157 个病例。每一病例都遵循着统一格式，先提供一组图片，提出 4 个问题，一般第 1 题有 4~5 个答案（A、B、C、D 或 E），为多选。3~4 题有 4 个答案（A、B、C、D），为单选。使读者从关键信息中快速获取图像的结果、流行病学、病因、鉴别诊断、病理生理学、影像学表现以及相关的临床信息等。对每一个病例都做了简短的解析，部分病例还提出了进一步的检查方法及最恰当的治疗措施。该书收集了丰富及较全面的病例资料，图文并茂，是一本容易掌握的以病例为基础的学习工具书。适用于影像学及心血管临床医师阅读和参考。特此推荐，不妥之处，恳请读者批评指正。

中国医学科学院阜外医院　　蒋世良

2017 年 2 月 20 日

前　言

　　由 Drs.Reddy，Steiner 和 Walker 编写的《心血管影像病例点评》（第 2 版）探索了先进的心血管影像成像方法，包括冠状动脉和肺动脉的 CT 血管造影、心脏 MRI 和核医学应用。这些方法正越来越多地运用于急诊科，作为胸痛患者检查的一部分。放射科医师通过良好的培训及技术的进步，在该领域与心脏科医师一起发挥着重要作用。我们放射科医师也要同临床同事一样学习解剖学和病理学，这对我们来说非常重要。

　　作者编辑了一系列精彩的病例，展示了我们成像医疗设备不同检查方式的能力。对于鉴别诊断、多项选择题及病变本质相关信息也都进行了强调。我希望这个版本能够成为住院医师准备新版考试委员会考试的一个选择。

　　Drs.Reddy，Steiner 和 Walker 保持了《病例复习系列》一贯的高质量，并结合网上学习环境进行了现代化改进，我为此祝贺他们。

David M.Yousem，MD，MBA

《病例复习系列》编者

目 录

一、基 础 篇

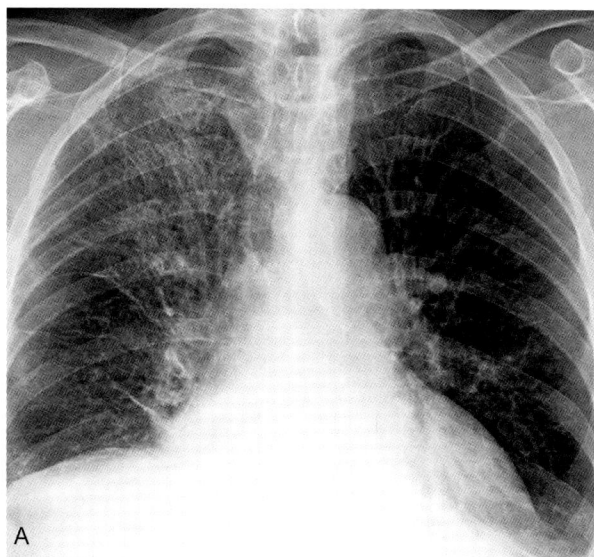

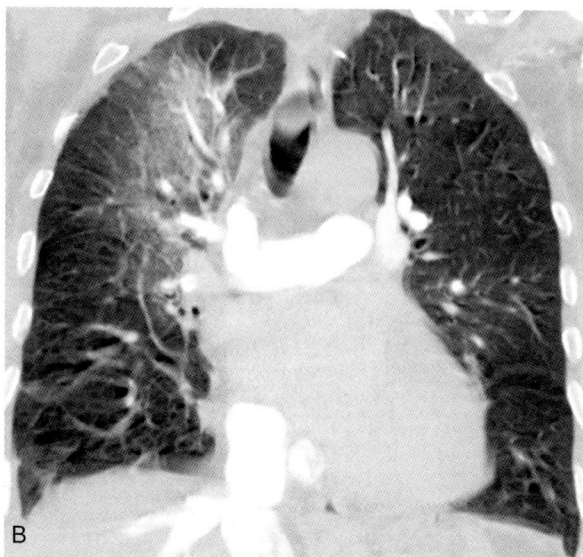

【病史】 无

1. 下列哪些疾病可表现为磨玻璃样阴影？（多选）

    A. 肺水肿

    B. 肺炎

    C. 肺出血

    D. 原位腺癌（支气管肺泡细胞癌）

2. 若该患者有发热、咳嗽、咳痰表现，最可能的诊断是什么？

    A. 右上叶肺水肿

    B. 非典型性肺炎

    C. 肺出血

    D. 原位腺癌（支气管肺泡细胞癌）

3. 若该患者有剧烈胸痛且无感染症状，最可能的诊断是什么？

    A. 右上叶肺水肿

    B. 非典型性肺炎

    C. 肺出血

    D. 原位腺癌（支气管肺泡细胞癌）

4. 如果 X 线胸片及临床表现提示是急性二尖瓣反流，那么下一步最佳检查方法是什么？

    A. CT

    B. 超声心动图

    C. 随访 X 线胸片

    D. MRI

病例 1

急性重度二尖瓣关闭不全

1.A，B，C 和 D
2.B
3.A
4.B

【参考文献】

Schnyder PA, Sarraj AM, Duvoisin BE, et al.Pulmonary edema associ-ated with mitral regurgitation：prevalence of predominant involvement of the right upper lobe.AJR Am J Roentgenol, 1993, 161（1）:33-36.

【交叉引用】

Cardiac Imaging：The REQUISITES, ed 3, pp 191-194.

【解析】

1.病理生理学　在严重的二尖瓣反流患者中，非对称性右上叶肺水肿在成年人和儿童的发生率分别为9%和22%。在成年人患者中，通常是由继发于心肌梗死后二尖瓣后叶脱垂所致。后叶脱垂所致的二尖瓣反向喷流常射向右上肺静脉，引起局部静脉压升高及右上叶肺水肿。在有胸痛的患者中，必须考虑到急性二尖瓣反流的可能性，并通过超声心动图确诊。

2.影像表现　X线胸片及CT扫描显示非对称性右肺上叶磨玻璃样阴影。鉴别诊断需结合患者的临床表现。若患者有发热、咳嗽、咳痰，则影像学表现符合非典型性肺炎。在本病例中，此患者有剧烈胸痛及急性心肌梗死，超声心动图证实是重度二尖瓣反流。

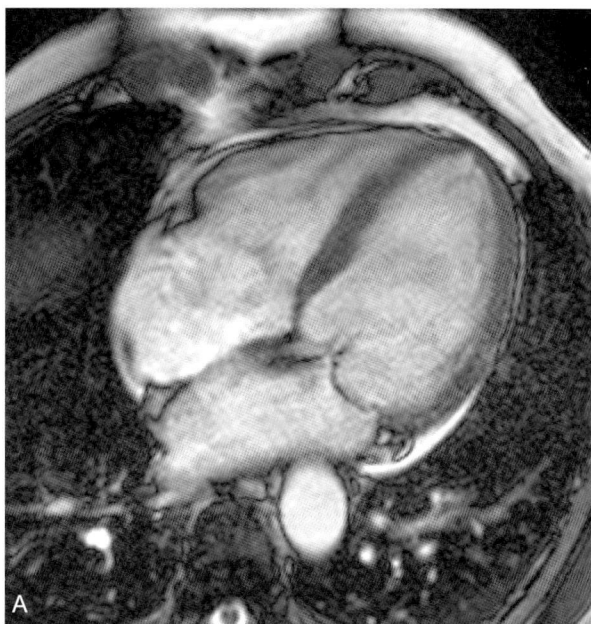

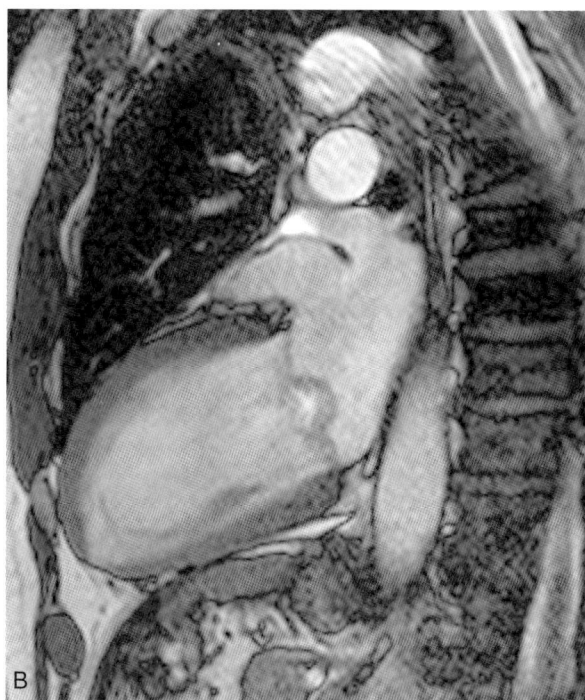

【病史】 患者患有心律失常且经过致心律失常右心室发育不良的评估。

1. 下列哪些疾病可出现二尖瓣反流？（多选）

    A. 二尖瓣脱垂

    B. 心肌缺血

    C. 扩张型心肌病

    D. 心内膜炎

2. 最可能的诊断是什么？

    A. 二尖瓣脱垂

    B. 心肌缺血

    C. 扩张型心肌病

    D. 心内膜炎

3. 诊断这个疾病的理想成像面是下列哪一个？

    A. 四腔面

    B. 六轴面

    C. 左心室流出道（三腔面）

    D. 右心室流出道

4. 下列哪一项是这种疾病的潜在并发症？

    A. 主动脉夹层

    B. 二尖瓣狭窄

    C. 心律失常

    D. 卵圆孔未闭

病例 2

二尖瓣脱垂伴二尖瓣关闭不全

1. A，B，C 和 D
2. A
3. C
4. C

【参考文献】

[1] Feuchtner GM, Alkadhi H, Karlo C, et al.Cardiac CT angiography for the diagnosis of mitral valve prolapse : comparison with echocardiography. Radiology, 2010, 254 (2) :374-383.

[2] Han Y, Peters DC, Salton CJ, et al.Cardiovascular magnetic resonance characterization of mitral valve prolapse.JACC Cardiovasc Imaging, 2008, 1, (3) :294-303.

【交叉引用】

Cardiac Imaging : The REQUISITES, ed 3, pp 192-193.

【解析】

1. 流行病学　二尖瓣脱垂可影响到 2%～3% 的人口，是需要手术治疗的重度非缺血性二尖瓣反流的最常见原因（图 A）。以二尖瓣环为基准，瓣叶在心房内的移位超过 2mm[通过左心室流出道或心室长轴（二腔）面测量]（图 B）定义为二尖瓣脱垂。二尖瓣脱垂分为 2 型 : 波浪翻滚型（正如本例所示）和连枷状瓣叶（由心内膜炎或风湿性心脏病引起的腱索断裂）。二尖瓣脱垂最常见于二尖瓣黏液退行性变，但同样可见于继发孔型房间隔缺损、结缔组织病和近期利尿药使用患者。

2. 影像表现　二尖瓣脱垂可继发于鞍形二尖瓣环，如果仅从四腔面观察，二尖瓣脱垂可能会被误诊。黏液样变瓣叶（瓣叶厚度 > 5mm）使患者易患致命性心律失常、重度二尖瓣反流和心内膜炎。患者因为其他原因行心脏 CT 或 MRI 检查，通过这些检查识别是否存在二尖瓣脱垂至关重要，因为这些患者可以从心内膜炎预防及抗凝治疗中获益。

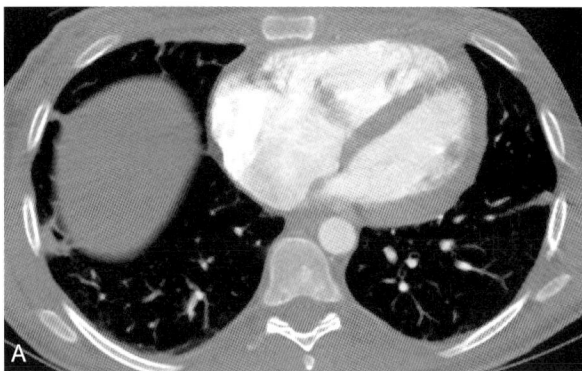

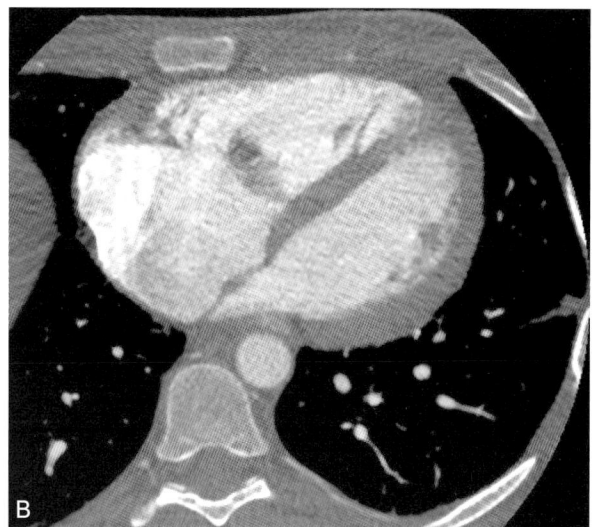

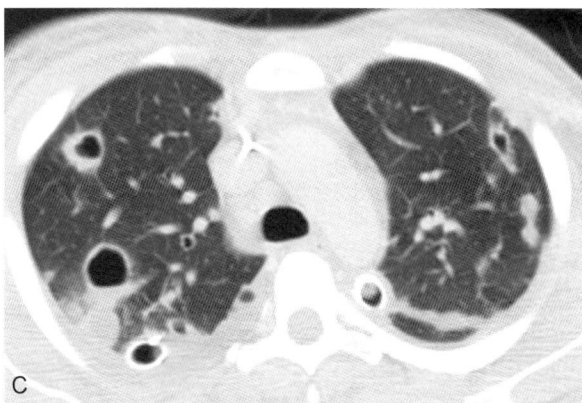

【病史】 患者有胸痛表现。

1. 下列哪些疾病可出现瓣膜肿块？（多选）

    A. 血管肉瘤

    B. 血栓

    C. 赘生物

    D. 黏液瘤

    E. 乳头状弹力纤维瘤

2. 最常见的瓣膜肿瘤是什么？

    A. 血栓

    B. 乳头状弹力纤维瘤

    C. 黏液瘤

    D. 血管肉瘤

3. 该影像表现最可能的诊断是什么？

    A. 韦格纳肉芽肿病

    B. 侵袭性曲霉菌病

    C. 脓毒性肺栓塞

    D. 乳头状弹力纤维瘤

4. 关于这个诊断，下列哪个瓣膜在静脉注射吸毒者中最常受到影响？

    A. 主动脉瓣

    B. 二尖瓣

    C. 肺动脉瓣

    D. 三尖瓣

病例 3

脓毒性肺栓塞伴三尖瓣感染性心内膜炎

1.A，B，C，D 和 E
2.B
3.C
4.D

【参考文献】

Feuchtner GM，Stolzmann P，Dichtl W，et al.Multislice computed tomography in infective endocarditis：comparison with transesophageal echocardiography and intraoperative findings.J Am Coll Cardiol，2009，53（5）:436-444.

【交叉引用】

Cardiac Imaging：The REQUISITES，ed 3，p 283.

【解析】

1.影像表现　心脏 CT 扫描三尖瓣水平显示卵圆形团块（图 A 和 B）。CT 扫描三尖瓣以上层面的肺窗（图 C）显示肺外周有多发空洞的肺结节。该患者是一个静脉注射吸毒者，有高热及脓毒血症。检查结果符合三尖瓣赘生物脱落导致的脓毒性肺栓塞。

2.鉴别诊断　对于瓣膜肿块的鉴别诊断是有限的。在静脉注射吸毒的情况下，最常见的瓣膜团块是赘生物。对于可疑的心内膜炎患者而言，门控触发 CT 扫描检测是否存在心瓣膜赘生物，不仅敏感而且具有特异性。手术治疗上，CT 可能比经胸或经食管超声更加适合，因为它更好地显示出潜在瓣周脓肿或者假性动脉瘤的解剖结构。若缺乏感染症状，瓣膜团块很可能是肿瘤或是血栓。最常见的瓣膜肿瘤是乳头状弹力纤维瘤，这种肿瘤可能只能在超声心动图上见到，因为它通常比较小（＜1cm）并且移动性大。瓣膜肿瘤很容易与瓣膜血栓鉴别，因为肿瘤在 CT 或 MRI 上有对比强化征象。

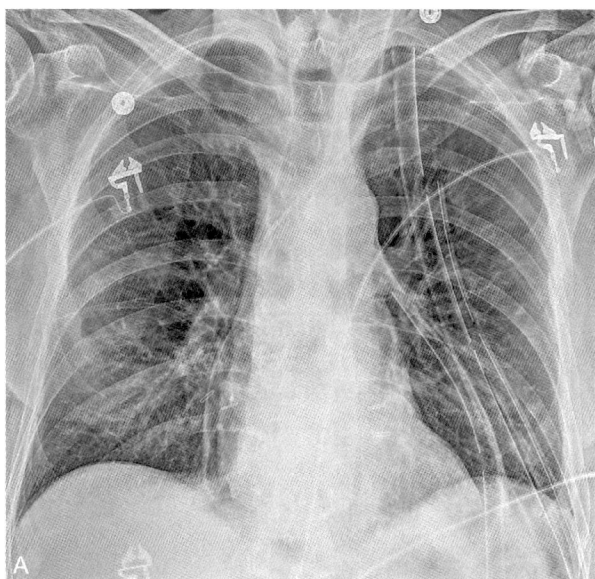

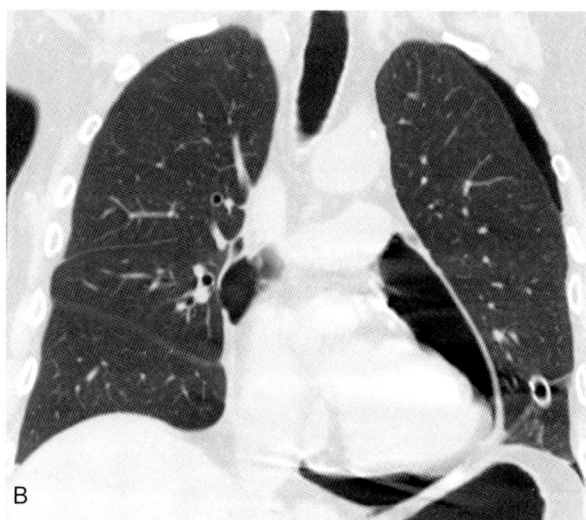

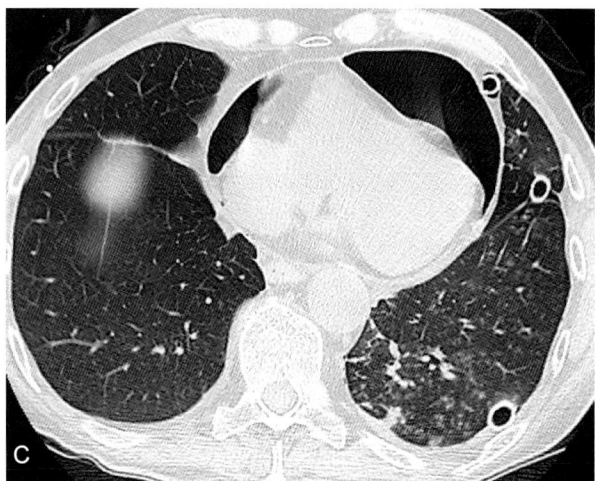

【病史】 患者有胸痛表现。

1. 下列哪些疾病可以在 X 线胸片上表现为心周积气?（多选）

    A. 心包积气

    B. 气胸

    C. 气腹

    D. 纵隔气肿

2. 这种病变最常见原因是什么?

    A. 创伤或医源性损伤

    B. 肿瘤

    C. 感染

    D. 气腹

3. 如果这个病人出现了低血压及心动过缓,下一步最佳处理是什么?

    A. 高流量吸氧（10L/min）

    B. 连续胸片

    C. 超声心动图

    D. 急诊心包穿刺术

4. 气压伤导致这种情况的最可能机制是下列哪一项?

    A. 气胸

    B. 空气沿着肺血管进入心包腔

    C. 低压

    D. 气管穿刺

病例 4

心包积气

1.A，B 和 D
2.A
3.D
4.B

【参考文献】

Katabathina VS, Restrepo CS, Martinez-Jimenez S, et al.Nonvascular, nontraumatic mediastinal emergencies in adults：a comprehensive review of imaging findings, Radiographics, 2011, 31（4）:1141-1160.

【解析】

1.影像表现　该患者心包腔内有大量积气

（图 A—C）。心包隐窝层面以上没有积气，有助于与纵隔气肿相鉴别（图 A 和图 B）。此患者无心脏压塞的临床症状及体征，序列成像（这里未展示）显示积气被吸收。

2.诊断　心包积气最常见的原因是创伤。非创伤性因素包括产气微生物导致的感染性心包炎、胃肠道或肺瘘及纵隔气肿向心包腔的延伸。张力性心包积气会危及生命，在出现血流动力学障碍时可以做出诊断。CT 或 MRI 提示心脏压塞的影像表现包括心脏前壁受压、下腔静脉扩张、心腔的受压或是移位等。如果患者出现心脏压塞，则需要紧急心包减压以防患者死亡。

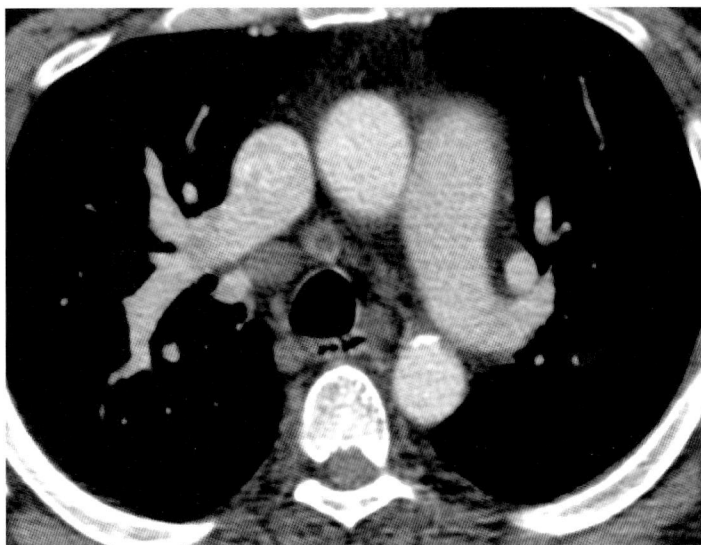

【病史】 58 岁男性，进行性劳力性呼吸困难。

1. 下列哪些疾病可出现左向右分流？（多选）

   A. 部分肺静脉异位回流（PAPVR）

   B. 法洛四联症

   C. 房间隔缺损（ASD）

   D. 艾森门格综合征

2. 与此相关的最常见的心脏异常是下列哪一项？

   A. 静脉窦型房间隔缺损

   B. 原发孔型房间隔缺损

   C. 继发孔型房间隔缺损

   D. 无顶冠状静脉窦综合征

3. 与此相关的综合征或并发症是哪一项？

   A. 左心发育不良

   B. Holt-Oram 综合征

   C. Scimitar 综合征

   D. Carney 综合征

4. 当肺循环与体循环血流比值（Qp/Qs）为多少时需要修复？

   A. 1

   B. 0.3

   C. 1.7

   D. Qp/Qs 比值不能决定何时修复损伤

病例 5

部分肺静脉异位回流（PAPVR）

1.A 和 C
2.A
3.C
4.C

【参考文献】

Ho ML, Bhalla S, Bierhals A, et al.MDCT of partial anomalous pulmonary venous return（PAPVR）in adults.J Thorac Imaging, 2009, 24（2）:89-95.

【交叉引用】

Cardiac Imaging：The REQUISITES, ed 3, pp 330-335.

【解析】

1.流行病学及治疗 PAPVR 是一种不常见的先天性静脉异常疾病，患病率不到人口的 1%。它是指肺静脉的 1 支或数支（但非全部）不与左心房连接，肺循环血液不能流入左心房内，而是直接或间接通过体循环的静脉系统回流至右心房的左向右分流。当出现在儿童中时，它主要影响右肺上叶（90% 的病例）并且与其他心脏畸形高度相关，包括静脉窦型房间隔缺损。PAPVR 的推荐修复指征为当 Qp/Qs 比值超过 1.5 ~ 2.0 时。大多数儿童满足此标准，且通常情况下，房间隔缺损和 PAPVR 都需要外科手术修复。

2.成年人临床表现及处理 成年人 PAPVR 是在因其他原因做影像检查时偶然发现的。通常没有症状，且最常影响左肺上叶（47%），其次是右肺上叶（38%）。静脉窦型房间隔缺损发生于 42% 的成年右肺上叶型 PAPVR 患者中。因为没有症状，通常不需要手术。

3.影像表现 轴位 CT 扫描显示右上肺静脉血流直接流向上腔静脉（如图），符合 PAPVR 表现。本病例中，在左心房上部水平更低层面 CT 扫描图像（未展示）未显示静脉窦型房间隔缺损。

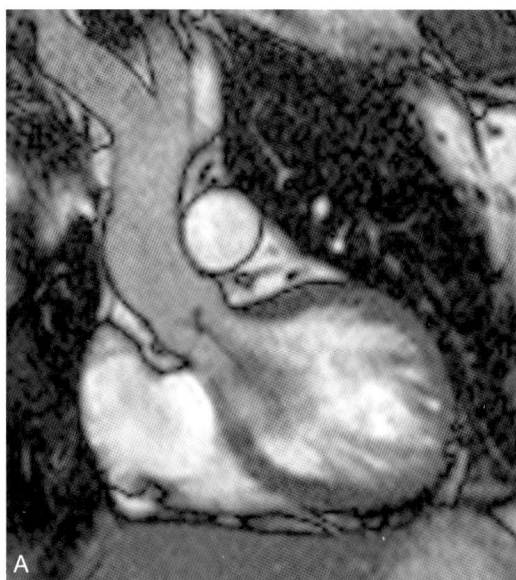

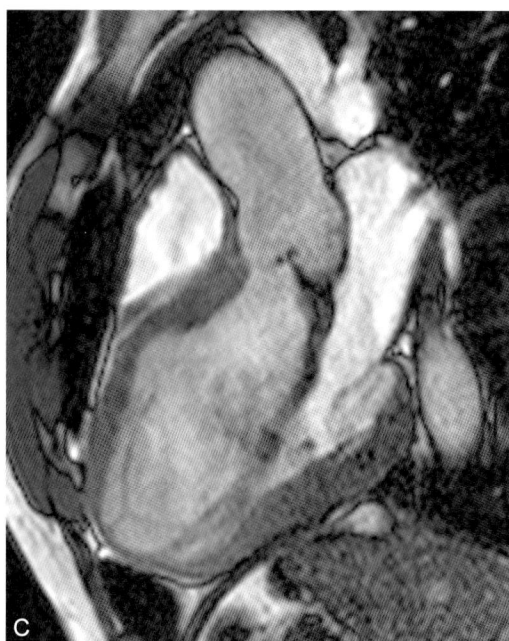

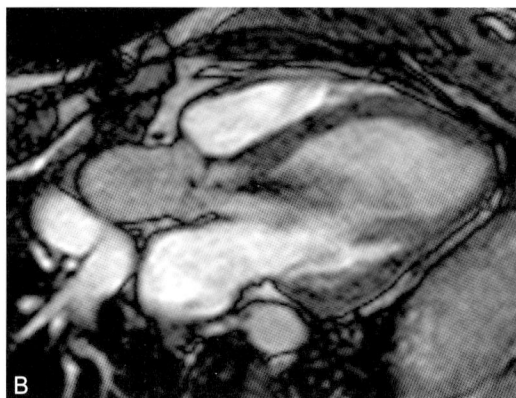

【病史】 两名患者出现进行性劳力性呼吸困难。

1. 对于两位患者而言，需考虑的鉴别诊断有哪些？（多选）

A. 主动脉夹层

B. 马方综合征

C. 肥厚型心肌病

D. 法洛四联症

E. 风湿性心脏病

2. 图片中，以下哪种性质的血流，能解释由主动脉瓣流向左心室的流空信号（黑色信号区）？

A. 稳定流（steady flow）

B. 层流

C. 定常流

D. 湍流

3. 该影像与表现（图 A—C）的最常见原因是什么？

A. 主动脉环扩张

B. 特发性瓣膜退行性病变

C. 主动脉夹层

D. 心内膜炎

4. 下列哪一项图像序列能够量化图 A—C 中的异常？

A. 首次通过法显像

B. 延迟对比成像

C. 黑血 T_1 加权成像

D. 流速编码电影相位对比成像

病例6

主动脉瓣反流

1.A，B 和 E
2.D
3.B
4.D

【参考文献】

Glockner JF，Johnston DL，McGee KP.Evaluation of cardiac valvular disease with MR imaging：qualitative and quantitative techniques.Radiographics，2003，23（1）:e9.

【交叉引用】

Cardiac Imaging：The REQUISITES，ed 3，pp 182-185.

【解析】

1.*流行病学* 主动脉瓣反流最常见于老年患者，因主动脉瓣的老年退行性变，并且常伴随主动脉瓣狭窄。年龄小于 40 岁的患者，主动脉瓣反流常见于马方综合征，由于其主动脉根部扩张所致。MRI 是主动脉瓣反流的理想检查方法，不仅能够对反流量进行定量，还能判断其对心脏的整体效应。流速编码电影相位对比 MRI 能够多次准确地通过反流分数（反流容积／前向搏出量）量化瓣膜反流量。Cine SSFP 成像能够通过测量心腔大小、射血分数及心脏质量，评估瓣膜反流对心脏的整体效应。一些学者提议无症状患者应该进行瓣膜置换，因为如果等到症状出现后再行瓣膜置换术，不可逆损害及心室重构可能已经发生了。

2.*影像表现* 冠状位主动脉及左心室流出道（三腔面）层面的 Cine SSFP 成像显示，从主动脉瓣射向左心室后方的信号流空区。此图像表现符合主动脉瓣反流。

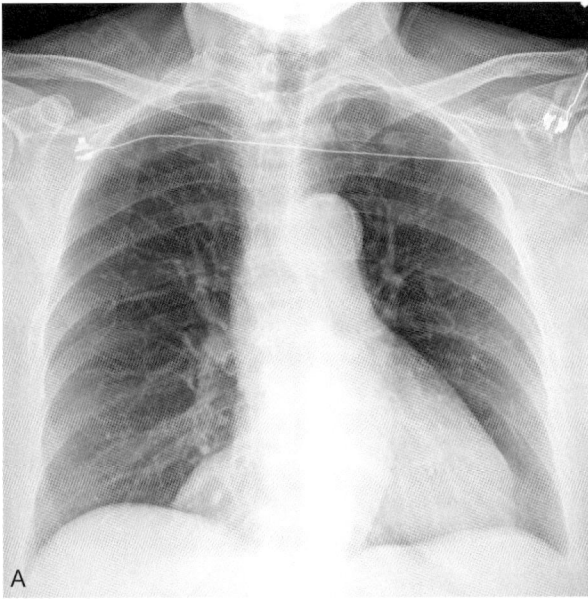

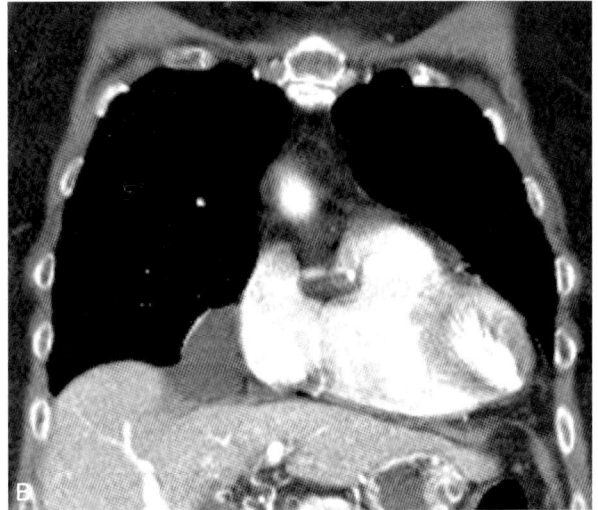

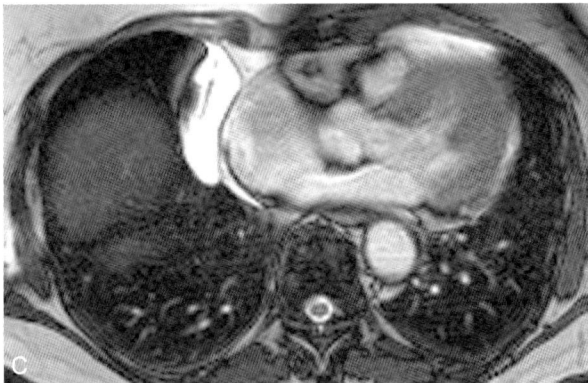

【病史】 某患者心脏手术前 X 线胸片。

1. 图 A 提示的疾病可能有哪些？（多选）

    A. 脂肪垫

    B. 支气管囊肿

    C. 心包囊肿

    D. 食管重叠囊肿

    E. 胸腹裂孔疝

2. 这种病变最常出现的部位在哪里？

    A. 右侧心膈角

    B. 隆突下间隙

    C. 前纵隔

    D. 心后间隙

3. 这种病变的内部成分最可能是？

    A. 脂肪

    B. 软组织

    C. 液体

    D. 钙

4. 对于此无症状患者下一步处理是什么？

    A. 无需处理

    B. 抽吸

    C. 外科切除

    D. 随访胸片

病例 7

心包囊肿

1.A 和 C

2.A

3.C

4.A

【参考文献】

Wang ZJ, Reddy GP, Gotway MB, et al.CT and MR imaging of pericardial disease.Radiographics, 2003, 23 Spec No:S167-S180.

【交叉引用】

Cardiac Imaging：The REQUISITES, ed 3, pp 56, 78-80, 139-141, 277.

【解析】

1. 流行病学　心包囊肿是一种先天性病变，一般认为其形成原因是胚胎期心包发生时胚胎间质中出现间隙。此间隙互相融合成为原始心包腔。如一个间隙不能与其他间隙融合又不与心包腔相通则发育成心包囊肿，如间隙与心包腔相通称为心包憩室。大多数心包囊肿位于右侧心膈角，其次是左侧心膈角。运用横断层面成像（CT 或者 MRI），囊肿很容易与其他心膈角肿块鉴别开来。心包囊肿是边界清晰、无强化的液性密度灶，在 MRI T_2 加权成像中呈现均匀高信号。

2. 临床表现　心包囊肿患者通常无症状，但是大的囊肿可导致呼吸困难、胸痛、咳嗽，心脏压塞少见。对于有症状患者的治疗包括外科切除或者经皮穿刺引流。

3. 影像表现　X 线胸片显示右侧心膈角处有一边界清楚的肿块（图 A）。冠状面 CT 扫描（图 B）显示一液体低密度、无壁肿块。MRI 轴位 T_2 加权像（图 C）显示损害区内均匀高信号。

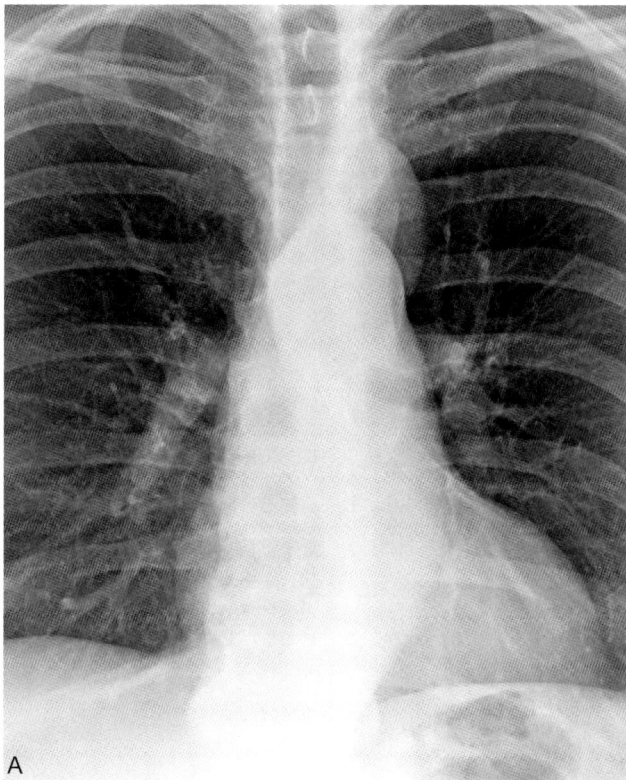

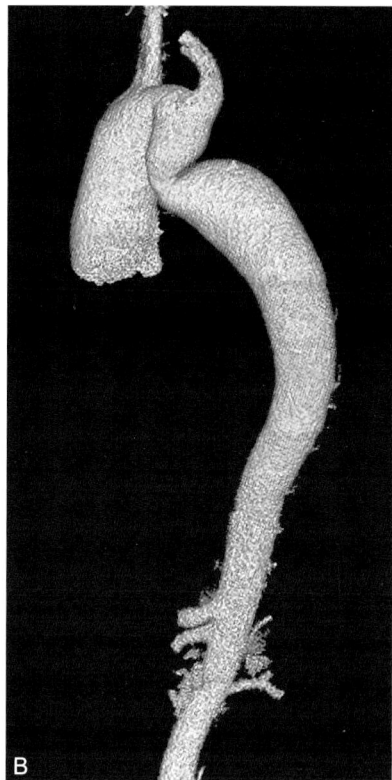

【病史】 无

1. 鉴别诊断包括哪些？（多选）

   A. 主动脉假性动脉瘤

   B. 假性缩窄

   C. 胸降主动脉瘤

   D. 主动脉缩窄

   E. 创伤性主动脉损伤

2. 下列哪项与该病变关系最密切？

   A. Turner 综合征

   B. 颅内动脉瘤

   C. 细菌性心内膜炎

   D. 二叶主动脉瓣

3. 此患者最可能的症状或体征是什么？

   A. 高血压

   B. 胸痛

   C. 短暂性脑缺血发作（TIA）

   D. 收缩中期喀喇音

4. 下列哪一项检查对诊断最有帮助？

   A. X 线胸片

   B. MRI

   C. CT

   D. 闪烁扫描法

病例 8

主动脉缩窄

1.B 和 D
2.D
3.A
4.B

【参考文献】

Kimura-Hayama ET，Meléndez G，Mendizábal AL，et al.Uncommon congenital and acquired aortic diseases：role of multidetector CT angiography，Radiographics，2010，30（1）:79-98.

【交叉引用】

Cardiac Imaging：The REQUISITES，ed 3，pp 419-424.

【解析】

1. 流行病学　主动脉缩窄表现为主动脉局限狭窄，当晚期发现时经常位于主动脉弓管旁区。X 线胸片上的多种征象提示主动脉缩窄的存在。"3 字"征代表伴有锐利尖角的异常轮廓的主动脉，尖角发生在缩窄区。这种征象出现在 60% 的病例中，且常见于成人型缩窄。另一影像征象是肋骨下缘切迹，它的出现是由于肋间动脉扩张所致，是一种代偿机制，作为主动脉缩窄区周边的侧支循环。侧支循环的主要途径包括：主动脉弓到锁骨下动脉到胸廓内动脉到肋间动脉再到胸降主动脉。除此之外，缩窄区周围还有甲状颈干、胸肩峰动脉干、腹上动脉等侧支循环。

2. 相关性　与主动脉缩窄关系最密切的是二叶主动脉瓣，其次是特纳综合征。主动脉缩窄如果没有得到有效的治疗，常常会导致死亡。死亡的原因包括充血性心力衰竭、主动脉夹层、心内膜炎和主动脉破裂。由于颈动脉高压，患者易患脑动脉瘤，甚至颅内出血。

3. 影像表现　X 线胸片显示主动脉弓远端轻度扩大，突然出现锐利尖角，符合主动脉缩窄的"3 字"征（图 A）。CT 血管造影术也显示了典型的"3 字"征。缩窄位于左锁骨下动脉的远端。

4. 鉴别诊断　主要与主动脉假性缩窄相鉴别。MRI 有助于鉴别这两种疾病，因为假性缩窄不存在压力梯度，在狭窄区段也不存在侧支循环代偿表现。

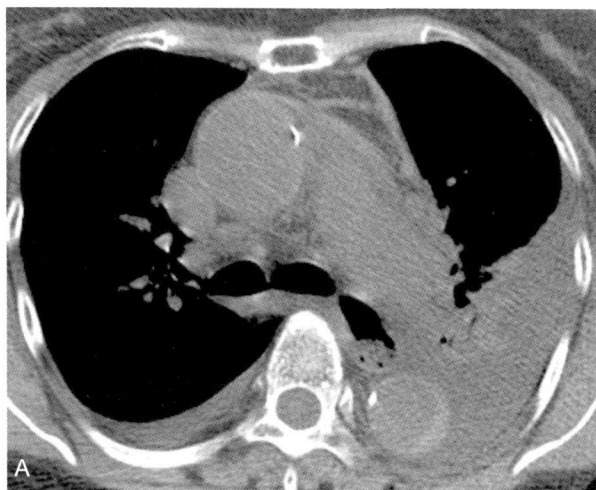

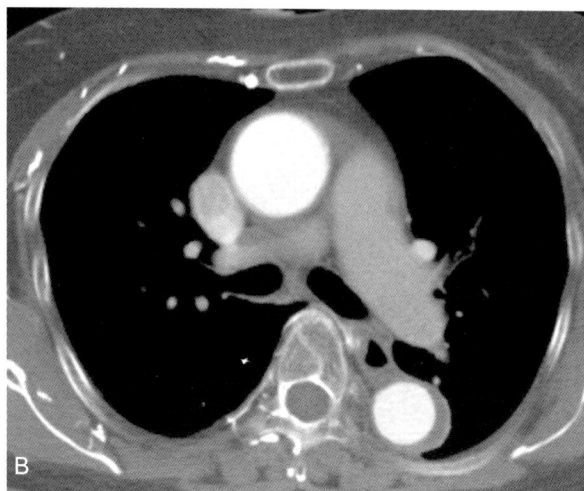

【病史】 患者表现为撕裂样胸痛。

1. 急性主动脉综合征需考虑的鉴别诊断有哪些？（多选）

A. 主动脉夹层

B. 重度主动脉反流

C. 主动脉壁内血肿

D. 不稳定型心绞痛

E. 穿透性主动脉溃疡

2. 检该影像与表现查结果是什么？

A. 主动脉夹层

B. 胸降主动脉瘤

C. 穿透性主动脉溃疡

D. 主动脉壁内血肿

3. 这种异常如何分类？

A.Stanford B 型

B.Stanford A 型

C.Debakey Ⅰ 型

D.Debakey Ⅱ 型

4. 对此患者的合适处理是什么？

A. 手术

B. 不处理

C. 药物和非手术治疗

D. 介入治疗

病例 9

B 型主动脉壁内血肿

1.A，C 和 E

2.D

3.A

4.C

【参考文献】

Baikoussis NG, Apostolakis EE, Siminelakis SN, et al.Intramural haematoma of the thoracic aorta：who.s to be alerted the cardiologist or the cardiac surgeon? J Cardiothorac Surg，2009，4：54.

【交叉引用】

Cardiac Imaging：The REQUISITES，ed 3，pp 407-411.

【解析】

1. 分类及处理　主动脉壁内血肿的分类与主动脉夹层相似。累及升主动脉的壁内血肿为 Stanford A 型，不累及升主动脉的为 Stanford B 型。区别开这两种类型至关重要，因为分型决定最佳治疗方案及其预后。A 型壁内血肿并发症多见（如主动脉破裂、心脏压塞、主动脉夹层和死亡），且通常需要手术处理。B 型壁内血肿并发症少见，通常无需干预，非手术治疗即可。少许情况下，复杂的 B 型壁内血肿可能需要外科手术或内膜支架治疗。

2. 并发症　主动脉壁内血肿是由脉管壁滋养管破裂，主动脉壁中层出血所致。与主动脉夹层不同，壁内血肿无内膜撕裂口。壁内血肿的主要并发症包括主动脉破裂、出血性心脏压塞、主动脉夹层、动脉瘤形成等。

3. 影像表现　在本病例中，非增强 CT 扫描显示在胸降主动脉壁内可见新月形高密度影，符合 B 型主动脉壁内血肿（图 A）。轴位增强 CT 扫描（早于非增强 CT 扫描 3d 进行）显示胸降主动脉壁的增厚。

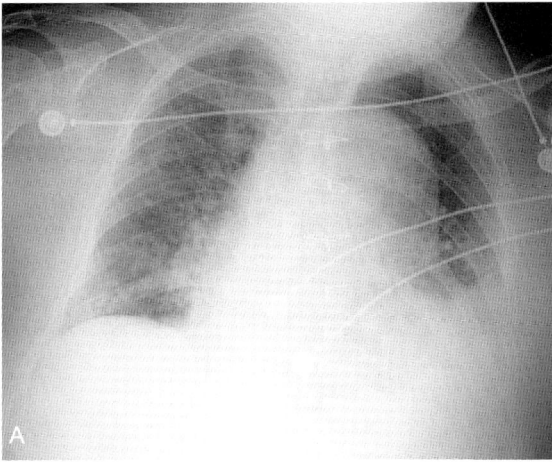

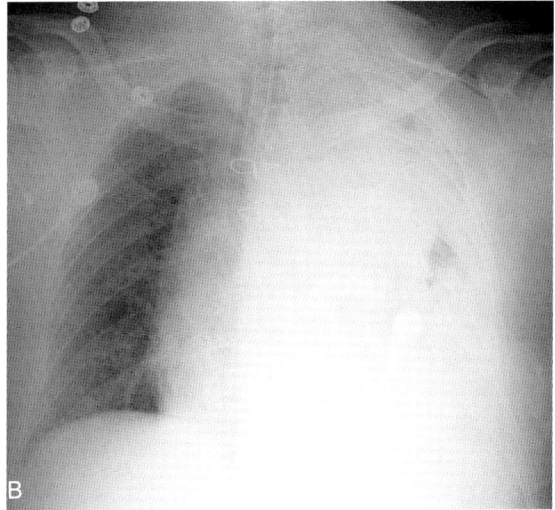

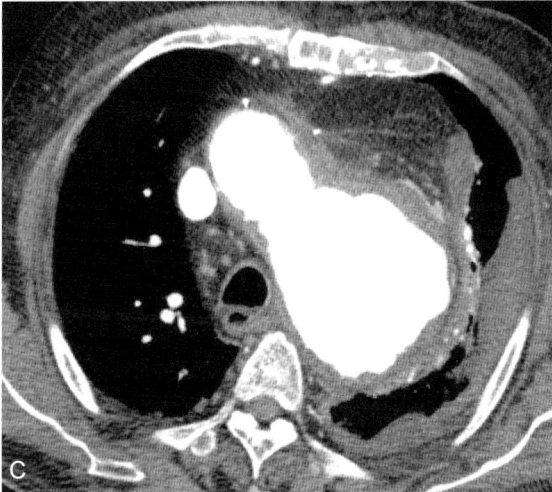

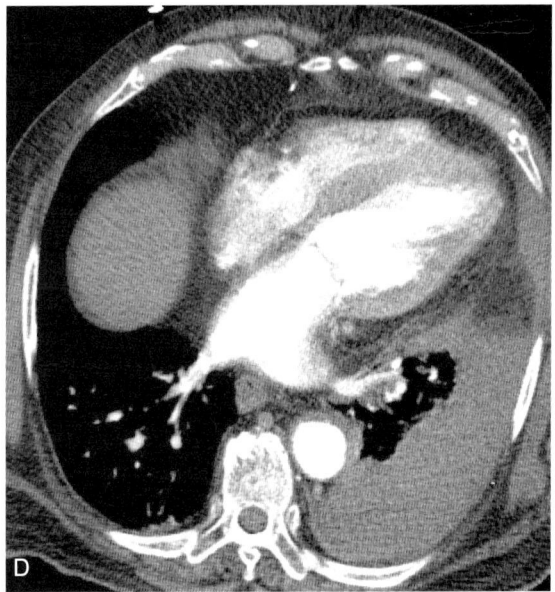

【病史】 70 岁女性，突发意识丧失。

1. 根据图 A 考虑的疾病有哪些？（多选）

   A. 主动脉瘤

   B. 主肺动脉增粗

   C. 胸腺瘤

   D. 结节病

2. 本例最可能的诊断是什么？

   A. 主动脉壁内血肿

   B. 动脉瘤破裂

   C. 主动脉夹层

   D. 穿透性溃疡

3. 下列哪项提示可能已经或即将发生主动脉破裂？

   A. "主动脉披挂"征

   B. "奥利奥"征

   C. "3 字"征

   D. "内膜片"征

4. 在什么情况下胸主动脉瘤需要早期修复？

   A. 无症状期

   B. 肺气肿

   C. 马方综合征

   D. 年轻患者

病例 10

胸主动脉瘤破裂

1. A，B 和 C
2. B
3. A
4. C

【参考文献】

Agarwal PP, Chughtai A, Matzinger FR, et al.Multidetector CT of thoracic aortic aneurysms, Radiographics, 2009, 29（2）:537-552.

【交叉引用】

Cardiac Imaging：The REQUISITES, ed 3, pp 405-408.

【解析】

1. 影像表现　在本病例中，最早的 X 线胸片（图 A）显示纵隔左侧巨大肿块、气管向右移位、左侧胸腔积液。6h 后复查 X 线胸片（图 B）显示气管插管及左侧胸腔弥漫磨玻璃阴影。胸部 CT 扫描（图 C）显示主动脉弓远端动脉瘤。左侧胸腔有大量高密度胸腔积液，符合血胸和动脉瘤破裂表现（图 C 和图 D）。

2. 预后征象　胸主动脉瘤的主要危险是动脉瘤破裂。因为胸腔动脉瘤生长速度多变，每年需要进行监测。它们能破裂至纵隔、胸膜腔、心包、气管或食管。破裂或即将破裂动脉瘤的征象包括"主动脉披挂"征或附壁血栓内高密度灶。

3. 治疗　当胸主动脉瘤破裂的风险超过外科手术的风险时，推荐采取外科手术治疗。患者无临床症状，当升主动脉瘤达到 5.5cm 时或降主动脉瘤达到 6.5cm 时，大多数外科医生也会采取手术修复动脉瘤。早期手术治疗的指征包括：动脉瘤增长速度过快（每年＞1cm）、有症状的动脉瘤、合并马方综合征的患者。

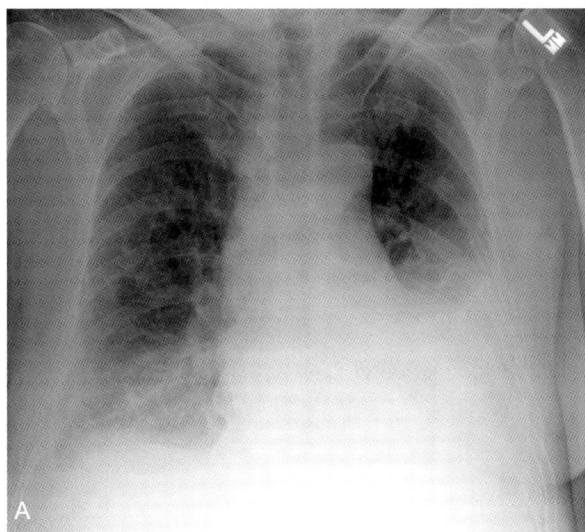

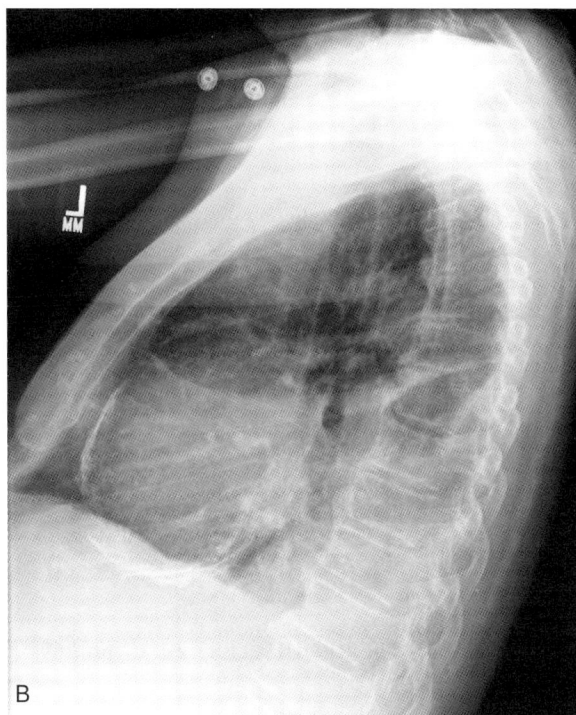

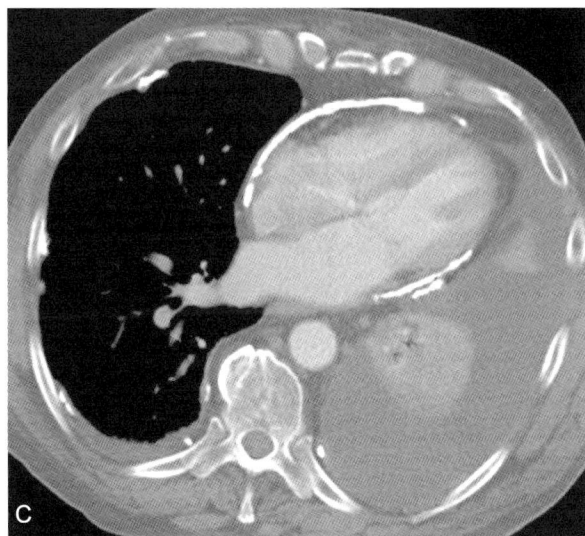

【病史】 无

1. 该组影像表现需考虑的？（多选）

    A. 结核感染

    B. 多柔比星治疗

    C. 淀粉样变性

    D. 尿毒症

    E. 放射治疗

2. 哪个心脏结构有钙化？

    A. 心内膜

    B. 心外膜

    C. 二尖瓣环

    D. 心包

3. 如果此患者出现进行性呼吸困难、腹水、下肢水肿，最可能的诊断是什么？

    A. 缩窄性心包炎

    B. 限制型心肌病

    C. 扩张型心肌病

    D. 肥厚型心肌病

4. 对此较佳的治疗方法是什么？

    A. 心脏移植

    B. 心包剥离

    C. 药物治疗

    D. 乙醇消融

病例 14

D. 预防心律失常

房间隔脂肪瘤样肥厚

1.A，B 和 D
2.C
3.D
4.A

【参考文献】

Gaerte SC，Meyer CA，Winer-Muram HT，et al.Fat-containing lesions of the chest.Radiographics，2002，22 Spec No:S61-S78.

【交叉引用】

Cardiac Imaging：The REQUISITES，ed 3，pp 281-282.

【解析】

1.影像表现　无论有无脂肪抑制，轴向黑血 T_1 加权成像显示房间隔内脂肪密度肿块（图 A 和图 B）。卵圆窝区有一无脂肪密度区导致病变区呈哑铃形（图 C）。这些特征对于房间隔脂肪瘤样肥厚具有诊断意义。

2.诊断　房间隔脂肪瘤样肥厚是一种良性疾病，常因其他原因做影像学检查时偶然发现。它表现为房间隔内横断面尺寸＞2cm 的异常脂肪沉积。它常见于老年妇女及肥胖患者。超声心动图偶尔会把这种病变误诊为心脏肿块。根据 CT 或者 MRI 检查，可以容易诊断出此病。根据病变的部位及形态可以与心脏脂肪瘤及生理性心肌脂肪鉴别开来。极少数情况下，患者会出现临床症状及心律失常表现。

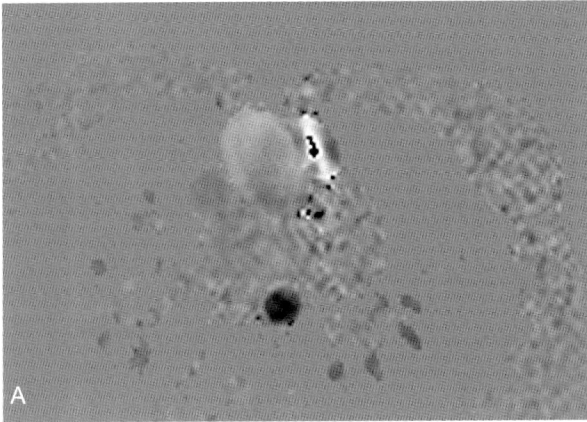

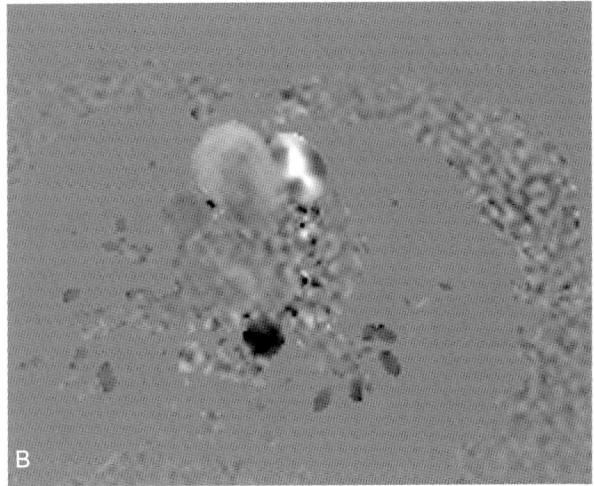

【病史】 某患者进行主动脉狭窄定量影像学检查。

1. 下列哪些考虑为 MRI 伪影? （多选）

   A. 条带状伪影

   B. 射频相关伪影

   C. 混叠伪影

   D. 包裹伪影

   E. 黑边伪影

2. 该组图片显示了什么成像序列?

   A. Cine SSFP

   B. 速度编码电影相位对比法 MRI

   C. 对比剂钆延迟强化

   D. 黑血序列

3. 为什么主动脉瓣狭窄患者采用这个序列检查?

   A. 定量

   B. 探测狭窄

   C. 详细的解剖

   D. 评估对心肌的影响

4. 图 A 的伪影是什么?

   A. 射频相关伪影

   B. 呼吸运动伪影

   C. Ghost 伪影

   D. 混叠伪影

病例 15

混叠伪影

1.A，B，C，D 和 E
2.B
3.A
4.D

【参考文献】

Saremi F，Grizzard JD，Kim RJ.Optimizing cardiac MR imaging : practical remedies for artifacts. Radiographics，2009，28（4）:1161-1187.

【解析】

影像表现 来自于速度编码电影相位对比法 MRI 的两张图片展示了混叠伪影（图 A 和图 B）。当设定的编码速度不高于观察区实际速度时，则会出现混叠伪影。这两张图片是对已知主动脉狭窄的定量检查。流速编码尾侧朝向头侧呈现描述为白色，流速编码头侧向尾侧描述为黑色。在第一张图片中，速度编码梯度设定为 300cm/s，在升主动脉内黑色信号周围为白色信号（图 A）。这在生理上是不可能的，此种影像表现即为混叠伪影（包裹伪影或表观速度反转）。在第二张图片中，速度编码梯度设定到 350cm/s，混叠伪影消失（图 B）。理想的速度编码梯度应该选择为轻度高于期望峰值速度。

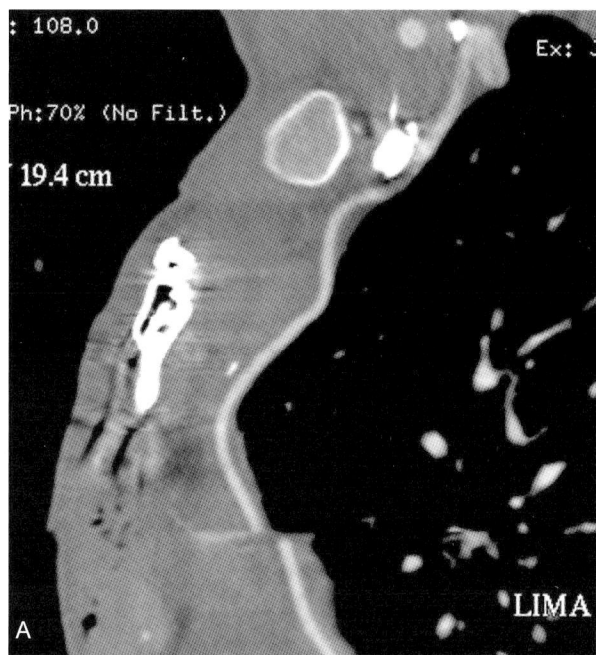

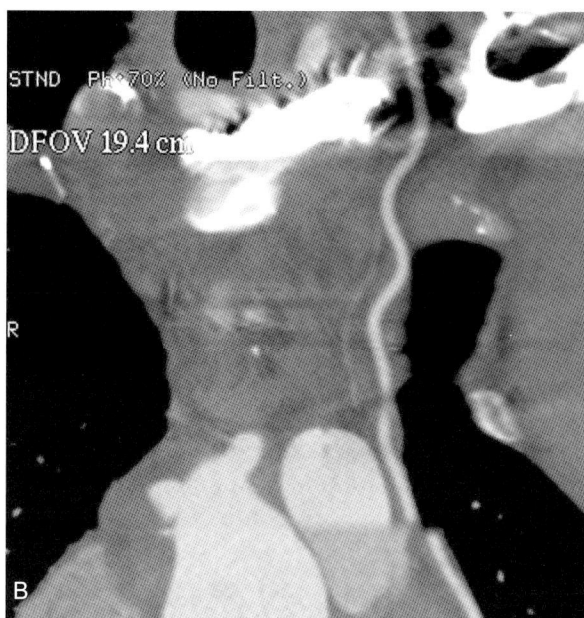

【病史】 胸痛患者，可疑桥血管闭塞。

1. CT 血管造影术中，下列哪些属于伪影？（多选）

 A. 梯状伪影

 B. 鬼影

 C. 硬化伪迹

 D. 运动伪影

2. 该组图片中展示了什么伪影？

 A. 梯状伪影

 B. 条带状伪影

 C. 空气泡导致的硬化伪迹

 D. 运动伪影

3. 该组图片成像平面是什么？

 A. 冠状位

 B. 矢状位

 C. 曲面重建

 D. 轴位

4. 梯状伪影的最可能原因是什么？

 A. 心率快

 B. 患者移动

 C. 光子损失或"匮乏"

 D. 检测器有问题

病例 16

梯状伪影

1. A，C 和 D
2. A
3. C
4. B

【参考文献】

Choi HS, Choi BW, Choe KO, et al.Pitfalls, artifacts, and remedies in multi-detector row CT coronary angiography.Radiographics, 2004, 24 (3) :787-800.

【解析】

1. 病因　移动相关伪影分为两类：模糊伪影和梯状伪影。模糊伪影最常累及右冠状动脉，因为右冠状动脉移动性最大且快速移动。心率与图片质量密切相关,心率越快,图片质量越差。基于这种关系，冠脉 CT 血管造影前可使用 β 受体阻滞药以提高图片质量，目标静息心率控制在每分钟 60 ~ 65 以下。

2. 梯状伪影的分类　当患者移动、呼吸或是心率改变时，都会出现梯状伪影。通过突然的线性偏移可以识别梯状伪影（图 A 和图 B）。如果梯状伪影涉及前胸壁，则其与呼吸及患者移动有关，而与心率改变无关。心脏相关的梯状伪影可以通过 β 受体阻滞药的使用来使心率达到最低水平，或者通过在 R-R 间期内选择合适的重建相位窗来减少伪影的产生。呼吸相关伪影及随意运动相关伪影通常较容易预防，方法包括检查前对患者的细心指导说明及对呼吸困难患者的氧疗等。

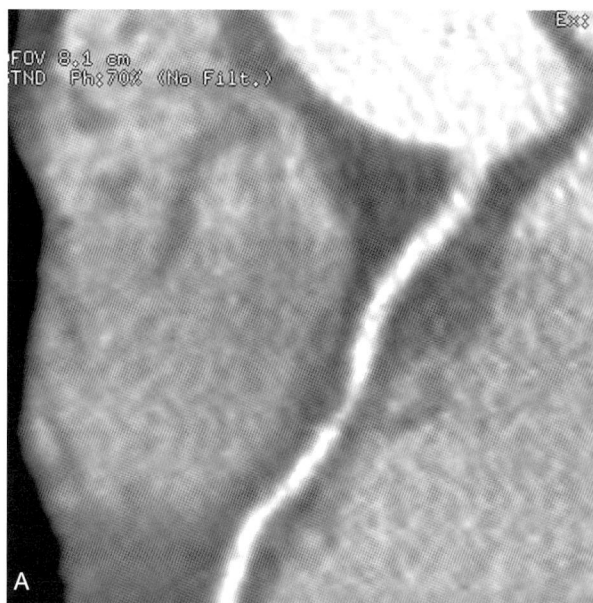

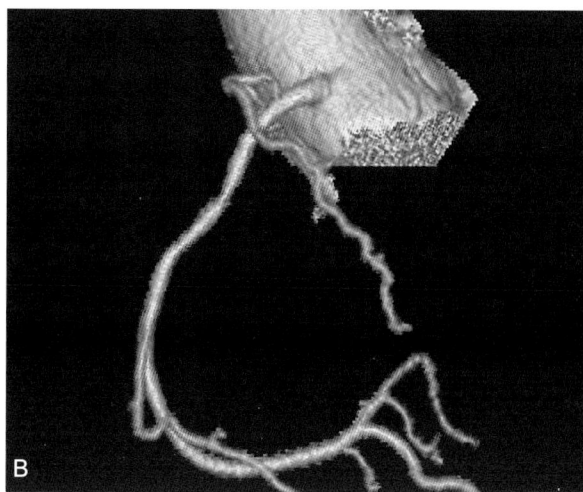

【病史】 50岁男性患者,因不典型胸痛送往急诊室。

1. 需考虑的鉴别诊断包括哪些? （多选）
   A. 冠状动脉支架狭窄
   B. 冠状动脉夹层
   C. 非钙化性斑块
   D. 钙化性斑块

2. 冠状动脉狭窄程度为多少时可考虑为CT血管造影结果阳性?
   A.0
   B.15%
   C.35%

   D.50%

3. 右冠状动脉的检查结果为下列哪一项?
   A. 正常
   B. 20% 狭窄
   C. 50% 狭窄
   D. 夹层

4. 对于50%冠状动脉狭窄患者而言,下一步最佳处理是?
   A. 冠状动脉支架
   B. 药物治疗
   C. 冠状动脉旁路移植
   D. 冠状动脉造影

病例 17

右冠状动脉狭窄（50%）

1.C
2.D
3.C
4.D

【参考文献】

Townsend JC, Gregg D IV.Cardiac computed tomography and magnetic resonance imaging : the clinical use from a cardiologist's perspective.J Thorac Imaging, 2010, 25 (3) :194-203.

【交叉引用】

Cardiac Imaging : The REQUISITES, ed 3, pp 248-261.

【解析】

1.影像表现 曲面重建及容积再现显示右冠状动脉近段局部管腔狭窄（直径减小约50%）（图A和图B）。狭窄由非钙化性斑块引起。

2.进一步评估 冠状动脉CT血管造影的临床效用高度取决于患者的人口研究。CT血管造影对于预测试患病率低的患者最有价值，而对于预测试患病率高的患者价值最低。换句话说，在排除诊断方面，对于预测试冠心病概率低或中的患者，CT血管造影有较高的阴性预测价值。如果患者的CT检查结果阴性，则不需要进一步检查。在本病例中，检查结果为阳性（≥50%狭窄），患者需要进一步行冠状动脉造影检查以明确疾病的存在。心导管检查及冠状动脉造影证实右冠状动脉60%狭窄，并且成功地进行了支架治疗。

3.患者选择 进行冠状动脉CT血管造影，理想的患者为低或中预发性冠状动脉疾病患者。若患者有冠状动脉疾病的典型表现或者高预发性冠状动脉疾病（如心电图改变提示心肌缺血或实验室检查结果提示心肌损伤），则不推荐CT血管造影。同样，若患者患有其他疾病（如肺炎、气胸或肺栓塞），也不推荐CT血管造影。

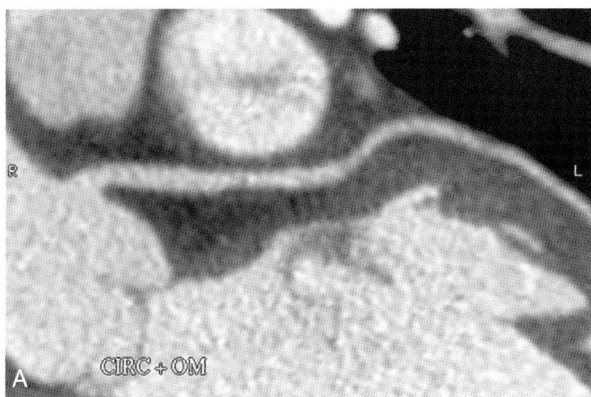

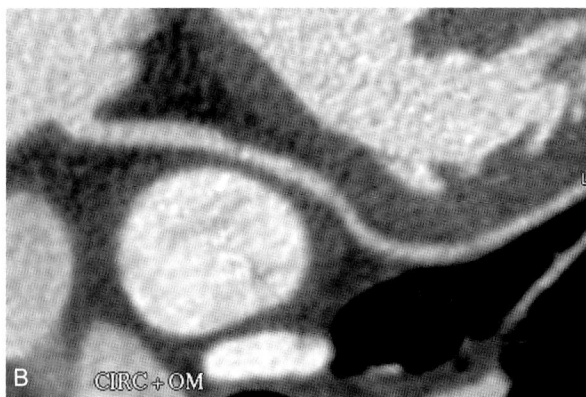

【病史】 40 岁男性，不典型胸痛

1. 以下选项哪些在冠状动脉 CT 血管造影后需行冠状动脉导管造影？（多选）

   A. 左前降支 40% 狭窄

   B. 左前降支 20% 狭窄

   C. 左前降支 60% 狭窄

   D. 左前降支 70% 狭窄

2. 在低风险胸痛患者评估中，冠状动脉 CT 血管造影的主要优势是什么？

   A. 高阴性预测价值

   B. 高阳性预测价值

   C. 高特异性

   D. 高准确性

3. 左回旋支检查有何异常？

   A. 非钙化性斑块致 < 50% 狭窄

   B. 钙化性斑块致 < 50% 狭窄

   C. 非钙化性斑块致 > 50% 狭窄

   D. 钙化性斑块致 > 50% 狭窄

4. 对此患者，下列哪项推荐最适宜？

   A. 冠状动脉支架

   B. 药物治疗

   C. 冠状动脉旁路移植

   D. 冠状动脉造影

病例 18

冠状动脉回旋支狭窄（< 50%）

1.C 和 D
2.A
3.A
4.B

【参考文献】

Zimmet JM，Miller JM.Coronary artery CTA：imaging of atherosclerosis in the coronary arteries and reporting of coronary artery CTA findings.Tech Vasc Interv Radiol，2006，9（4）:218-226.

【交叉引用】

Cardiac Imaging：The REQUISITES，ed 3，pp 248-261.

【解析】

1. 影像表现　两个多平面重建图像显示左回旋支冠状动脉近段 20% ~ 30% 的局部狭窄。斑块为偏心性、非钙化性（图 A 和图 B）。

2. 诊断　CT 血管造影的主要价值在于排除低度或中度风险冠状动脉事件胸痛患者的重大冠状动脉疾病，原因在于其有高阴性预测价值。CT 血管造影的主要价值是，对于发生冠心病事件风险率低或中、且伴有胸痛的患者，排除其发生重大冠状动脉疾病。因为 CT 血管造影对于此类人群有高的阴性预测价值，所以它能够排除疾病。

血管狭窄的程度是通过最狭窄处血管直径与最近段正常冠状动脉血管直径比较决定的。CT 血管造影阳性结果定义为血管直径减少 ≥ 50%。若患者 CT 检查结果阳性，则需进一步做导管血管造影来评估血管狭窄程度，并指导治疗病变区域。

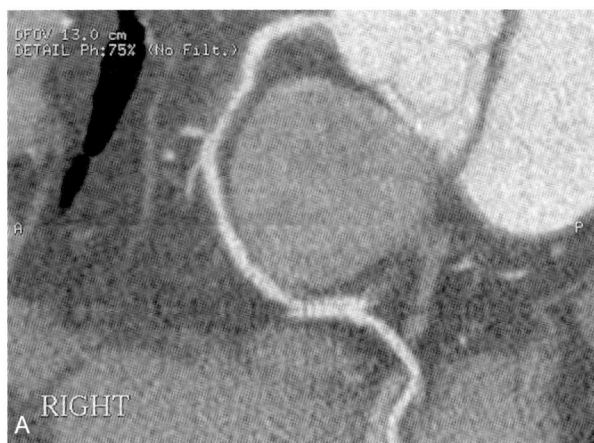

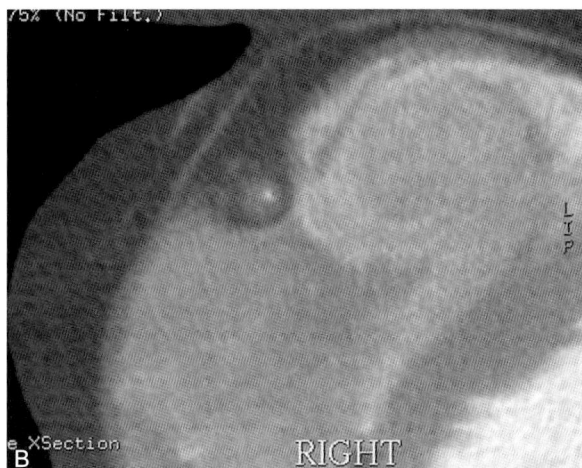

【病史】 35 岁男性，不典型胸痛。

1. 在行此项检查之前，下列哪项药物经常使用到？（多选）

 A. 口服 β 受体阻滞药

 B. 胺碘酮

 C. 静脉注射 β 受体阻滞药

 D. 硝酸甘油

 E. 血管紧张素转化酶抑制药（ACEI）

2. 哪条冠状动脉最易受心脏运动的影响？

 A. 左回旋支

 B. 左前降支

 C. 左主干

 D. 右冠状动脉

3. 右冠状动脉的检查结果是下列哪一项？

 A. 正常

 B. 心肌桥伴狭窄

 C. > 50% 的狭窄

 D. < 50% 的狭窄

4. 假设其他冠状动脉正常，下一步最佳处理为哪一项？

 A. 诊断性导管血管造影

 B. 冠状动脉旁路移植术

 C. 冠状动脉支架

 D. 药物治疗

病例 19

右冠状动脉粥样硬化致 60% 狭窄

1.A，C 和 D

2.D

3.C

4.A

【参考文献】

Kerl JM，Hofmann LK，Thilo C，et al.Coronary CTA：image acquisition and interpretation.J Thorac Imaging，2007，22（1）:22-34.

【交叉引用】

Cardiac Imaging：The REQUISITES，ed 3，pp 248-261.

【解析】

1.影像表现　CT 血管造影多维重建图像显示右冠状动脉近段非钙化性斑块所致的周围性、局部狭窄（图 A）。在最狭窄的层面判断狭窄层面。狭窄约 60%（图 B）。

2.CT 血管造影的优势　CT 血管造影的主要优势在于排除胸痛患者的冠状动脉疾病。ST 段抬高、典型心绞痛及心肌酶升高患者无须 CT 血管造影，而是急诊血管重建治疗。CT 血管造影对于预测试患病率低的患者最有价值。在这些患者中，CT 血管造影假阳性率低，且基本上没有假阴性结果。并且研究证实，CT 血管造影可减少此类患者的总费用及住院时间。

3.心率控制　影像检查前患者的准备不容忽视。目标心率应控制到小于每分钟 65，可以避免心脏运动对成像的影响。可通过静脉途径或者口服 β 受体阻滞药来达到目标心率。当患者在扫描台上时，可静脉给予 5mg 美托洛尔。可重复用药至总剂量为 15 ~ 25mg。亦可通过口服美托洛尔，在扫描的前一天晚上可以给予 50 ~ 100mg 的剂量，在 CT 血管造影扫描前 30 ~ 60min 给予附加剂量。如果没有达到目标心率，可给予 1/3 剂量。口服给药方法的一个缺点是需要更多的时间来达到足够的药物水平。

4.血管舒张药　硝酸甘油通常在 CT 血管造影前给予，即在扫描前 2min 舌下含服硝酸甘油 300 ~ 600mg。硝酸甘油扩张冠状动脉，可使冠状动脉显影更清楚并可能减少冠状动脉痉挛，尤其是比较年轻的患者的冠状动脉痉挛。

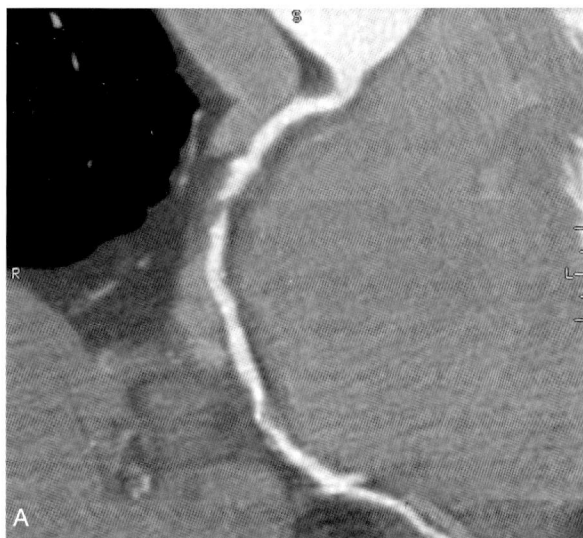

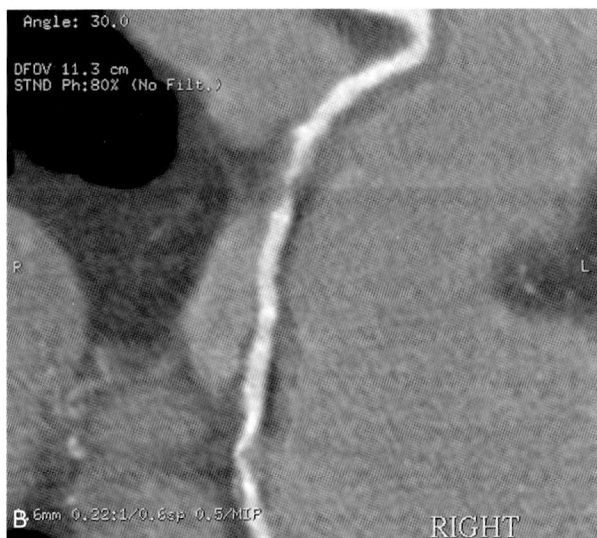

【病史】 63 岁男性，因不典型胸痛送至急诊室。

1. 下列哪项考虑为冠状动脉 CT 血管造影的重要限制？（多选）
   A. 运动伪影
   B. 晕状伪影
   C. 对比剂过敏
   D. 辐射

2. 右冠状动脉的检查结果为下列哪一项？
   A. 重度狭窄（> 70%）
   B. 50% 狭窄
   C. 30% 狭窄

   D. 正常

3. 假设其他冠状动脉均正常，则下一步最佳处理为哪一项？
   A. 不做任何处理
   B. 药物治疗
   C. 诊断性导管造影
   D. 支架置入

4. 描述冠状动脉斑块的金标准为哪项？
   A. CT 血管造影
   B. MRI
   C. 血管内超声
   D. 冠状动脉造影

病例 24

动脉间走行的右冠状动脉异常

1.A，B，C 和 D

2.D

3.A

4.B

【参考文献】

Young PM，Gerber TC，Williamson EE，et al.Cardiac imaging：part 2，normal，variant，and anomalous configurations of the coronary vasculature.AJR Am J Roentgenol，2011，197（4）:816-826.

【交叉引用】

Cardiac Imaging：The REQUISITES，ed 3，pp 225-228.

【解析】

1.影像表现　右冠状动脉起源于主动脉左窦，并从肺动脉与主动脉之间穿过，即所谓的恶性途径（图 A 和图 B）。患者成功地通过外科手术将右冠状动脉再植于右冠脉瓣（图 C 和图 D）。

2.概述　冠状动脉异位起源是最常见的冠状动脉畸形。其中一些类别是良性的，与心脏性猝死危险性增加无关。正如本病例所示，动脉间走行的右冠状动脉起源异常，可以增加心绞痛、心律失常、心肌缺血及心脏性猝死的风险。通常需要通过手术纠正。目前，对于畸形血管可采取的外科方法有旁路移植手术、去顶术及再植术。考虑到患者的年龄，本患者采取的是再植术。冠状动脉造影可发现异常血管，但是不能识别其走行及与肺动脉和主动脉的关系。CT 血管造影可以指导治疗，因为它可以描述异常血管的行程。

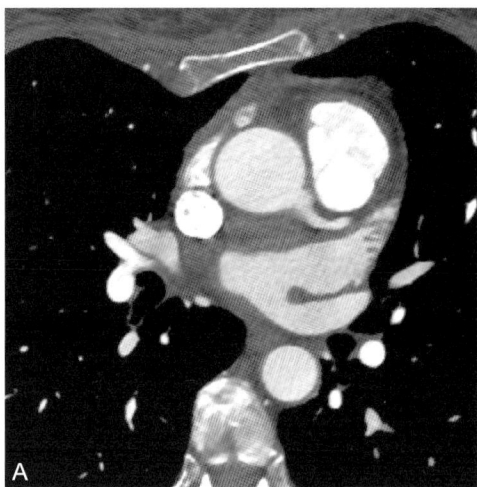

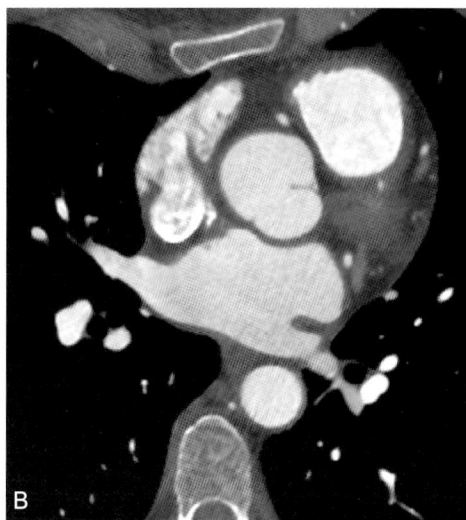

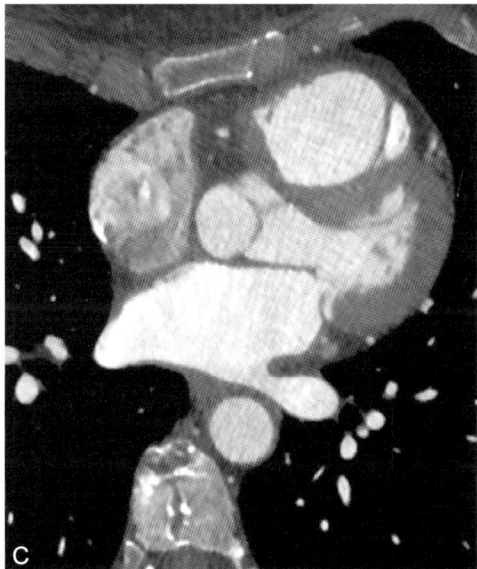

【病史】 40岁男性患者，因不典型胸痛送至急诊室。

1. 左冠状沟内的血管是什么血管？（多选）

　　A. 右冠状动脉（RCA）

　　B. 冠状动脉后降支

　　C. 左回旋支

　　D. 心大静脉

　　E. 心小静脉

2. 哪一条冠状动脉有对角支和室间隔动脉穿支？

　　A. 右冠状动脉

　　B. 左主干

　　C. 左前降支

　　D. 左回旋支

3. 什么冠状动脉位于下室间沟？

　　A. 左前降支

　　B. 后降支

　　C. 左回旋支

　　D. 右冠状动脉

4. 哪一条冠状动脉血管行走在右冠状沟？

　　A. 右冠状动脉

　　B. 左主干

　　C. 左回旋支

　　D. 左前降支

病例 25

CT 血管造影显示正常冠状动脉解剖

1.C 和 D
2.C
3.B
4.A

【参考文献】

Young PM, Gerber TC, Williamson EE, et al.Cardiac imaging : part 2, normal, variant, and anomalous configurations of the coronary vasculature.AJR Am J Roentgenol, 2011, 197 (4) :816-826.

【交叉引用】

Cardiac Imaging : The REQUISITES, ed 3, pp 110-115.

【解析】

1. 影像表现　此病例展示了正常冠状动脉解剖图像（图 A—C）。这些动脉是根据血流的流向来命名的（即右冠状动脉供应右心室）。

2. 右冠状动脉　右冠状动脉起源于右主动脉窦并且行走在右冠状沟内。它的第一个分支为圆锥支，50% 起源于右冠状动脉，供应右心室流出道，其他早分支包括窦房结和房室结分支。右冠状动脉最大的分支为锐缘支动脉，供应右心室的游离壁。在大部分患者，右冠状动脉为优势型（70% ~ 85%），通过后降支冠状动脉与左心室后外侧支供应左心室下壁心肌及室间隔。

3. 左冠状动脉系统　左主干冠状动脉起源于左主动脉窦且长度约 1cm。迅速分为左前降支和左回旋支。15% 的患者可见中间支。左回旋支冠状动脉行走在左冠状沟内并且通过钝缘支供应左心室游离壁。在 10% 的患者中，左回旋支呈优势型，供应左心室下壁。15% ~ 20% 的患者右冠状动脉和左回旋支同等优势。左前降支冠状动脉位于室间沟并且分出间隔支供应室间隔、对角支供应左心室前壁。

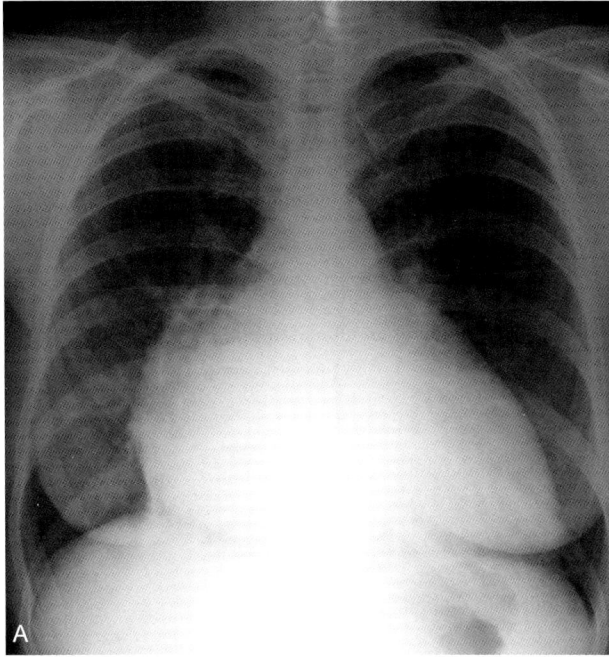

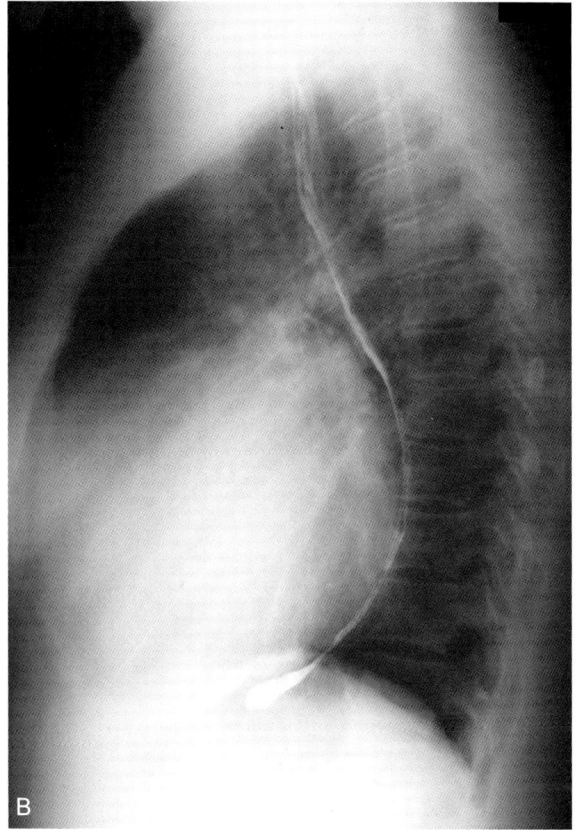

【病史】 患者表现为劳力性呼吸困难。

1. 什么心腔扩大了? (多选)

    A. 左心房

    B. 左心室

    C. 右心房

    D. 右心室

2. 最可能的诊断是什么?

    A. 二尖瓣狭窄

    B. 二尖瓣反流

    C. 主动脉狭窄

    D. 主动脉反流

3. 乳头肌断裂的最常见原因为哪一项?

    A. 创伤

    B. 心肌梗死

    C. 风湿性心脏病

    D. 医源性损伤

4. 急性风湿热导致的主要瓣膜损害为下列哪一项?

    A. 二尖瓣狭窄

    B. 二尖瓣反流

    C. 主动脉狭窄

    D. 主动脉反流

病例 26

二尖瓣反流

1.A 和 B

2.B

3.B

4.B

【参考文献】

Walker CM，Reddy GP，Steiner RM.Radiology of the heart.Chapter 10.In Rosendorff C.Essential Cardiology. ed 3.New York：Springer，2013.

【交叉引用】

Cardiac Imaging：The REQUISITES，ed 3，pp 190-194.

【解析】

1.病理和病因 二尖瓣瓣膜复合器任何一部分出现故障均可导致二尖瓣反流，包括瓣叶、腱索、乳头肌、二尖瓣环和相邻左心室壁。二尖瓣反流的原因包括缺血性心肌病、心肌梗死、乳头肌断裂、风湿性心脏病、心内膜炎和创伤等。

2.影像表现及诊断标准 二尖瓣反流的 X 线胸片检查结果取决于疾病的时间长短及严重程度。急性重度二尖瓣反流可导致肺静脉高压和肺泡水肿，心脏扩大不明显。数天后，心脏开始扩大，间质水肿仍然存在。数周至数月，左心房和左心室扩大（图 A 和图 B），且肺部表现多变。

超声心动图通常用来对二尖瓣反流严重程度进行分级。MRI 可以对反流分数进行量化。

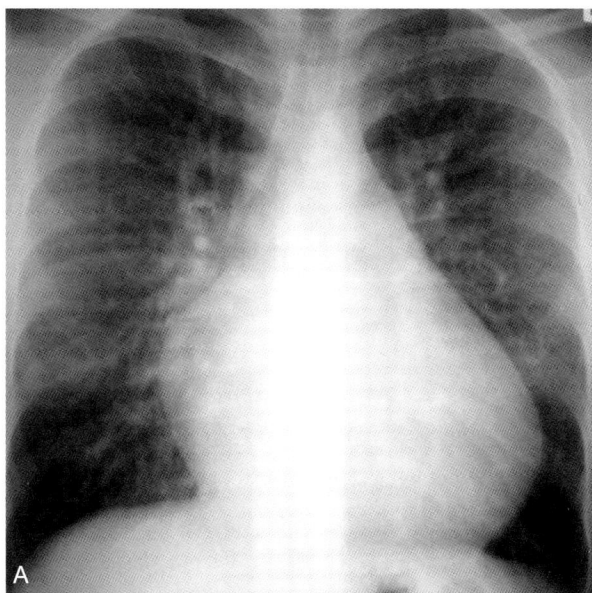

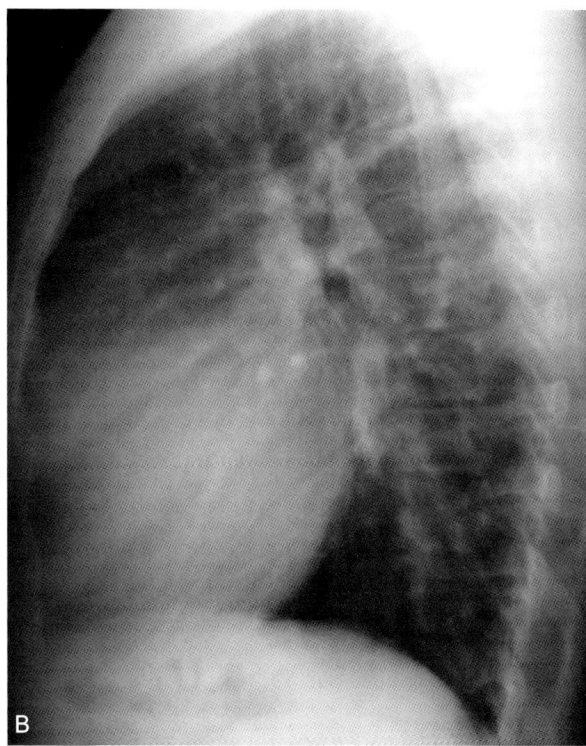

【病史】 非发绀型患者，查体可闻及心脏杂音。

1. 鉴别诊断应考虑哪些疾病？（多选）

   A. 房间隔缺损（ASD）

   B. 室间隔缺损（VSD）

   C. 动脉导管未闭（PDA）

   D. 部分性肺静脉异位引流（PAPVC）

2. 最可能的诊断是什么？

   A.ASD

   B.VSD

   C.PDA

   D.PAPVC

3. 下列哪一项病变经常与此种异常相关？

   A.VSD

   B.PDA

   C.PAPVC

   D. 完全性肺静脉异位引流

4. 下列哪一项异常可表现为发绀且 X 线胸片上有分流型血管分布？

   A. 法洛四联症

   B. 埃布斯坦综合征

   C. 主动脉缩窄

   D. 大动脉转位

病例 29

肺水肿

1. B，C 和 D
2. D
3. C
4. A

【参考文献】

Eisenhuber E，Schaefer-Prokop CM，Prosch H，et al.Bedside chest radiography.Respir Care，2012，57（3）:427-443.

【交叉引用】

Cardiac Imaging : The REQUISITES，ed 3，p 18.

【解析】

1. *病理生理及病因*　肺水肿可以与血流及血压相关，亦可单独与血压相关。肺静脉压升高可以由左心力衰竭、二尖瓣狭窄和其他导致肺动脉床远端血管阻塞的原因引起。

2. *影像表现*　当肺静脉压升高时，肺血流重新分布至肺上叶，X 线胸片上表现为肺上叶血管扩大（"集头现象"）。当肺静脉压进一步升高时，会出现肺间质水肿。在 X 线胸片上可见 Kerley B 线（细的、水平的、小叶间隔线）。随着肺静脉压的进一步升高，肺泡水肿开始出现，X 线胸片上出现磨玻璃密度影，累及肺中央部分，有时产生"蝴蝶样"外观（如图）。如果肺水肿与充血性心力衰竭相关，X 线胸片上可见心影扩大，并常见胸腔积液。

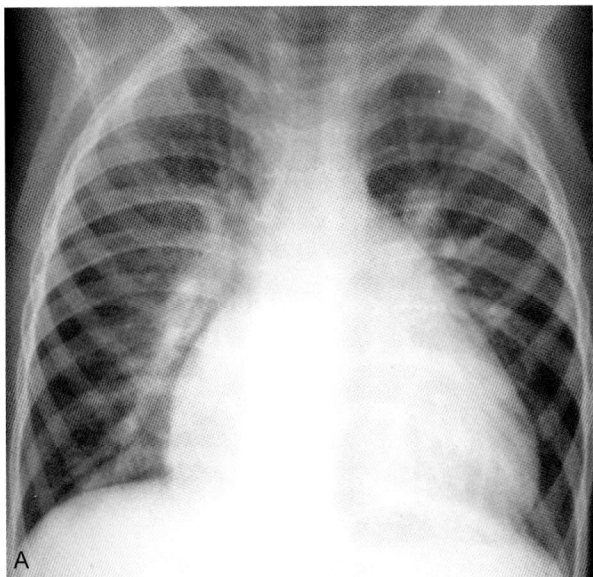

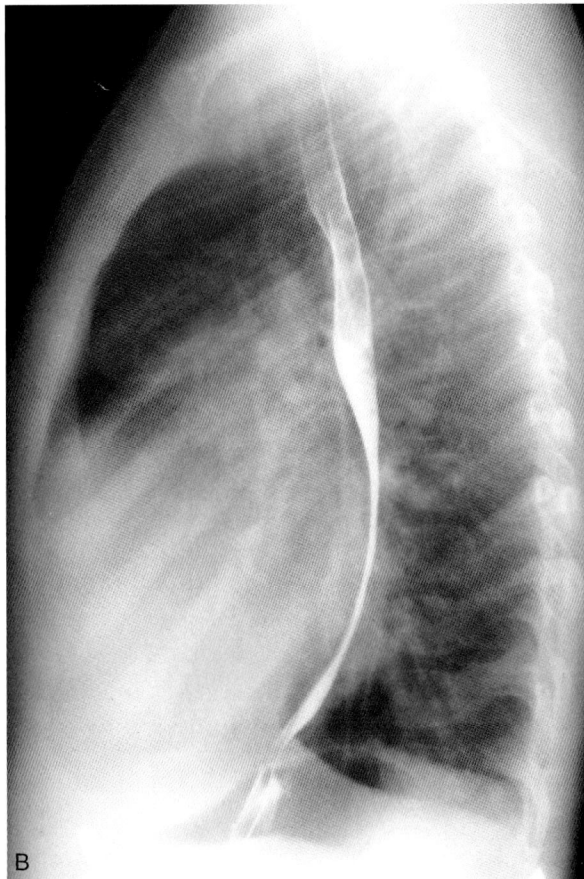

【病史】 非发绀型患者，查体可闻及心脏杂音。

1. 鉴别诊断需考虑的疾病有哪些？（多选）

　　A. 房间隔缺损（ASD）

　　B. 室间隔缺损（VSD）

　　C. 动脉导管未闭（PDA）

　　D. 部分性肺静脉异位引流（PAPVC）

2. 最可能的诊断是什么？

　　A. ASD

　　B. VSD

　　C. PDA

　　D. PAPVC

3. 以下哪种损害常导致左心房扩大？

　　A. VSD

　　B. ASD

　　C. PAPVC

　　D. 完全性肺静脉异位引流（TAPVC）

4. 下列哪项异常可表现为发绀及 X 线胸片上表现为分流型血管分布？

　　A. 法洛四联症

　　B. PAPVC

　　C. 肺动脉瓣狭窄

　　D. TAPVC

病例 30

室间隔缺损（VSD）

1.B 和 C

2.B

3.A

4.D

【参考文献】

Higgins CB.Radiography of congenital heart disease. In Webb WR, Higgins CB.Thoracic Imaging：Pulmonary and Cardiovascular Radiology.ed 2.Philadelphia：Lippincott Williams & Wilkins, 2010.

【交叉引用】

Cardiac Imaging：The REQUISITES, ed 3, pp 340-342.

【解析】

1.放射学　X 线胸片显示心脏肥大及分流型血管分布（增加的血管纹）。左心房扩大，意味着分流量超过心房水平。主动脉结大小正常，提示非发绀型患者最可能的损害是 VSD。PDA 的典型表现会导致主动脉结的扩张。如果室间隔缺损较小，X 线胸片通常无异常发现。然而，如果左向右分流量较大，X 线胸片上可见分流型血管分布，且中央肺动脉、心室及左心房均扩大。

2.横断面成像影像表现　超声心动图通常用来描绘缺损的部位及大小。对于某些患者，如干下型室间隔缺损，如果要评估相关异常或是明确某些损害，而超声心动图又难以描绘，此时可采用 MRI 检查。速度编码电影对比增强 MRI 成像可以用来对肺循环向体循环分流血流比率进行量化，用以指示分流的严重程度。

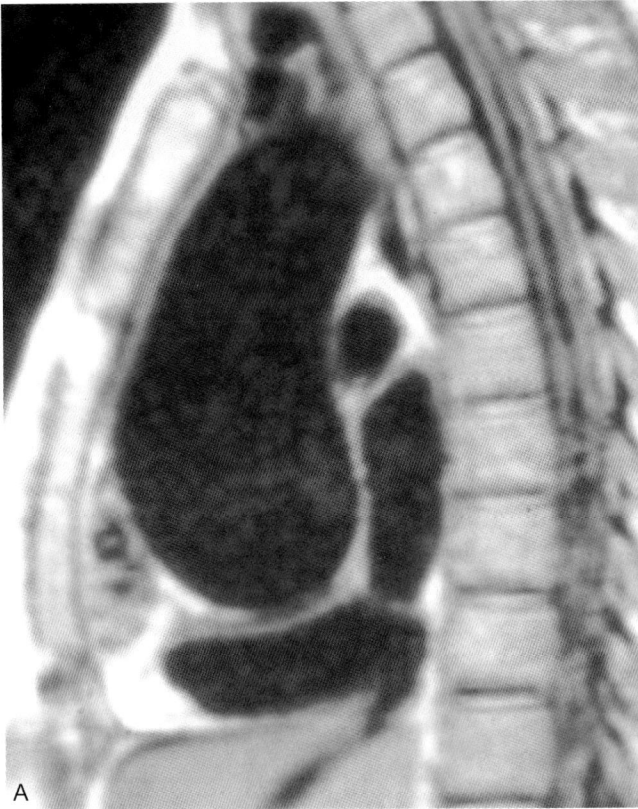

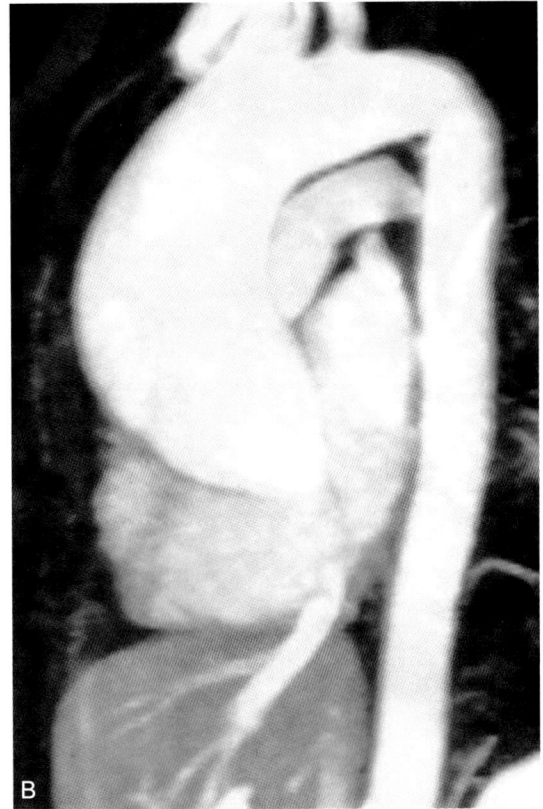

【病史】 某患者表现为瘦长身体形态。

1. 这种外貌的可能原因有哪些？（多选）

　　A. 埃勒斯 - 当洛斯综合征

　　B. 马方综合征

　　C. 动脉粥样硬化

　　D. 梅毒

2. 最可能的诊断是什么？

　　A. 埃勒斯 - 当洛斯综合征

　　B. 马方综合征

　　C. 动脉粥样硬化

　　D. 梅毒

3. 下列哪一项不属于此种疾病的并发症？

　　A. 主动脉破裂

　　B. 穿透性溃疡

　　C. 主动脉夹层

　　D. 主动脉反流

4. 下列哪一项 MRI 技术可以用来对主动脉反流进行量化？

　　A. 双翻转恢复序列（黑血）

　　B. 延迟钆增强显像

　　C. 相位对比

　　D. 磁共振血管造影

病例 31

主动脉环扩张

1.A 和 B
2.B
3.B
4.C

【参考文献】

Reddy GP，Gunn M，Mitsumori LM，et al.Multislice CT and MRI of the thoracic aorta.In Webb WR，Higgins CB，editors：Thoracic Imaging：Pulmonary and Cardiovascular Radiology，ed 2，Philadelphia，2010，Lippincott Williams & Wilkins.

【交叉引用】

Cardiac Imaging：The REQUISITES，ed 3，pp 388-389.

【解析】

1.病理及病因　主动脉根部及升主动脉扩大是主动脉环扩张的特征性表现。本病例中，主动脉扩张可能仅累及窦管交界处，或延伸累及整个升主动脉，有时候称之为"山慈菇"形。主动脉环扩张由中层囊性坏死引起，囊性中层坏死可以为先天性，亦可与马方综合征或埃勒斯 - 当洛斯综合征相关。

2.并发症　主动脉环扩张的并发症包括主动脉夹层、主动脉破裂和主动脉反流。尽管主动脉直径达到 5.5 ~ 6cm 是手术与否常见的分水岭，但当主动脉直径达到 5cm 时，由于破裂的风险大，推荐手术修复。

3.影像表现　MRI 和 CT 是主动脉环扩张影像学检查的最佳方法。MRI 检查的优点是没有电离辐射，且能够对主动脉反流进行定量评价（图 A 和图 B）。

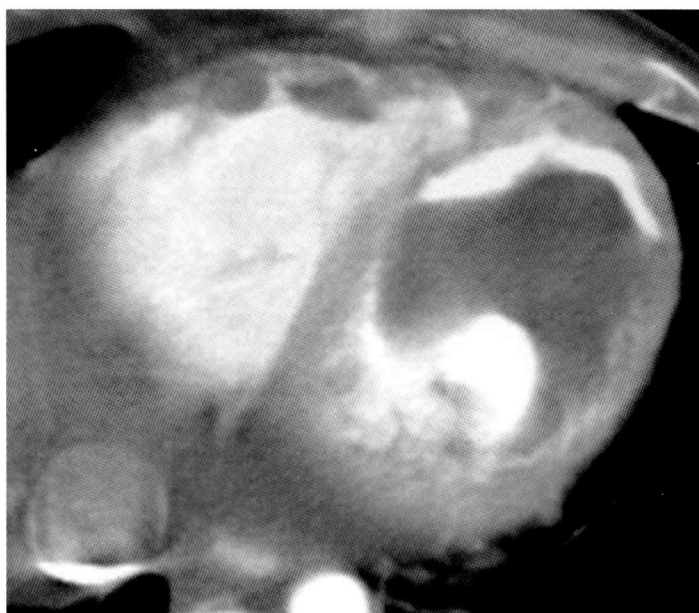

【病史】 某患者有血液系统异常表现。

1. 哪些心腔是不正常的？（多选）

    A. 左心房

    B. 左心室

    C. 右心房

    D. 右心室

2. 心脏内最常见的肿块是什么？

    A. 血栓

    B. 黏液瘤

    C. 转移瘤

    D. 血管肉瘤

3. 最可能的诊断是什么？

    A. 血栓

    B. 黏液瘤

    C. 转移瘤

    D. 血管肉瘤

4. 下列哪一项检查方法对鉴别血栓与赘生物最具特异性？

    A. 超声心动图

    B. CT

    C. MRI

    D. 血管造影

病例 32

左心室血栓

1.B 和 D
2.A
3.A
4.C

【参考文献】

Tatli S，Lipton MJ：CT for intracardiac thrombi and tumors.Int J Cardiovasc Imaging，2005，21（1）:115-131.

【交叉引用】

Cardiac Imaging：The REQUISITES，ed 3，p 274.

【解析】

1. 心脏肿块　血栓是最常见的心脏及心脏旁肿块。在心脏及心脏旁肿瘤中，继发性肿瘤的发生率是原发性肿瘤的 40 倍。继发性肿瘤可以直接蔓延至心脏（最常见的为淋巴瘤或者为肺癌及乳腺癌的淋巴结转移）或经血液转移（最常见为肺癌、乳腺癌或黑色素瘤）。心脏原发性良性肿瘤包括黏液瘤、脂肪瘤和横纹肌瘤（与结节状硬化相关）。心脏原发性恶性肿瘤包括血管肉瘤和横纹肌肉瘤。

2. 影像表现及诊断标准　超声心动图和CT可以识别心脏肿块（如图）。MRI是鉴别肿瘤与血栓的最准确的鉴别方法。使用钆螯合剂对比剂后，肿瘤呈均匀强化或者不均匀强化，然而良性血栓典型表现为仅有外围强化。在稳态自由进动成像（SSFP）MRI上，肿瘤通常表现为中度信号，而血栓表现为低信号。然而，黏液瘤可以有钙化，含铁区域在 SSFP 成像上表现为黑色信号。

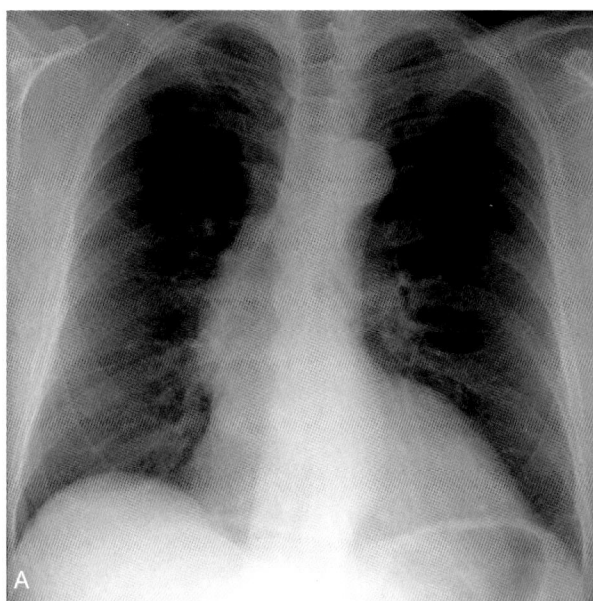

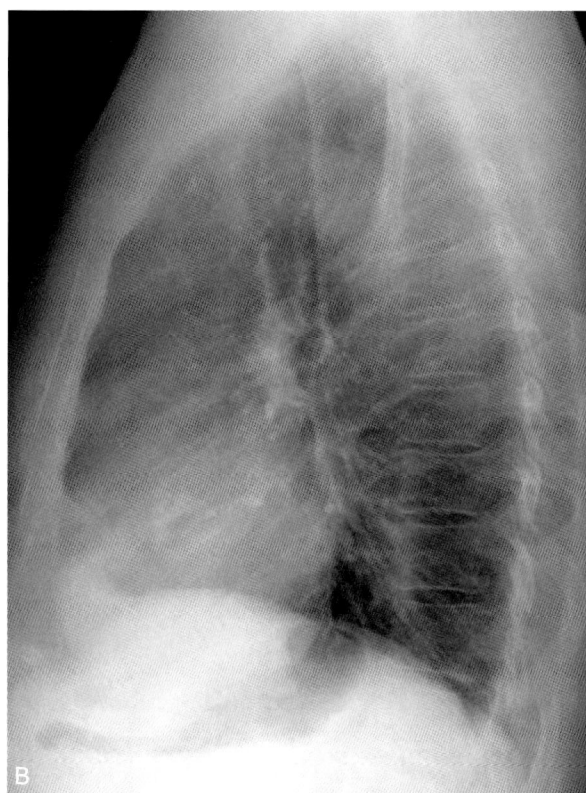

【病史】 某患者表现为易疲劳。

1. 鉴别诊断需考虑的疾病有哪些？ （多选）
   A. 主动脉缩窄
   B. 系统性高血压
   C. 主动脉狭窄
   D. 梅毒

2. 最可能的诊断是什么？
   A. 主动脉缩窄
   B. 系统性高血压
   C. 主动脉狭窄
   D. 梅毒

3. 下列哪一项 MRI 技术可以对主动脉狭窄进行量化？
   A. 双翻转恢复序列（黑血）
   B. 延迟增强
   C. 相位对比
   D. 磁共振血管造影（MRA）

4. 如果通过瓣膜的峰值流速为 3m/s，则压力梯度是多少？
   A. 3mmHg
   B. 9mmHg
   C. 12mmHg
   D. 36mmHg

病例 33

主动脉狭窄

1. B 和 C
2. C
3. C
4. D

【参考文献】

Walker CM，Reddy GP，Steiner RM.Radiology of the heart.Chapter 10.In Rosendorff C.Essential Cardiology.ed 3.New York，Springer，2013.

【交叉引用】

Cardiac Imaging：The REQUISITES，ed 3，pp 172-177.

【解析】

1.病因　孤立的主动脉瓣狭窄最常见于先天性二叶主动脉瓣。风湿性心脏病是导致主动脉狭窄的另一重要病因。

2.影像特点　轻、中度主动脉狭窄可以导致左心室肥厚。左心室边缘变圆钝，或由于向心性左心室肥厚致心尖抬高。更严重的主动脉瓣狭窄会导致左心室及左心房扩大及肥厚。升主动脉表现为狭窄后扩张（图 A）。瓣膜退行性病变会导致瓣膜的钙化，CT 成像可见钙化灶，当钙化严重时，X 线胸片亦可见之（图 B）。

3.定量　跨瓣膜压力梯度可以通过改进的伯努利方程来计算：$\Delta P = 4v^2$，P 代表压力，单位为 mmHg，v 代表峰速度，单位为 m/s。峰速度可以通过超声心动图或者速度编码电影相位对比 MRI 来估算。

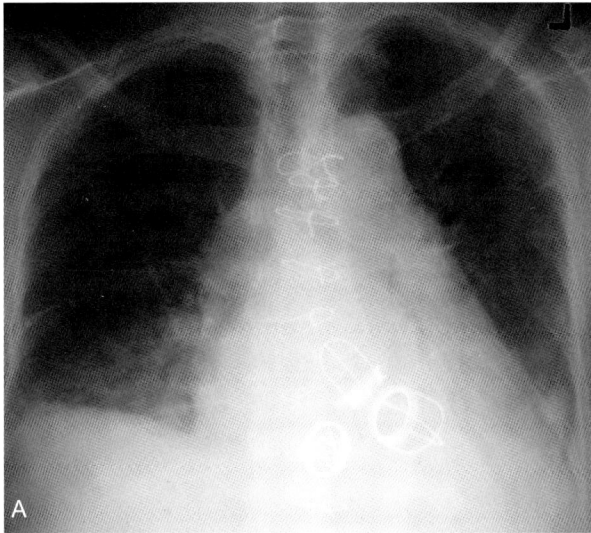

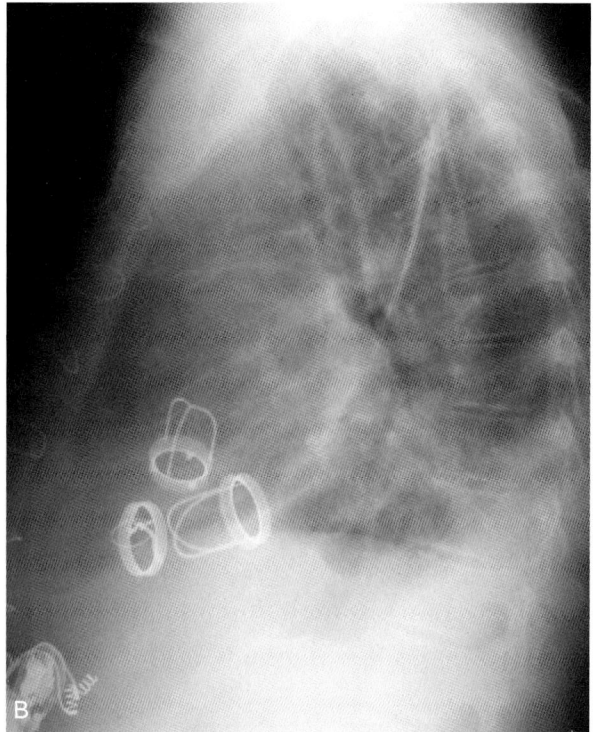

【病史】 某患者表现为呼吸急促。

1. 哪些瓣膜被置换了？（多选）

   A. 主动脉瓣

   B. 二尖瓣

   C. 肺动脉瓣

   D. 三尖瓣

2. 多瓣膜疾病的最常见原因是什么？

   A. 先天性心瓣膜病

   B. 类癌综合征

   C. 马方综合征

   D. 风湿性心脏病

3. 与机械瓣膜相比，组织瓣膜的最大优点是什么？

   A. 在 MRI 检查时较安全

   B. 无须抗凝

   C. 更加耐用

   D. 钙化的可能性小

4. 下列哪一项 MRI 技术可以对人工瓣膜反流进行量化？

   A. 双翻转恢复序列（黑血）

   B. 延迟增强

   C. 相位对比

   D. 磁共振血管造影（MRA）

病例 34

人工心脏瓣膜

1. A，B 和 D
2. D
3. B
4. C

【参考文献】

[1] Steiner RM，Mintz G，Morse D，et al.The radiology of cardiac valve prostheses，Radiographics，1988，8（2）:277-298.

[2] Walker CM，Reddy GP，Steiner RM.Radiology of the heart.In Rosendorff C.Essential Cardiology.ed 3.New York：Springer，2013.

[3] MRIsafety.com.http://www.mrisafety.com/.Accessed February 14，2013.

【交叉引用】

Cardiac Imaging：The REQUISITES，ed 3，pp 49-50.

【解析】

1. 病因及治疗　风湿性心脏病是三瓣膜疾病的最常见原因。三瓣膜病变患者可能表现为心力衰竭及严重的心脏肥大。外科修复手术复杂，而且病死率将近 5%。

2. 人工瓣膜的类型　典型的人工二尖瓣及主动脉瓣为机械性瓣膜，人工三尖瓣可能为机械的，也可能为组织瓣膜（生物瓣膜）。生物瓣膜可以是异种移植物（猪），也可以是同种移植物（来自尸体），或者是自身移植物，即患者自己的肺动脉瓣及其根部代替主动脉瓣及其根部。当采用了自身移植物时，则肺动脉瓣区采用同种移植。

3. 影像特点　机械瓣膜有各种各样的影像表现，有的是射线可透过的（图 A 和图 B）。采用了机械瓣膜的患者需要抗凝治疗。生物瓣膜的典型表现为有一个不透射线的环。

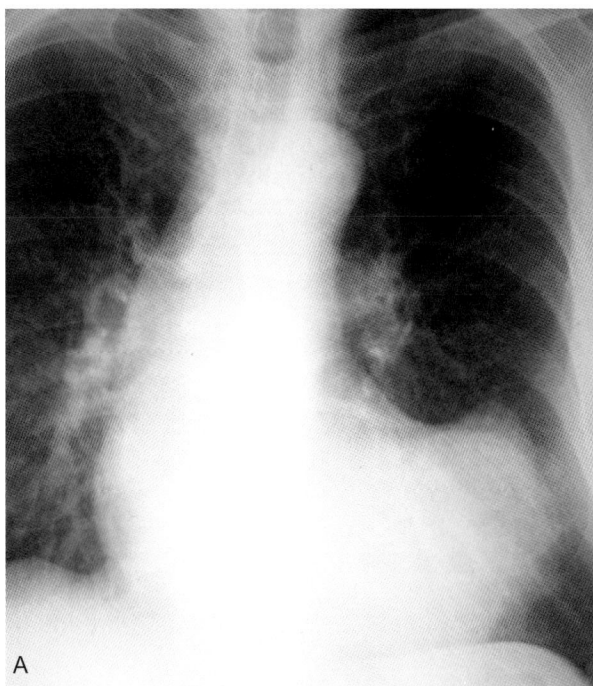

A

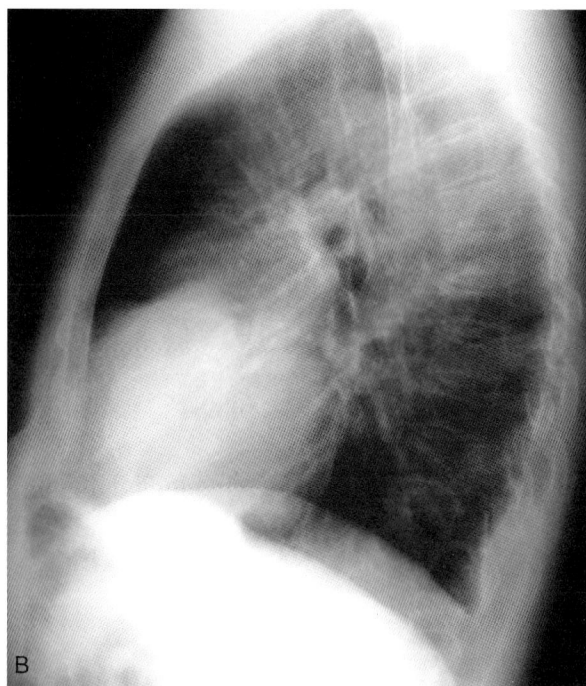

B

【病史】 某患者有胸痛表现。

1. 鉴别诊断需考虑的疾病有哪些？（多选）

    A. 二尖瓣反流

    B. 室壁瘤

    C. 心包肿瘤

    D. 心包囊肿

2. 最可能的诊断是什么？

    A. 二尖瓣反流

    B. 室壁瘤

    C. 心包肿瘤

    D. 心包囊肿

3. 左室壁瘤的最常见原因是什么？

    A. 创伤

    B. 医源性损伤

    C. 心肌梗死

    D. 肿瘤

4. 在 CT 和 MRI 检查中，鉴别真性动脉瘤和假性动脉瘤的最可靠表现是什么？

    A. 瘤口的大小

    B. 动脉瘤的大小

    C. 位置

    D. 壁厚

病例 35

左室壁瘤

    1.B，C 和 D

    2.B

    3.C

    4.A

【参考文献】

[1] Walker CM, Reddy GP, Steiner RM, editor：Radiology of the heart.In Rosendorff C Essential Cardiology.ed 3.New York，Springer，2013.

[2] White RD.MR and CT assessment for ischemic cardiac disease.J Magn Reson Imaging，2004，19（6）:659-675.

【交叉引用】

Cardiac Imaging：The REQUISITES，ed 3，pp 235-237.

【解析】

    1.病理和病因　左室壁瘤来源于透壁性心肌梗死。真性动脉瘤局部室壁变薄且失去收缩能力，在收缩期会局部膨出。大多数真性动脉瘤位于左心室心尖前面且呈宽基底部。真性动脉瘤通常用药物治疗。如果心室功能很差，则可能需要手术切除治疗。假性动脉瘤实际上可以破裂。大多数假性动脉瘤位于左心室下后壁，且颈部狭窄。假性动脉瘤通常需要外科手术治疗。

    2.影像表现及诊断标准　X 线胸片可能显示左室轮廓异常（图 A 和图 B）。并可能出现钙化灶。借助 MRI 或 CT 检查，根据室壁瘤的开口大小，可以鉴别真性动脉瘤与假性动脉瘤。典型的真性动脉瘤开口大小大于动脉瘤直径的50%，然而典型的假性动脉瘤开口大小小于动脉瘤直径的 50%。

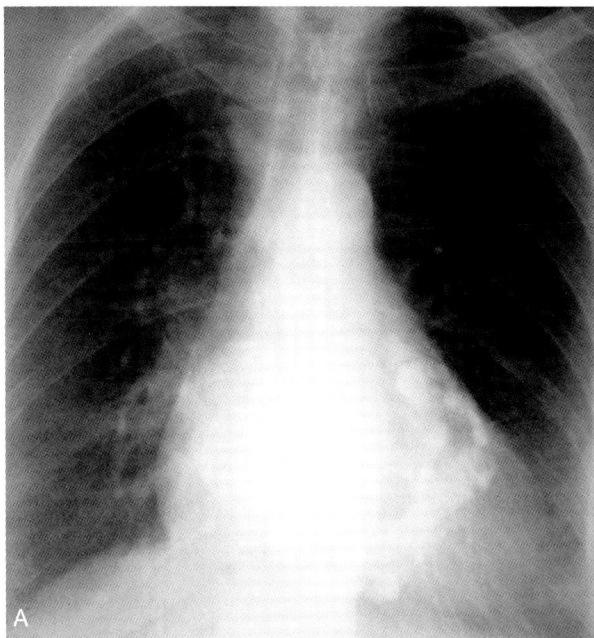

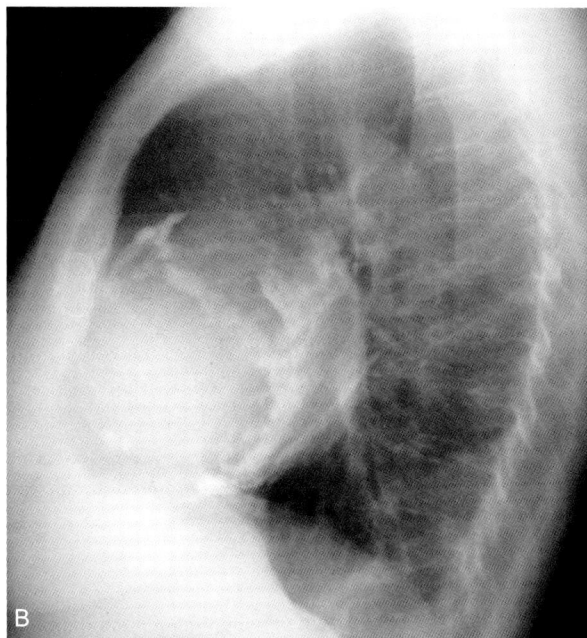

【病史】 某患者表现为呼吸困难和下肢水肿。

1. 导致这种检查结果的可能病因有哪些？（多选）

　A. 尿毒症

　B. 出血

　C. 病毒感染

　D. 结核感染

2. 钙化的结构是什么？

　A. 冠状动脉

　B. 左心室

　C. 瓣膜

　D. 心包

3. 根据临床症状，最可能的诊断是什么？

　A. 急性心包炎

　B. 缩窄性心包炎

　C. 心脏压塞

　D. 肿瘤

4. 最佳治疗措施是什么？

　A. 抗生素

　B. 心包剥离

　C. 心包穿刺术

　D. 放射治疗

病例 36

钙化的心包炎

1. A，B，C 和 D
2. D
3. B
4. B

【参考文献】

[1] Gowda RM，Boxt LM.Calcifications of the heart. Radiol Clin North Am，2004，42（3）:603-617, vi-vii.

[2] Walker CM，Reddy GP，Steiner RM.Radiology of the heart.In Rosendorff C.Essential Cardiology，ed 3，New York Springer，2013.

【交叉引用】

Cardiac Imaging：The REQUISITES，ed 3，pp 10，79-82.

【解析】

1. 钙化的心包炎　慢性心包炎可以发生在尿毒症性心包炎、病毒或结核感染、放射治疗或开放性心脏手术之后。在慢性心包炎中，心包钙化通常来自于结核感染。因为结核性心包炎在发达国家很少见，慢性心包炎患者会发生心包钙化的不超过 20%（图 A 和图 B）。钙化的心包炎不会导致心包缩窄的症状。

2. 缩窄性心包炎　在慢性心包炎的基础上，患者可能会有缩窄性心包炎。缩窄性心包炎难以与限制型心肌病相鉴别。如果某患者有缩窄或限制型生理表现，以呼吸困难、下肢水肿、胸腔积液和腹水为特点，影像学检查可以鉴别缩窄性心包炎与限制型心肌病。心包增厚 4mm 以上（最佳见于 MRI 或 CT），心包钙化（图 A 和图 B），或者不正常的收缩期间隔运动（"室间隔抖动征"）均支持缩窄性心包炎的诊断。

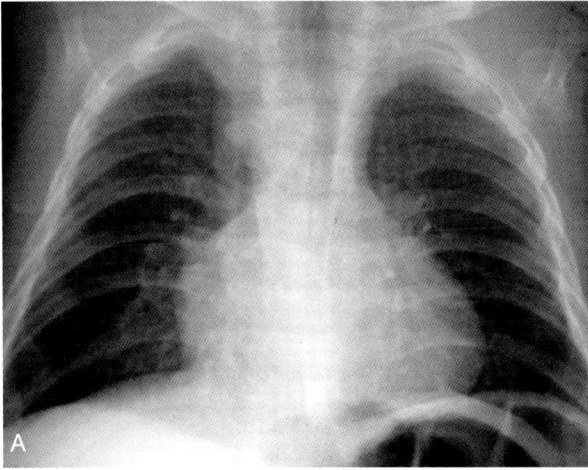

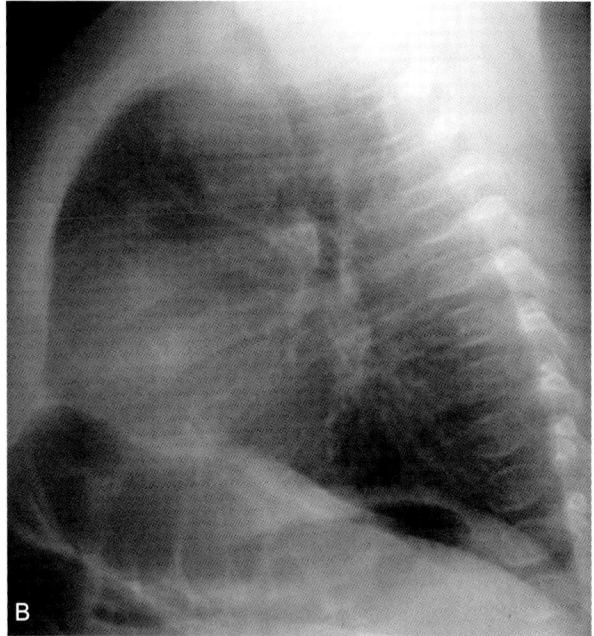

【病史】 某患儿表现为发绀。

1. 鉴别诊断需考虑的疾病有哪些? (多选)

A. 三尖瓣下移畸形

B. 永存动脉干

C. 法洛四联症

D. 肺动脉瓣闭锁伴室间隔缺损

2. 最可能的诊断是什么?

A. 三尖瓣下移畸形

B. 永存动脉干

C. 法洛四联症

D. 肺动脉瓣闭锁伴室间隔缺损

3. 以下哪一项不属于法洛四联症构成?

A. 右主动脉弓

B. 主动脉骑跨

C. 肺动脉漏斗部狭窄

D. 右心室肥厚

4. 下列哪一项属于法洛四联症的严重变体?

A. 永存动脉干

B. 肺动脉瓣闭锁伴室间隔缺损

C. 三尖瓣下移畸形

D. 大动脉转位

病例 37

法洛四联症

1.C 和 D

2.C

3.A

4.B

【参考文献】

Higgins CB.Radiography of congenital heart disease.In Webb WR, Higgins CB, editors：Thoracic Imaging：Pulmonary and Cardiovascular Radiology, ed 2, Philadelphia：Lippincott Williams & Wilkins, 2010：742-767.

【交叉引用】

Cardiac Imaging：The REQUISITES, ed 3, pp 359-367.

【解析】

1. 法洛四联症概述　法洛四联症是儿童及成人中最常见的发绀型先天性心脏病。法洛四联症的病变包括室间隔缺损，肺动脉漏斗部狭窄，右心室肥厚及主动脉骑跨。大多数法洛四联症患者肺部血管纹理减少，但是如果肺动脉漏斗部狭窄较轻，肺部血管纹可表现正常。约25%的患者有右主动脉弓。肺动脉狭窄可发生在多个水平，包括瓣膜下或漏斗部（最常见），瓣膜、瓣膜上及周围肺动脉等。

2. 肺动脉瓣闭锁伴室间隔缺损　肺动脉瓣闭锁伴室间隔缺损是法洛四联症的一个严重变体，其肺动脉瓣是闭锁的。血液通过体肺循环侧支血管到达肺部。

3. 影像表现　法洛四联症中，X线胸片的典型表现包括肺血管纹减少，肺动脉节段内凹，有时表现为心尖上翘。婴儿X线胸片的典型表现为肺血管纹正常或减少，心脏大小正常，右主动脉弓（图A和图B）。术前通常需要超声心动图及血管造影术检查，术前偶尔需要MRI和CT检查。术后通常需要MRI检查以检测右心室功能，并识别和量化肺动脉反流。肺动脉反流是术后常见并发症。

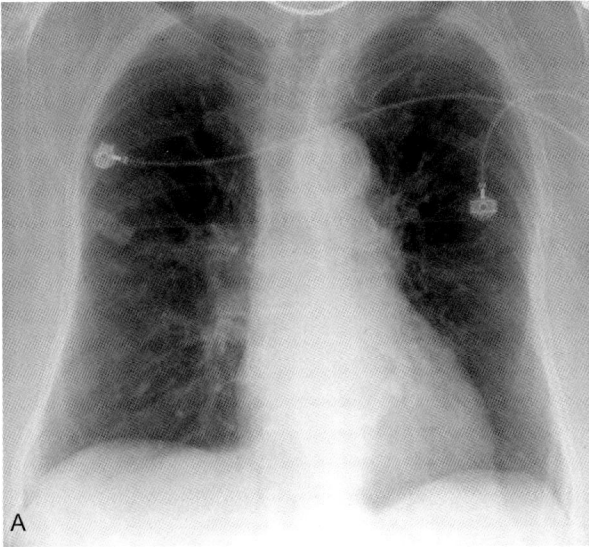

A

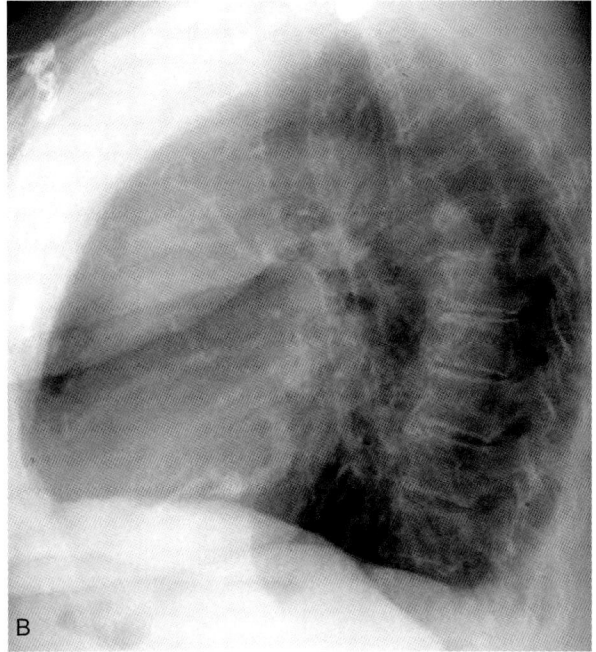

B

【病史】 某患者有胸痛表现。

1. 下列哪些字母可以描述钙化灶的形状？（多选）

A.C

B.J

C.L

D.S

E.O

2. 钙化的结构是什么？

A. 主动脉瓣

B. 主动脉环

C. 二尖瓣

D. 二尖瓣环

3. 此种检查结果的最常见原因是什么？

A. 风湿性心脏病

B. 心内膜炎

C. 退行性病变

D. 先天性二叶瓣

4. 什么瓣膜病变与此检查结果联系最密切？

A. 二尖瓣狭窄

B. 二尖瓣反流

C. 主动脉狭窄

D. 主动脉反流

病例 38

二尖瓣环钙化

1.A，B 和 E
2.D
3.C
4.B

【参考文献】

Gowda RM，Boxt LM.Calcifications of the heart，Radiol Clin North Am，2004，42（3）:603-617，vi，vii.

【交叉引用】

Cardiac Imaging：The REQUISITES，ed 3，pp 8-9.

【解析】

1.病理及病因　二尖瓣环钙化是典型老龄化相关的退行性病变。在妇女及慢性肾衰竭患者中更易发生。二尖瓣环钙化很少有症状表现，若出现广泛钙化，会导致二尖瓣反流（或二尖瓣狭窄，但少见）。二尖瓣叶的钙化与瓣膜狭窄密切相关，通常是由风湿性疾病引起的。

2.影像检查结果及诊断标准　X线胸片显示二尖瓣环钙化呈"J"形、反"C"形、或者"O"形（图A和图B）。在X线胸片上鉴别二尖瓣环钙化与其他心脏结构钙化是很重要的。主动脉瓣钙化比二尖瓣环钙化位置更靠前，当X线胸片上可见到主动脉瓣钙化时，通常意味着至少中重度瓣膜狭窄。心包钙化通常位于房室沟或者环绕心脏，与结核性心包炎、尿毒症性心包炎和放射治疗相关，并可能出现缩窄性心包炎。罕见情况下，心脏内肿瘤，如黏液瘤，可能出现弥漫性或外围性钙化。

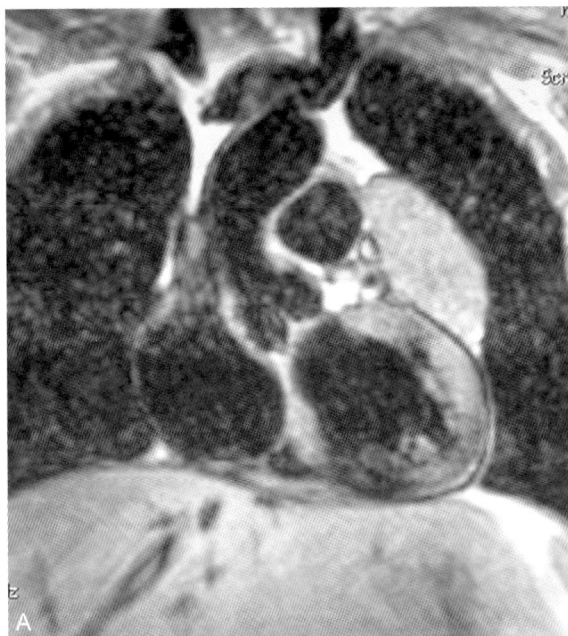

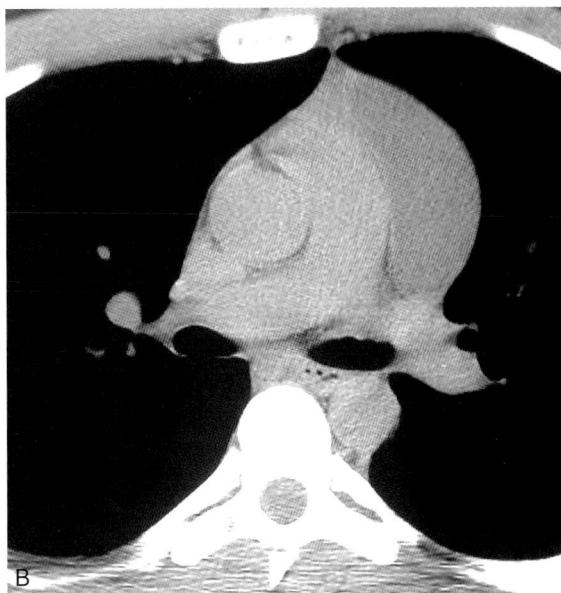

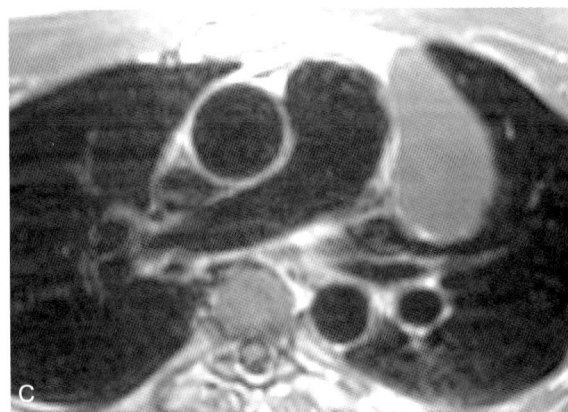

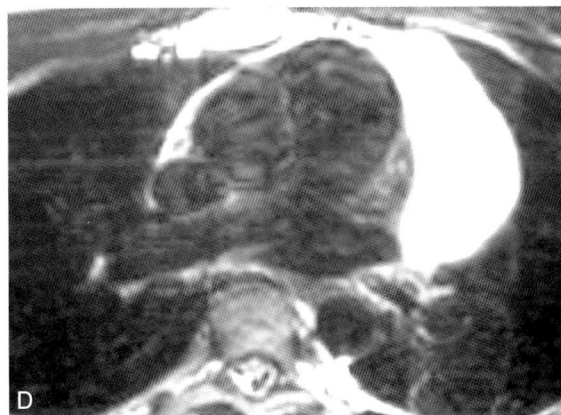

【病史】 某患者 X 线胸片上纵隔异常。

1. 导致这种检查结果的可能病因有哪些？（多选）

    A. 胸腺瘤

    B. 胸腺囊肿

    C. 心包囊肿

    D. 淋巴瘤

2. 最可能的诊断是什么？

    A. 胸腺瘤

    B. 胸腺囊肿

    C. 心包囊肿

    D. 淋巴瘤

3. 心包囊肿的最可能位置是哪里？

    A. 右心膈角

    B. 左心膈角

    C. 心包上隐窝

    D. 隆突下

4. 下列哪一项对诊断心包囊肿的特异性最小？

    A. 非增强 CT 扫描上豪恩斯菲尔德数值为 10

    B. 非增强及增强 CT 扫描上豪恩斯菲尔德数值为 30

    C. T_1 加权 MRI 成像呈低信号

    D. T_2 加权 MRI 成像呈高信号

病例 39

心包囊肿

1.B 和 C
2.C
3.A
4.B

【参考文献】

[1] Kim JS, Kim HH, Yoon Y.Imaging of pericardial diseases.Clin Radiol, 2007, 62 (7):626-631.

[2] Wang ZJ, Reddy GP, Gotway MB, et al.CT and MR imaging of pericardial disease.Radiographics, 2003, 23 (Spec No):S167-S180.

【交叉引用】

Cardiac Imaging：The REQUISITES, ed 3, pp 78-79.

【解析】

1.病理及病因　心包囊肿是一种良性发展性病变，由于胚胎心包的一部分被夹断、隔离所致。心包囊肿壁薄，内含透亮液体，且边界清楚。最常出现的部位是右心膈角及左心膈角。当心包囊肿出现在纵隔其他部位时，则难以与支气管源性的、食管重复畸形、神经源性或胸腺源性的囊肿相鉴别。

2.影像特点及诊断标准　在 CT 和 MRI 成像上，心包囊肿呈圆形或卵圆形，且与正常心包相连续（图 A）。CT 扫描显示一边界清楚的肿块（图 B）。若为单纯的液性密度，此种情况下诊断是简单的。如果密度较高，可以采用非增强及增强 CT 扫描检查以明确是否会增强。与肿瘤相反，心包囊肿不会增强。在 MRI 成像上，这些病变典型的信号特征，与身体其他地方发现的单纯囊肿一致。在 T_1 加权成像上呈低或中度信号（图 C），T_2 加权成像上呈高信号（图 D）。

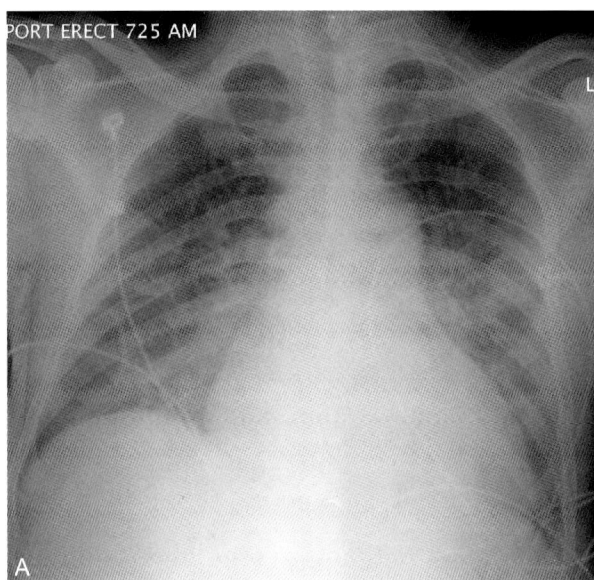

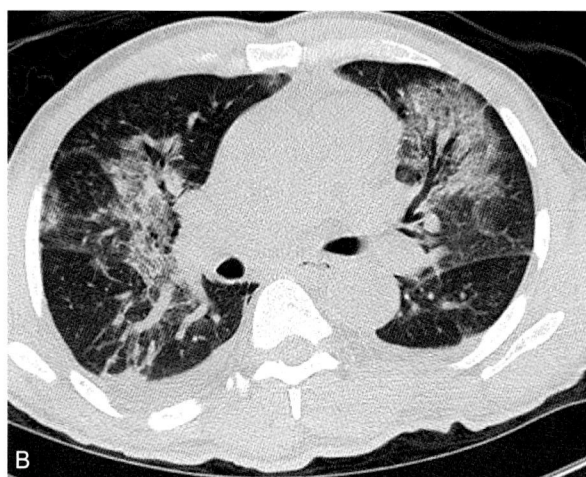

【病史】 某患者表现为呼吸急促。

1. 鉴别诊断需考虑的疾病有哪些？（多选）

 A. 病毒性肺炎

 B. 隐源性机化性肺炎

 C. 肺水肿

 D. 急性呼吸窘迫综合征（ARDS）

2. 肺部磨玻璃密度影主要分布在哪里？

 A. 基底部

 B. 肺上叶

 C. 肺外围

 D. 弥漫均一

3. 最可能的诊断是什么？

 A. 细菌性肺炎

 B. 隐源性机化性肺炎

 C. 肺水肿

 D. ARDS

4. 最可能的病因是什么？

 A. 心源性

 B. 神经源性

 C. 液体过剩

 D. 先天性心脏病

病例 40

充血性心力衰竭

1.A，C 和 D
2.A
3.C
4.A

【参考文献】

Eisenhuber E，Schaefer-Prokop CM，Prosch H，et al.Bedside chest radiography.Respir Care，2012，57（3）:427-443.

【交叉引用】

Cardiac Imaging：The REQUISITES，ed 3，p 18.

【解析】

1.*病理生理及病因*　充血性心力衰竭可以导致肺水肿和胸腔积液。肺水肿与血流和血压相关，或仅与血压相关。肺静脉压的升高可以由左侧心力衰竭、二尖瓣狭窄和其他导致肺动脉床远端血管阻塞的原因引起。

2.*影像检查结果*　充血性心力衰竭患者典型表现为肺水肿，X线胸片上可见弥漫性肺疾病（图A）或 Kerley B 线。肺水肿的早期征象包括胸膜下增厚（肺叶间裂胸膜显著）、血管周围模糊。CT 扫描可显示磨玻璃样阴影（图B），小叶间隔增厚和融合病灶。肺部磨玻璃密度影常主要分布在肺门周围或基底部（或均有分布）。肺泡水肿患者，可能出现中央处磨玻璃密度影，而肺外野处正常，即所谓的"蝶形"肺水肿。如果肺水肿与充血性心力衰竭相关，X线胸片上常见心脏轮廓扩大和胸腔积液。X线胸片提示，症状消失后的数小时至数天仍存在胸腔积液。

3.*集束现象*　急性肺水肿很少导致血流向肺尖的重新分布，血流向肺尖的重新分布即所谓的集束现象。集束现象常见于长期肺静脉高压患者，且最常发生于慢性二尖瓣狭窄或长期左侧心力衰竭患者。

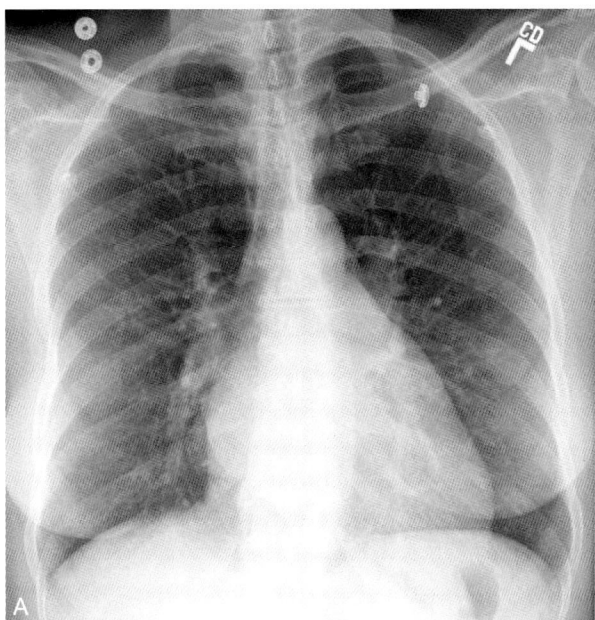

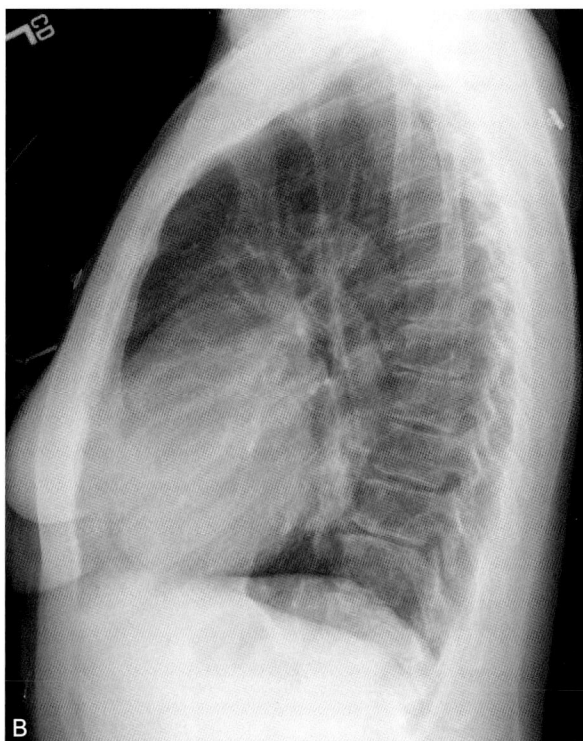

【病史】 患者表现为易疲劳。

1. 哪些心腔有扩大？（多选）

    A. 左心房

    B. 左心室

    C. 右心房

    D. 右心室

2. 最可能的诊断是什么？

    A. 二尖瓣狭窄

    B. 二尖瓣反流

    C. 主动脉狭窄

    D. 主动脉反流

3. 二尖瓣狭窄的最常见原因是什么？

    A. 创伤

    B. 先天性

    C. 风湿性心脏病

    D. 类癌综合征

4. 下列哪一项疾病与二尖瓣狭窄的症状相似？

    A. 脂肪瘤

    B. 黏液瘤

    C. 横纹肌瘤

    D. 纤维瘤

病例 41

二尖瓣狭窄

1. A
2. A
3. C
4. B

【参考文献】

[1] Bonow RO, Cheitlin MD, Crawford MH, et al.Task Force 3 : valvular heart disease.J Am Coll Cardiol, 2005, 45（8）:1334-1340.

[2] Walker CM, Reddy GP, Steiner RM.Radiology of the heart.In Rosendorff C. Essential Cardiology.ed 3.Philadelphia, Saunders, 2012.

【交叉引用】

Cardiac Imaging : The REQUISITES, ed 3, pp 186-191.

【解析】

1. *病因* 二尖瓣狭窄通常在风湿性心脏病后 5 ～ 10 年出现和发展。其他原因导致左心房扩大有左心房黏液瘤脱垂或血栓、淀粉样变和类癌综合征。

2. *放射学表现* X 线胸片显示肺静脉高压，左心房扩大，且左心室大小正常（图 A 和图 B）。左心耳不成比例的扩大常见于风湿性二尖瓣狭窄。二尖瓣可能有结节及非定形钙化。检查结果常可见肺间质水肿。罕见情况下，患者会发展为含铁血黄素沉着和肺结节骨化。

3. *横断层面成像* 进一步检查包括超声心动图。测量瓣膜的面积，评估瓣膜运动度、瓣叶的增厚情况及二尖瓣下瘢痕等。速度编码电影相位对比 MRI 成像可以量化狭窄的严重程度。跨瓣膜压力梯度可以通过改进的伯努利方程来计算，$\Delta P=4v^2$，P 代表压力，单位为 mmHg，v 代表峰速度，单位为 m/s。峰速度可以通过超声心动图或速度编码电影相位对比 MRI 来估算。

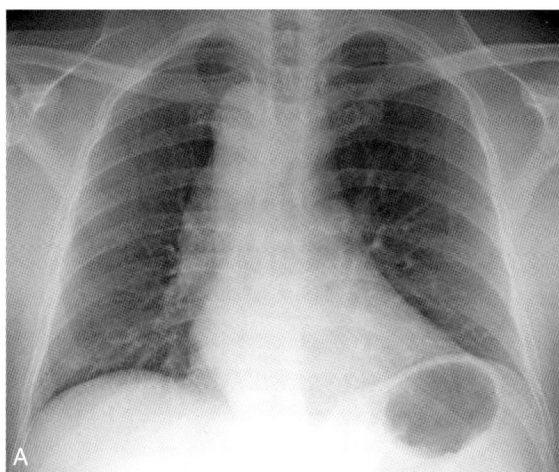

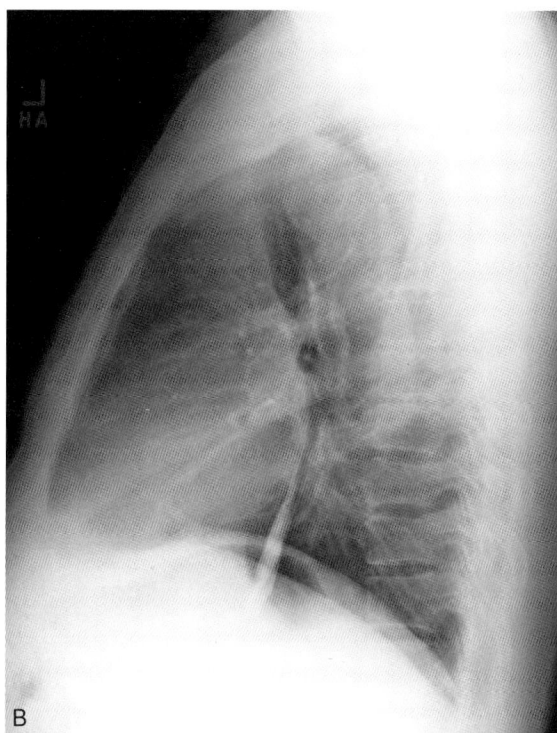

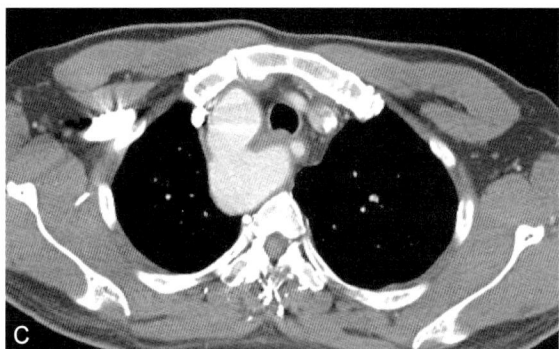

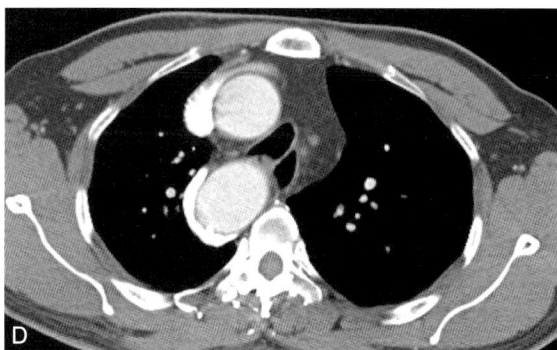

【病史】 某患者有哮喘表现。

1. 根据后前位 X 线胸片需考虑的鉴别诊断有哪些？（多选）

A. 颈主动脉弓

B. 双主动脉弓

C. 右主动脉弓伴异常的左锁骨下动脉

D. 镜像右主动脉弓

2. 根据正位及侧位 X 线胸片，最可能的诊断是什么？

A. 颈主动脉弓

B. 双主动脉弓

C. 右主动脉弓伴异常的左锁骨下动脉

D. 镜像右主动脉弓

3. 此种异常的临床意义是什么？

A. 大多数患者有发绀型先天性心脏病

B. 与主动脉缩窄相关

C. 会导致锁骨下盗血综合征

D. 是一个血管环

4. 在这种异常中，是什么构成环的左侧？

A. 左锁骨下动脉

B. 左颈总动脉

C. 动脉韧带和肺动脉

D. 左主动脉弓

病例 42

右主动脉弓伴异常的左锁骨下动脉

1.C 和 D
2.C
3.D
4.C

【参考文献】

[1] Reddy GP, Higgins CB.Magnetic resonance imaging of congenital heart disease：evaluation of morphology and function.Semin Roentgenol, 2003, 38（4）:342-351.

[2] Stojanovska J, Cascade PN, Chong S, et al. Embryology and imaging review of aortic arch anomalies.J Thorac Imaging, 2012, 27（2）:73-84.

【交叉引用】

Cardiac Imaging：The REQUISITES, ed 3, pp 413-414.

【解析】

1. 临床特点　右主动脉弓伴异常的左锁骨下动脉是一种先天性血管环（图 A–D）。此环左边由动脉韧带构成。因为还有一个环在气管和食管周围，导致这两个结构不同程度的压缩。最常见的症状包括哮喘、呼吸困难和吞咽困难，且患者在儿童时期即可出现这些症状。食管后的异常左锁骨下动脉可能来源于扩张，称之为克莫雷尔憩室（图 C），会加剧对气管和食管的压迫。此种类型的右主动脉弓与先天性心脏病联系不紧密（5% ～ 10%），而与镜像右主动脉弓联系紧密（> 95%）。

2. 影像表现及诊断　MRI 和 CT 可以描绘血管解剖及对气管及食管的压迫(图 C 和图 D)。Cine MRI 的另一个优势是在主动脉及主动脉弓血管收缩时可以显示对气管的动态压缩。

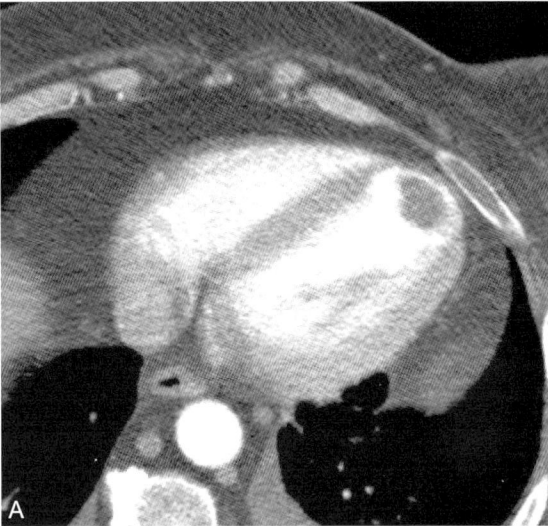

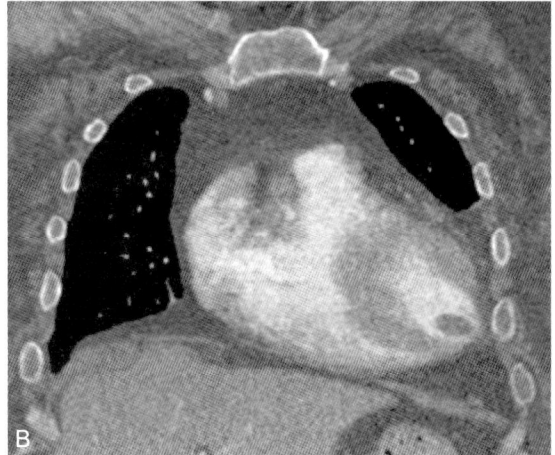

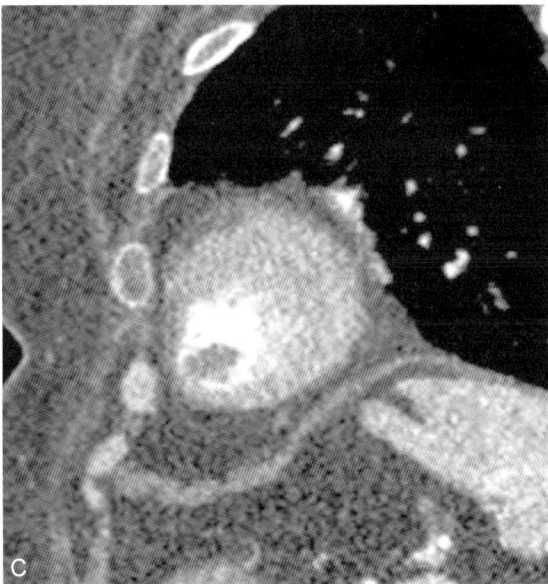

【病史】 某患者有心肌梗死病史。

1. 哪一个心腔是不正常的?

　　A. 左心房

　　B. 左心室

　　C. 右心房

　　D. 右心室

2. 最可能的诊断是什么?

　　A. 血栓

　　B. 黏液瘤

　　C. 转移瘤

　　D. 血管肉瘤

3. 此种异常的最可能原因是什么?

　　A. 心律失常

　　B. 主动脉狭窄

　　C. 动脉瘤

　　D. 凝血功能障碍

4. 下列哪一项是确定诊断最合适的方法?

　　A. 超声心动图

　　B. MRI

　　C. 血管造影

　　D. 活检

病例 43

左心室室壁瘤和血栓

1.B
2.A
3.C
4.B

【参考文献】

[1] Chung JH, Mitsumori LM, Ordovas KG, et al.Heart as a source of stroke : imaging evaluation with computed tomography.J Thorac Imaging, 2012, 27 (3) :W52-W60.

[2] Tatli S, Lipton MJ.CT for intracardiac thrombi and tumors.Int J Cardiovasc Imaging, 2005, 21 (1) :115-131.

【交叉引用】

Cardiac Imaging : The REQUISITES, ed 3, p 274.

【解析】

1. 心脏肿块　血栓是最常见的心脏或心脏旁肿块。在心脏及心脏旁肿瘤中，继发性肿瘤的发生率是原发性肿瘤的 40 倍。继发性肿瘤可以直接蔓延心脏（最常见为淋巴瘤或者肺癌或乳腺癌的淋巴结转移癌），也可通过血液播散（最常见为肺癌、乳腺癌或黑色素瘤）。心脏原发性良性肿瘤包括黏液瘤、脂肪瘤和横纹肌瘤（与结节状硬化相关）。心脏原发性恶性肿瘤包括血管肉瘤和横纹肌肉瘤。

2. 病因　左心室血栓最常与左心室壁瘤相关。凝血功能障碍及血流异常是左心室血栓的少见原因。

3. 影像检查结果及诊断标准　超声心动图和 CT 可以识别心脏肿块（图 A—C）。MRI 检查是鉴别肿瘤与血栓的最准确检查方法。钆螯合剂对比剂使用后，肿瘤呈均匀强化或者不均匀强化，然而良性血栓典型表现为仅有边缘强化。在稳态自由进动成像（SSFP）MRI 上，肿瘤通常表现为中度信号，而血栓表现为低信号。然而，黏液瘤可以有钙化，含铁区域在 SSFP 成像上表现为黑色信号。

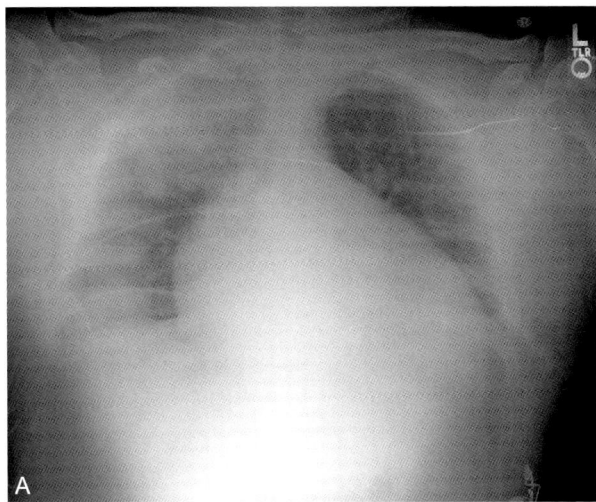

A

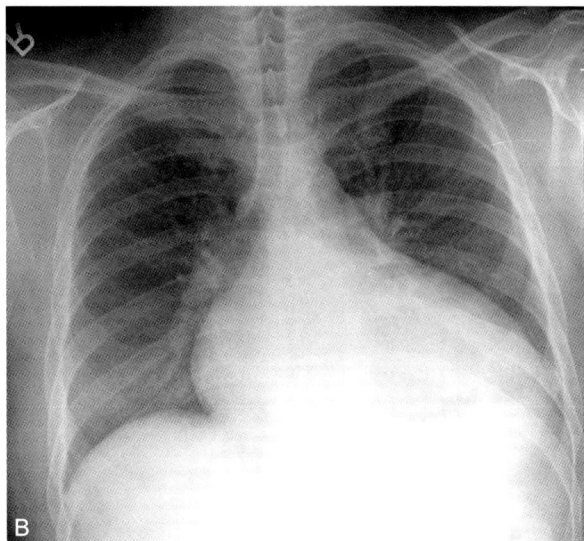

B

【病史】 患者表现为呼吸急促。

1. 图 A 是在图 B 检查后一个月重新检查的，需考虑的鉴别诊断有哪些？（多选）

A. 肺炎

B. 肺癌

C. 肺水肿

D. 肺泡出血

2. 肺不透明影主要分布在哪里？

A. 右肺上叶

B. 右肺下叶

C. 左肺上叶

D. 左肺下叶

3. 如果患者有严重大咯血，最可能的诊断是什么？

A. 肺炎

B. 肺癌

C. 肺水肿

D. 肺泡出血

4. 如果患者有二尖瓣反流，最可能的诊断是什么？

A. 肺炎

B. 肺癌

C. 肺水肿

D. 肺泡出血

病例 44

继发于二尖瓣反流的非对称性肺水肿

1.A，C 和 D

2.A

3.D

4.C

【参考文献】

Walker CM，Reddy GP，Steiner RM.Radiology of the heart.In Rosendorff C.Essential Cardiology.ed 3.Philadelphia：Saunders，2012.

【交叉引用】

Cardiac Imaging：The REQUISITES，ed 3，p 23.

【解析】

1.病因及检查结果 二尖瓣反流射流可以直接射向右上肺静脉，导致非对称性右上叶肺水肿。在重度二尖瓣反流的患者中，9%的成人、22%的小儿出现非对称性右上叶肺水肿(图 A)。在成人患者中，通常是由继发于心肌梗死的后瓣叶脱垂拍打所致。后瓣叶脱垂拍打导致二尖瓣反流射流更多地射向右上肺静脉，导致局部静脉压增高和右上叶肺水肿。在有胸痛的情况下，急性二尖瓣反流必须要考虑到，并且可以通过超声心动图检查证实。

2.鉴别诊断 对于右上叶磨玻璃密度影的鉴别诊断需依靠患者的临床表现。若患者有发热、咳嗽和咳痰，影像检查结果与肺炎相符合。若患者有咯血，肺出血是最可能的诊断。若患者有剧烈的胸痛和急性心肌梗死，需考虑到继发于后瓣叶脱垂所致的重度二尖瓣反流。如果此种异常持续时间数月，腺癌或机化性肺炎需做排除诊断。

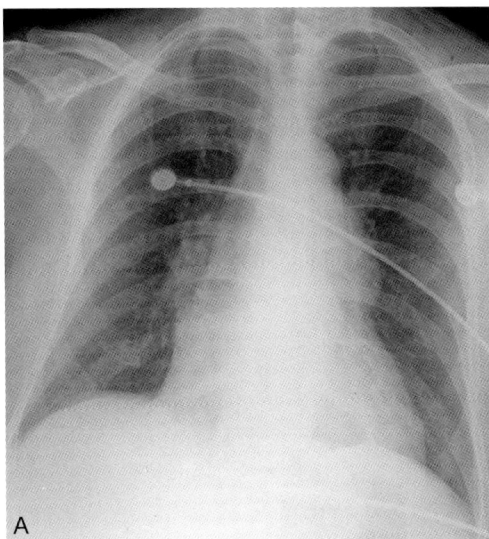

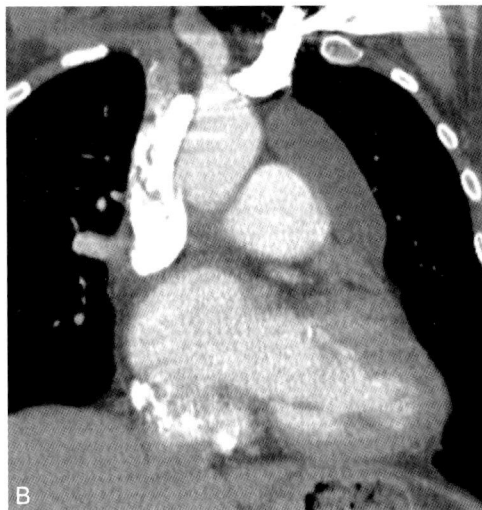

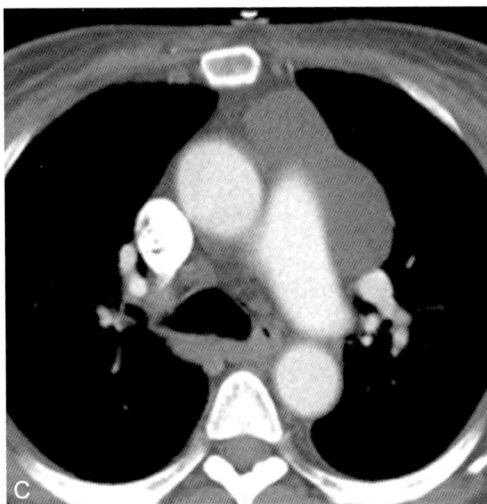

【病史】 *患者有发热表现。*

1. 结合 X 线胸片，需考虑的鉴别诊断有哪些？
（多选）
A. 淋巴瘤
B. 心包囊肿
C. 二尖瓣狭窄
D. 肺动脉狭窄

2. 如果肿块的密度为 8HU，最可能的诊断是什么？
A. 胸腺瘤
B. 心包囊肿
C. 胸腺囊肿
D. 淋巴瘤

3. 心包囊肿最常出现的部位是哪里？
A. 右心膈角
B. 左心膈角
C. 心包上隐窝
D. 隆突下

4. 下列哪一项对诊断心包囊肿特异性最小？
A. 非增强 CT 成像豪恩斯菲尔德数值为 10
B. 非增强及增强 CT 成像豪恩斯菲尔德数值为 30
C. T_1 加权成像低信号
D. T_2 加权成像高信号

病例 45

心包囊肿

1.A，B 和 D

2.B

3.A

4.C

【参考文献】

[1] Kim JS, Kim HH, Yoon Y.Imaging of pericardial diseases.Clin Radiol, 2007, 62 (7) :626-631.

[2] Wang ZJ, Reddy GP, Gotway MB, et al.CT and MR imaging of pericardial disease.Radiographics, 2003, 23 (Spec No) :S167-S180.

【交叉引用】

Cardiac Imaging : The REQUISITES, ed 3, pp 78-79.

【解析】

1.病因及病理　心包囊肿是一种良性发展性病变，由于胚胎心包的一部分被夹断、隔离所致。心包囊肿壁薄，内含透亮液体，且边界清楚。最常出现的部位是右心膈角及左心膈角。当心包囊肿出现在纵隔其他部位时，则难以与支气管源性的、食管重复畸形、神经源性或胸腺源性的囊肿相鉴别。

2.影像特点及诊断　在 CT 和 MRI 成像上，心包囊肿呈圆形或卵圆形，且与正常心包相连续（图 A）。CT 扫描显示一边界清楚的肿块（图 B）。若为单纯的液性密度，此种情况下诊断是简单的。如果密度较高，可以采用非增强及增强 CT 扫描检查以明确是否会增强。与肿瘤相反，心包囊肿不会增强。在 MRI 成像上，这些病变典型的信号特征，与身体其他地方发现的单纯囊肿一致。（图 C）。

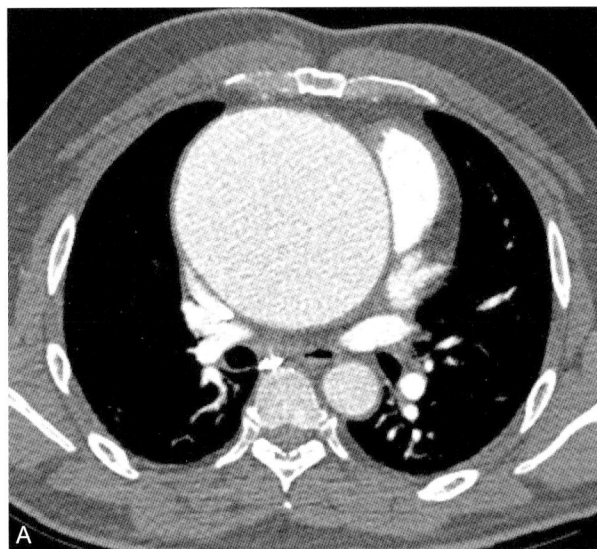

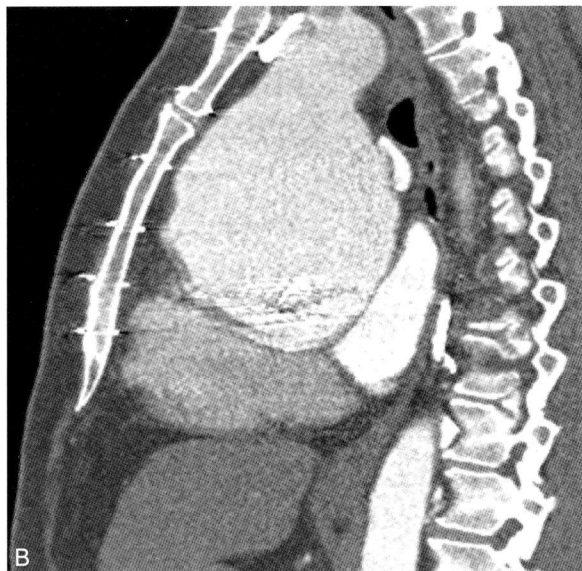

【病史】 患者为高瘦体型。

1. 出现此种影像表现的可能病因有哪些？（多选）

    A. 马方综合征

    B. 动脉粥样硬化

    C. 梅毒

    D. 埃勒斯 - 当洛斯综合征

2. 最可能的诊断是什么？

    A. 马方综合征

    B. 动脉粥样硬化

    C. 梅毒

    D. 埃勒斯 - 当洛斯综合征

3. 主动脉壁的病理改变是什么？

    A. 血管滋养血管破裂

    B. 囊性中层坏死

    C. 动脉炎

    D. 动脉粥样硬化

4. 下列哪项措施可以减少图 B 中主动脉前壁的波动起伏的伪影？

    A. 对比剂的稀释

    B. 双能量减影

    C. 心电图门控

    D. 钙减影

病例 46

主动脉环扩张

1. A 和 D
2. A
3. B
4. C

【参考文献】

Reddy GP, Gunn M, Mitsumori LM, et al.Multislice CT and MRI of the thoracic aorta.In Webb WR, Higgins CB.Thoracic Imaging：Pulmonary and Cardiovascular Radiology.ed 2.Philadelphia：Lippincott Williams & Wilkins，2010.

【交叉引用】

Cardiac Imaging：The REQUISITES，ed 3，pp 388-389.

【解析】

1. 病理及病因 主动脉根部及升主动脉扩大是主动脉环扩张的特征性表现。本病例中，主动脉扩张可能仅累及窦管交界处，或延伸累及整个升主动脉，有时候称之为"山慈菇"形。主动脉环扩张由中层囊性坏死引起，囊性中层坏死可以为先天性，亦可与马方综合征或埃勒斯 - 当洛斯综合征相关。

2. 并发症 主动脉环扩张的并发症包括主动脉夹层、主动脉破裂和主动脉反流。尽管主动脉直径达到 5.5 ～ 6cm 是手术与否常见的分水岭，但当主动脉直径达到 5cm 时，由于破裂的风险大，推荐手术修复。

3. 影像表现 MRI 和 CT 是主动脉环扩张影像学检查的最佳方法。MRI 检查的优点是没有电离辐射，且能够对主动脉反流进行定量评价（图 A 和图 B）。

4. 鉴别诊断 动脉粥样硬化是胸主动脉瘤的主要原因。大多数动脉粥样硬化性动脉瘤发生在胸降主动脉，并常常与腹主动脉瘤共存。梅毒可能导致升主动脉动脉瘤，但不同于主动脉环扩张，其通常为不对称性涉及或不涉及主动脉窦和主动脉根部。非感染性动脉炎（如大动脉炎、类风湿关节炎、巨细胞动脉炎）会导致胸主动脉瘤。经常会出现周围主动脉壁增厚及增强。

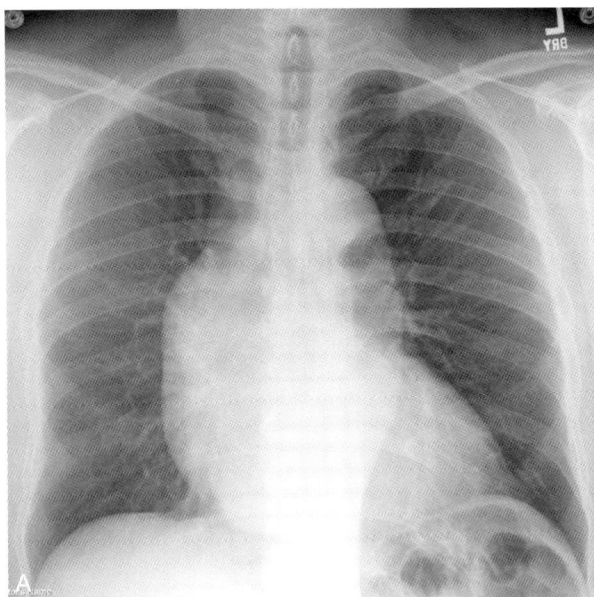

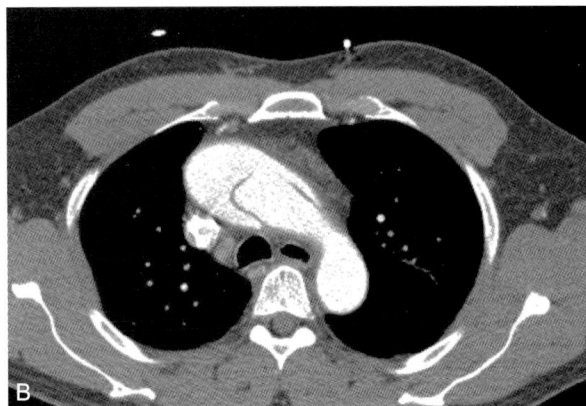

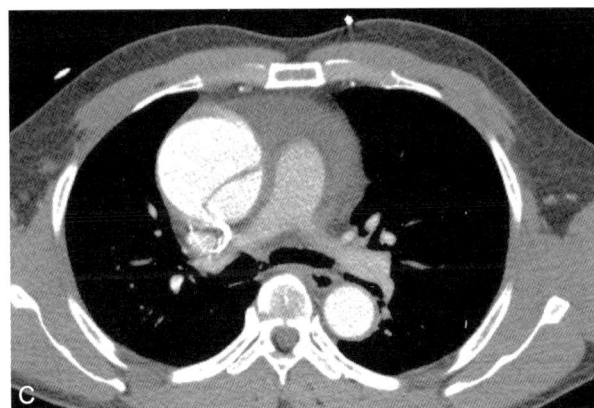

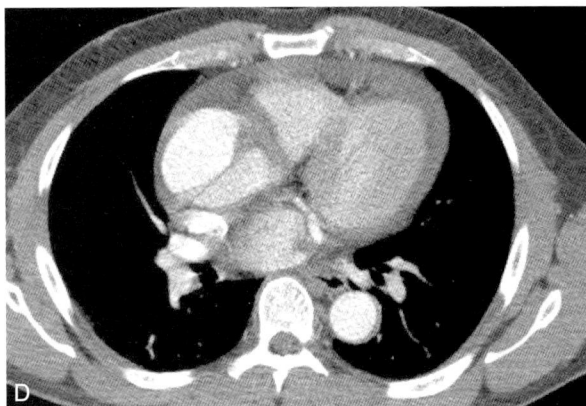

【病史】 某患者有胸痛表现。

1. 急性主动脉综合征的原因有哪些？（多选）

　　A. 穿透性溃疡

　　B. 动脉瘤

　　C. 壁内血肿

　　D. 夹层

2. 最可能的诊断是什么？

　　A. 壁内血肿

　　B. 穿透性主动脉溃疡

　　C. 动脉瘤

　　D. 夹层

3. 此患者有什么并发症？

　　A. 冠状动脉夹层

　　B. 颈动脉夹层

　　C. 急性主动脉瓣关闭不全

　　D. 心包出血

4. 此患者最合适的治疗是什么？

　　A. 无须治疗

　　B. 抗高血压治疗

　　C. 密切关注

　　D. 外科手术

病例 47

Stanford A 型主动脉夹层伴心包出血

1.A，C 和 D
2.D
3.D
4.D

【参考文献】

[1] Chin AS, Fleischmann D.State-of-the-art computed tomography angiography of acute aortic syndrome. Semin Ultrasound CT MR, 2012, 33 (3) :222-234.

[2] Reddy GP, Gunn M, Mitsumori LM, et al. Multislice CT and MRI of the thoracic aorta.In Webb WR, Higgins CB.Thoracic Imaging：Pulmonary and Cardiovascular Radiology.ed 2.Philadelphia： Lippincott Williams & Wilkins, 2010.

【交叉引用】

Cardiac Imaging：The REQUISITES, ed 3, pp 378-387.

【解析】

1. 急性主动脉综合征 当出现高血压和胸痛并放射至背部时，应怀疑急性主动脉综合征。急性主动脉综合征可以由主动脉夹层、壁内血肿和穿透性主动脉溃疡引起。

2. 病因和发展 主动脉夹层是由于内膜的破裂致主动脉壁的分离。血液可以通过内膜撕裂口进入主动脉壁，在中层向近端和远端发展，在内部取代内膜。典型特点是，在真腔及假腔内均有血流，尽管假腔有时候会有血栓形成。主动脉夹层最常见的诱发因素是高血压。其他原因包括主动脉环扩张（与结缔组织疾病相关，如马方综合征或埃勒斯-当洛斯综合征）、二叶主动脉瓣、主动脉瘤和动脉炎。

3. 分型，并发症及治疗 主动脉夹层可以分为 Stanford A 型（累及升主动脉）和 B 型（不累及升主动脉）。Debakey 分型把主动脉夹层分为 3 型：Ⅰ型累及升主动脉并延伸至降主动脉，Ⅱ型仅累及升主动脉；Ⅲ型仅累及降主动脉，在左锁骨下动脉起点远端。A 型主动脉夹层有 4 个威胁生命的并发症：冠状动脉夹层致心肌梗死，颈动脉夹层致卒中，心包出血致心脏压塞和主动脉瓣破裂致急性主动脉反流。因为这些潜在的并发症，A 型主动脉夹层患者通常需要升主动脉移植手术治疗。如果主动脉瓣膜是不正常的，瓣膜需要置换。与此相反，B 型主动脉夹层通常可以用药物治疗，包括抗高血压药物的使用。

4. 影像表现 X 线胸片可以显示主动脉扩大（图 A）和钙化灶移位；X 线胸片对于主动脉夹层的敏感性及特异性较低。CT 对于主动脉夹层及其并发症的诊断具有较高的准确性（图 B—D）。MRI 具有相似的准确性且可以作为可替代选择的影像检查方法，尤其是当 CT 检查受限制或慢性主动脉夹层患者。经食管超声心动图（TEE）可能有助于主动脉夹层的诊断，但特异性没有 CT 或 MRI 高。尽管其不用来确定诊断，但术前经常采用 TEE 检查以评估主动脉瓣的状态。

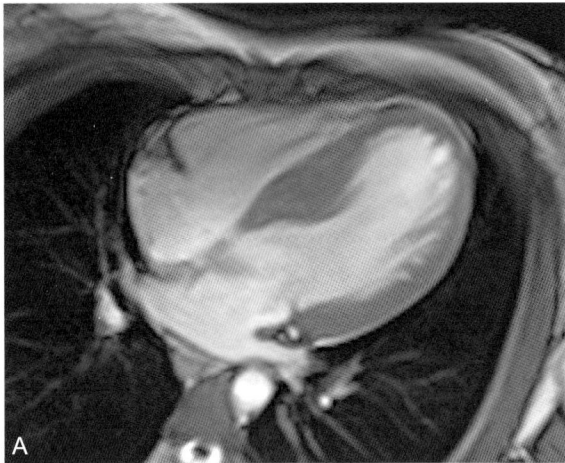

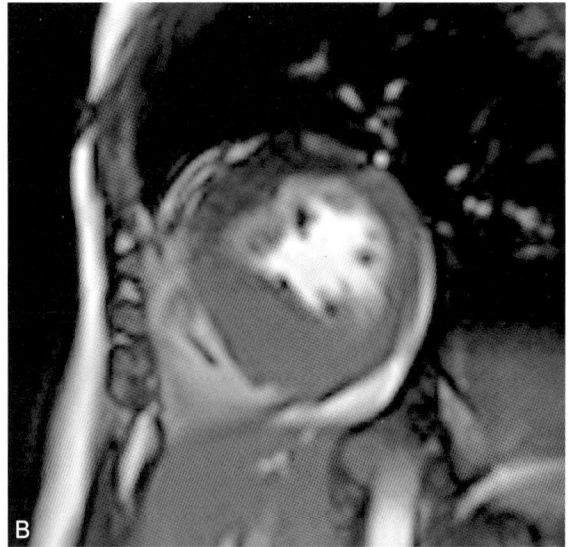

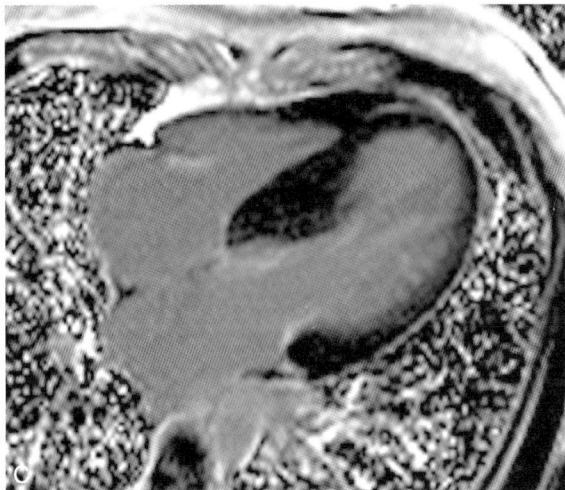

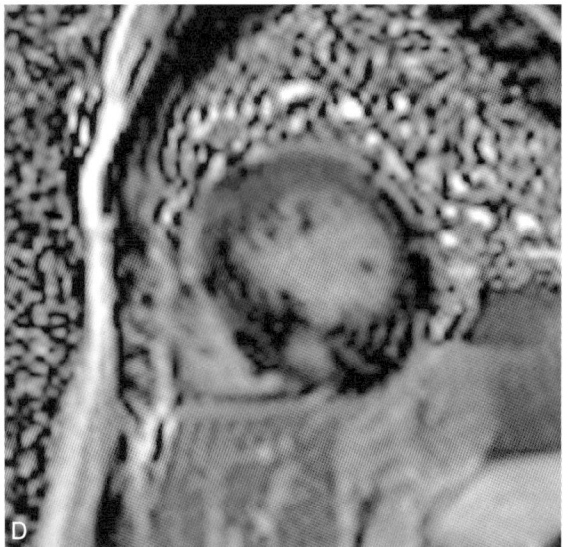

【病史】 30岁女性患者，运动诱发晕厥。

1. 根据病史，需考虑的鉴别诊断有哪些？（多选）

　　A. 致心律失常右心室发育不良

　　B. 冠状动脉异常

　　C. 肥厚型心肌病（HCM）

　　D. 艾森门格综合征

2. 根据图像，最可能的诊断是什么？

　　A. 致心律失常右心室发育不良

　　B. 冠状动脉异常

　　C. HCM

　　D. 艾森门格综合征

3. 此患者肥厚部位在哪里？

　　A. 室间隔

　　B. 向心性

　　C. 心室中部

　　D. 心尖

4. 根据图A，下列哪一项在鉴别诊断中？

　　A. 结节病

　　B. 血管肉瘤

　　C. 淀粉样变性

　　D. 血色素沉着病

病例 48

肥厚型心肌病（HCM）

1. A，B，C 和 D
2. C
3. A
4. B

【参考文献】

[1] Harris SR，Glockner J，Misselt AJ，et al.Cardiac MR imaging of nonischemic cardiomyopathies.Magn Reson Imaging Clin N Am, 2008, 16（2）:165-183.

[2] Soler R，Rodriguez E，Remuinan C，et al.Magnetic resonance imaging of primary cardiomyopathies.J Comput Assist Tomogr，2003，27（5）:724-734.

【交叉引用】

Cardiac Imaging：The REQUISITES，ed 3，pp 53，284-288.

【解析】

1. 病因及临床特点　HCM 是一种常染色体显性遗传性疾病，有可变的外显率。患者有各种各样的临床表现。可能无症状，可能为心房颤动、心力衰竭、晕厥或心脏性猝死，心脏性猝死是这些患者的主要致死原因。90% 的 HCM 患者出现室间隔的不对称性肥厚。其他肥厚类型包括右心室、左心室、间隔、心尖、心室中部或向心性肥厚。继发于严重室间隔肥厚和左心室流出道梗阻的心力衰竭患者可以通过室间隔部分心肌切除术或者经皮室间隔心肌乙醇消融术治疗。

2. 影像表现　MRI 可以对 HCM 提供结构和功能方面的信息，当诊断不明确、考虑侵入性治疗或者临床上要求比超声心动图更进一步彻底评估，MRI 可能是最有价值的。MRI 可以识别肥厚心肌的分布，评估二尖瓣收缩期前向运动情况及计算左心室心肌质量（图 A—D）。延迟钆增强 MRI 成像特征性显示心肌中部斑片状增强。为了鉴别 HCM 与间隔肿瘤，需静脉注射钆螯合剂对比剂。肿瘤强化明显，然而间隔肥厚心肌只有轻度强化。MRI 同样可以用来对左心室流出道梗阻和心肌灌注及生存能力进行功能评估。

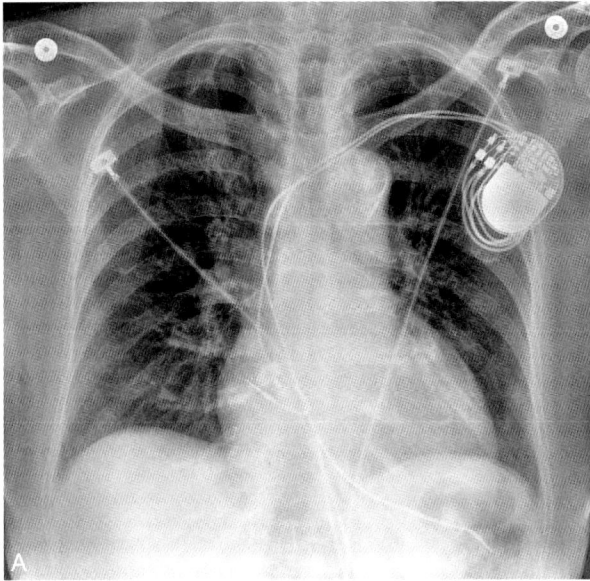

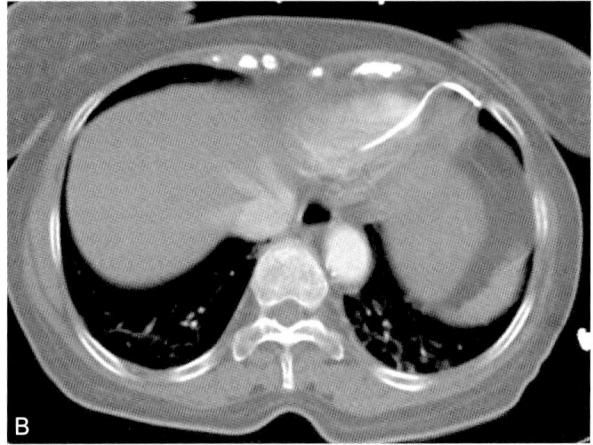

【病史】 79 岁女性，起搏器功能障碍。

1. 导致起搏器功能障碍的原因有哪些？（多选）

　A. 导线断裂

　B. 导线与发生器断开

　C. 导线移动

　D. 导线穿孔

2. 最可能的诊断是什么？

　A. 导线断裂

　B. 导线与发生器断开

　C. 导线移动

　D. 导线穿孔

3. 中线左侧的导线位于哪里？

　A. 右心室

　B. 冠状窦

　C. 左心室

　D. 心外

4. 中线右侧的导线位于哪里？

　A. 右心房

　B. 右心室

　C. 左心房

　D. 上腔静脉

病例 49

起搏器导线穿孔

1.A，B，C 和 D
2.D
3.D
4.A

【参考文献】

Aguilera AL，Volokhina YV，Fisher KL. Radiography of cardiac conduction devices：a comprehensive review. Radiographics，2011，31（6）:1669-1682.

【解析】

1. 起搏器的正常外观　心脏起搏器用于传导障碍患者。起搏器类型包括单腔起搏器（起搏右心室或右心房），双腔起搏器（起搏右心房和右心室）和双心室起搏器（起搏右心房、右心室及左心室）。双心室起搏器亦称为心脏再同步化治疗（CRT）。患者常有结合起搏器及置入型心律转复除颤器（ICDs）。ICD 用于潜在致命性心律失常的心室除颤，并且通过厚的不透射线的冲击线圈与起搏器导线相区别。

2. 起搏器的并发症　起搏器安置的急性并发症包括气胸、血胸、继发于导线放置不当引起的心律失常、心肌穿孔。在长期起搏器安置的情况下，并发症包括导线与发生器断开，导线断裂，导线移位和导线穿孔。起搏器旋转综合征是导线移位的独特形式，是由患者有意或无意旋转皮下组织的发生器引起的。可以通过 X 线胸片上观察导线是否移位伴发生器周围导线卷曲来识别。

3. 影像检查结果及诊断标准　X 线胸片可用来识别导线断裂、移位和穿孔（图 A）。当需要更多信息时，可采用 CT 扫描检查（图 B）。

二、提 高 篇

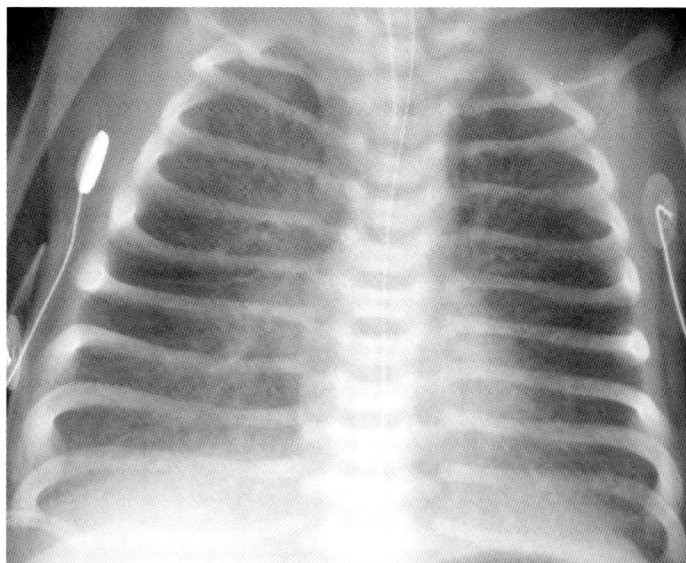

【**病史**】 1d 龄新生儿，呼吸急促。

1. 婴儿肺水肿需考虑的鉴别诊断有哪些？（多选）
   A. 法洛四联症
   B. 主动脉缩窄
   C. 动脉瘤样畸形
   D. 完全性肺静脉异位连接（TAPVC）

2. X 线胸片上可见的检查结果是什么？
   A. 心脏肥大
   B. 肺水肿
   C. 胸腔积液
   D. 右主动脉弓

3. 此患者最可能的诊断是什么？
   A. 法洛四联症
   B. 主动脉缩窄
   C. 动脉瘤样畸形
   D. 完全性肺静脉异位连接

4. TAPVC 的哪一种类型最可能在 X 线胸片上表现为"雪人心"形？
   A. 心上型
   B. 心型
   C. 心下型
   D. 混合型

病例 50

完全性肺静脉异位连接 III 型（膈膜下连接）

1. B，C 和 D
2. B
3. D
4. A

【参考文献】

[1] Dillman JR, Yarram SG, Hernandez RJ.Imaging of pulmonary venous developmental anomalies, AJR Am J Roentgenol, 2009, 192（5）:1272-1285.

[2] Higgins CB.Radiography of congenital heart disease. In Webb WR, Higgins CB.Thoracic imaging：Pulmonary and cardiovascular radiology.ed 2.Philadelphia：Lippincott Williams & Wilkins, 2010.

【交叉引用】

Cardiac Imaging：The REQUISITES, ed 3, pp 328-330.

【解析】

1. 完全性肺静脉异位连接的类型　在此异常中，所有的肺静脉均引流入体循环静脉或者直接流入右心房。在心上型（I 型）中，扩大的纵隔静脉导致"雪人心"外观。在心型（II 型）中，肺静脉流向冠状窦或右心房。在心下型（III 型）中，肺静脉与肝门静脉、肝静脉或静脉导管相连接。肺静脉在通过食管裂孔时静脉血流受阻，导致肺部充血水肿，不伴心脏扩大。

2. 放射学表现　X 线胸片典型表现为分流型血管分布。在完全性肺静脉异位连接 III 型（膈膜下连接）中，X 线胸片显示肺水肿，心脏大小正常（如图）。

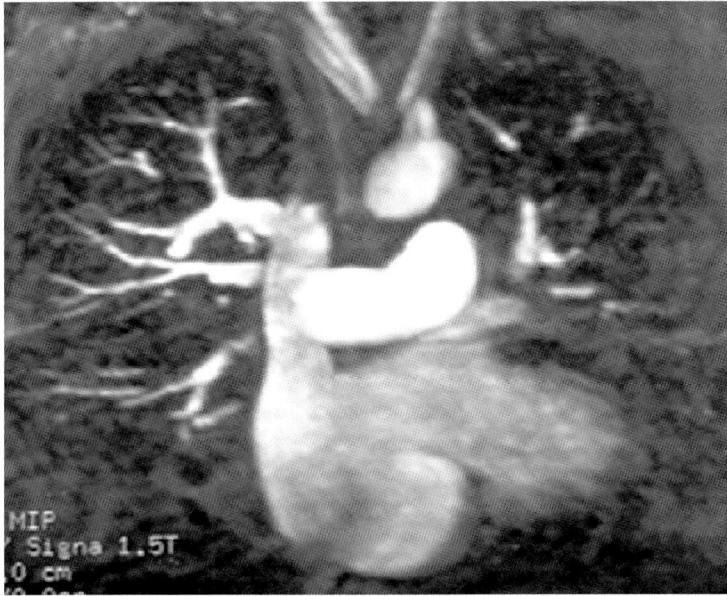

【病史】 某患者表现为肺动脉高压。

1. 什么分流可以导致肺动脉高压?（多选）

　A. 房间隔缺损（ASD）

　B. 室间隔缺损（VSD）

　C. 动脉导管未闭（PDA）

　D. 部分性肺静脉异位连接（PAPVC）

2. 该图片最可能的诊断是什么?

　A. ASD

　B. VSD

　C. PDA

　D. PAPVC

3. 常与此异常相关联的是下列哪一项病变?

　A. VSD

　B. ASD

　C. PDA

　D. 永存动脉干

4. 下列哪一项病变与 PAPVC 在生理学方面最相似?

　A. VSD

　B. ASD

　C. PDA

　D. 主肺动脉窗（间隔缺损）

病例 51

部分性肺静脉异位连接（PAPVC）

1.A，B，C 和 D

2.D

3.B

4.B

【参考文献】

Reddy GP，Higgins CB.Magnetic resonance imaging of congenital heart disease：evaluation of morphology and function.Semin Roentgenol,2003,38（4）:342-351.

【交叉引用】

Cardiac Imaging：The REQUISITES，ed 3，pp 330-335.

【解析】

1.生理与伴发异常　根据分流的严重程度，PAPVC 患者可能没有症状，也可能有呼吸困难，心脏杂音和运动耐量降低；或者有肺动脉高压。因为是心房水平的分流，所以 PAPVC 在生理方面与 ASD 相似。PAPVC 与其他先天性异常相关联，最常见的为静脉窦型 ASD，在左心房与上腔静脉间存在连接，如同腔静脉进入右心房一样。

2.影像表现　采用药物还是手术治疗，取决于异常肺静脉的数量及位置、ASD 或其他先天性异常的存在与否。钆增强磁共振血管造影（MRA）可以准确描绘 PAPVC 患者异常肺静脉的存在、位置及大小（如图）。MRI 的优势超过 CT 且血管造影没有电离辐射或者采用碘对比剂。

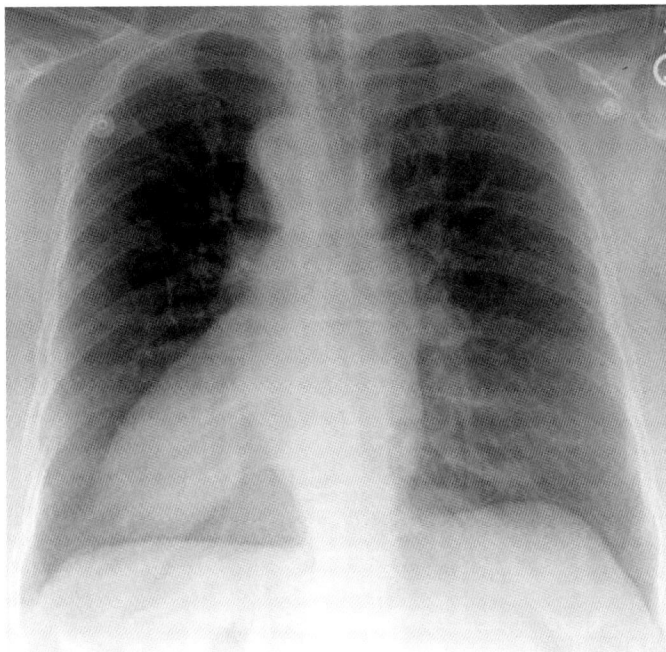

【病史】 无

1. 检查结果有哪些？（多选）

    A. 右位心

    B. 右主动脉弓

    C. 肝在右侧

    D. 胃在左侧

2. 最可能的诊断是什么？

    A. 内脏正位伴左位心

    B. 内脏正位伴右位心

    C. 内脏转位伴左位心

    D. 内脏转位伴右位心

3. 下列哪一项大气道病变与此异常相关？

    A. 囊性纤维化

    B. 气管支气管扩大

    C. 不动纤毛综合征

    D. 变应性支气管肺曲霉菌病

4. 全内脏转位患者患先天性心脏病的比例是多少？

    A. 1% ~ 2%

    B. 5% ~ 10%

    C. 40% ~ 50%

    D. 90% ~ 95%

病例 52

内脏转位与右位心

1.A 和 B
2.D
3.C
4.B

【参考文献】

Spoon JM.Situs inversus totalis.Neonatal Netw，2001，20（1）:59-63.

【交叉引用】

Cardiac Imaging：The REQUISITES，ed 3，p 302.

【解析】

1. 临床信息与相关异常　大多数全内脏转位患者在没有干预的情况下可以生存至成年。且与卡塔格内综合征（不动纤毛综合征）相关，患者表现为支气管扩张、鼻窦炎和不孕症。只有 5% ~ 10% 的患者有先天性心脏损害。内脏对称位（内脏异位）或者内脏正位伴右位心，这两种情况与复杂的先天性心脏病密切相关。内脏对称位或内脏异位有两个重要类型：无脾系列征（无脾综合征）和多脾系列征（多脾综合征）。无脾综合征患者通常早期就表现为发绀和复杂性先天性心脏病（如大动脉转位、右心室双出口和共同房室瓣）。多脾综合征患者在晚年出现程度较轻的先天性心脏病（如 ASD、PAPVC）。

2. 影像表现　影像表现通常是简单明确的。X 线胸片显示心尖位于右侧和腹腔脏器逆位（如图）。对于一个完整的诊断，可以使用 CT、MRI 或血管荧光电影照相术来确定左侧下腔静脉进入解剖学上的右心房和左侧肝。右位心需要与右旋心相鉴别。右旋心是简单地移向右侧，心尖及胃泡仍然朝向左侧。导致右旋心的原因包括弯刀综合征或左侧肿块如先天性膈疝。

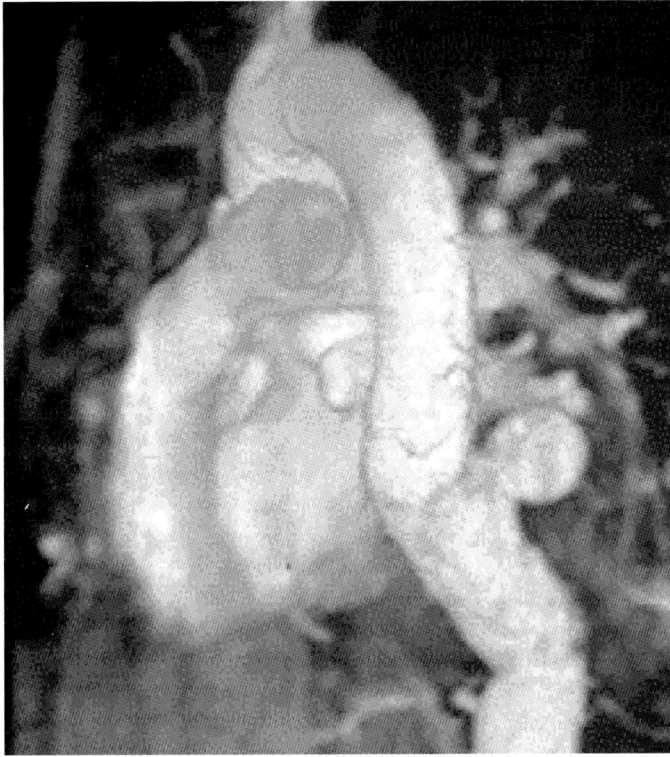

【病史】 患者有胸痛表现。

1. 导致这种异常的潜在病因有哪些？（多选）

　　A. 马方综合征

　　B. 动脉粥样硬化

　　C. 感染

　　D. 创伤

2. 主动脉哪一部分最不正常？

　　A. 升主动脉

　　B. 主动脉弓

　　C. 降主动脉

　　D. 腹主动脉

3. 最可能的诊断是怎么？

　　A. 真性动脉瘤

　　B. 假性动脉瘤

　　C. 主动脉憩室

　　D. 壁内血肿

4. 显示的图像是什么类型的？

　　A. 容积再现（图像重组）

　　B. 曲面多维重建

　　C. 最大密度投影

　　D. 最小密度投影

病例 53

真菌性假性动脉瘤

1.B，C 和 D
2.C
3.B
4.A

【参考文献】

Reddy GP，Gunn M，Mitsumori LM，et al.Multislice CT and MRI of the thoracic aorta.In Webb WR，Higgins CB.Thoracic imaging：pulmonary and cardiovascular radiology.ed 2.Philadelphia：Lippincott Williams & Wilkins，2010.

【交叉引用】

Cardiac Imaging：The REQUISITES，ed 3，pp 377-379.

【解析】

1.病因和病理　主动脉假性动脉瘤的病因包括动脉粥样硬化（穿透性主动脉溃疡）、感染、创伤（减速性损伤——尽管该位置不常见）和医源性损伤。假性动脉瘤以血管壁的一层或多层破裂为特征，然而真性动脉瘤有完整的血管壁。

2.真性和假性动脉瘤　真性主动脉瘤，主动脉壁三层均是完整的。与此相反，假性动脉瘤是由于主动脉壁一层或多层局部破裂引起的，可能被动脉外膜包裹，外周有纤维组织。

3.影像表现　CT 和 MRI 是评估胸主动脉瘤的最佳检查方法。动脉壁的破裂难以在影像上识别。然而，大多数观察者根据下面的经验来判断真假动脉瘤：颈部开口相对狭小（＜50%的动脉瘤直径）提示假性动脉瘤（如图），颈部开口较宽提示真性动脉瘤。

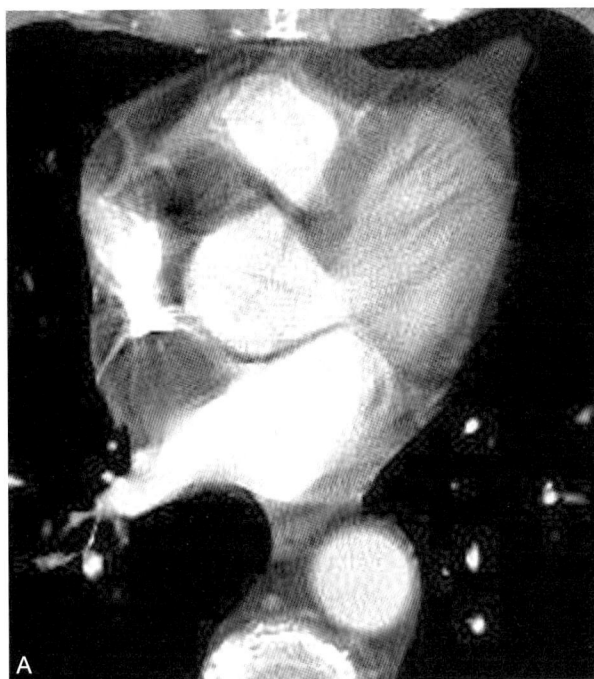

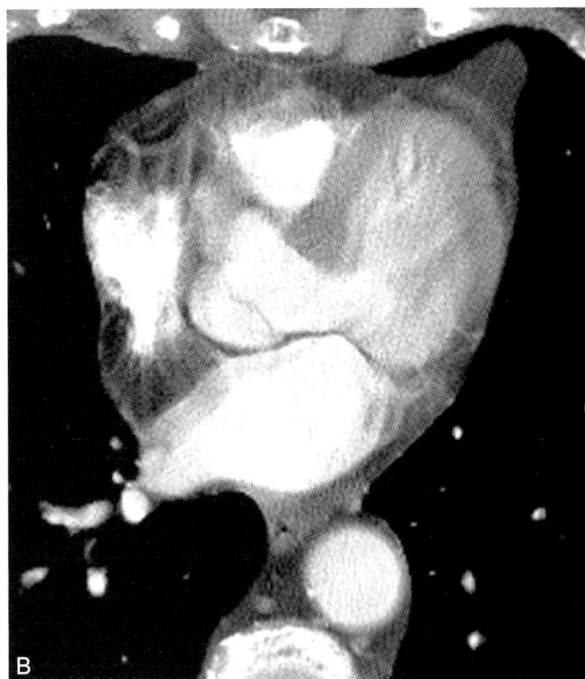

【病史】 肺癌患者，PET/CT 扫描可见一富含氟脱氧葡萄糖肿块。

1. 哪一个心腔与肿块最接近？（多选）

    A. 左心房

    B. 左心室

    C. 右心房

    D. 右心室

2. 肿块位于哪里？

    A. 左心房

    B. 右心房

    C. 房间隔

    D. 主动脉根

3. 最可能的诊断是什么？

    A. 脂肪瘤

    B. 脂肪性肥大

    C. 心包囊肿

    D. 转移瘤

4. 为什么肿块会富含氟脱氧葡萄糖（PDG）？

    A. 肿块为转移瘤

    B. 肿块为血管肉瘤

    C. 肿块由棕色脂肪构成

    D. PET 与 CT 成像没有正确匹配

病例 55

主动脉壁内血肿，Stanford A 型

1.B，C 和 D
2.C
3.A
4.A

【参考文献】

[1] Chin AS, Fleischmann D.State-of-the-art computed tomography angiography of acute aortic syndrome. Semin Ultrasound CT MR，2012，33（3）:222-234.

[2] Reddy GP, Gunn M, Mitsumori LM, et al. Multislice CT and MRI of the thoracic aorta.In Webb WR，Higgins CB.Thoracic imaging:pulmonary and cardiovascular radiology.ed 2.Philadelphia：Lippincott Williams & Wilkins，2010.

【交叉引用】

Cardiac Imaging：The REQUISITES，ed 3，p 411.

【解析】

1. 急性主动脉综合征　当出现高血压和胸痛并放射至背部时应怀疑急性主动脉综合征的存在。急性主动脉综合征可以由主动脉夹层、壁内血肿和穿透性主动脉溃疡引起。

2. 病因与治疗　壁内血肿最常见的原因为供应主动脉壁的血管滋养管破裂。破裂的血管血液进入主动脉壁，致内膜撕裂和动脉壁的分离，即典型的动脉夹层。如果内膜没有破裂，则壁内血肿持续存在。壁内血肿可能仍然局部化，或者沿着动脉壁向前或向后延伸，或者较为罕见的，从动脉外膜破裂。壁内血肿可认为是夹层的一种类型，且治疗与 Frank 夹层相似。Stanford B 型壁内血肿（未累及升主动脉）通常使用药物治疗。A 型壁内血肿（累及升主动脉）传统治疗方案为手术治疗。近些年来，一些外科医生对 A 型壁内血肿开始尝试非手术治疗，包括抗高血压药物治疗和密切观察。如果患者出现心包出血、主动脉瓣反流或者壁内血肿延伸至冠状动脉或主动脉弓，则这些患者需要外科手术治疗。

3. 影像表现　非增强 CT 扫描显示特征性主动脉壁增厚、呈高密度,提示壁内血肿(图 A)。增强 CT 扫描显示主动脉壁增厚，但异常高密度影难以识别(图 B)。在 MRI 黑血序列成像上，信号强度为中或高信号。在主动脉夹层患者中仅仅依靠钆增强磁共振血管造影（MRA）是有风险的，因为在此序列上壁内血肿可被漏诊。

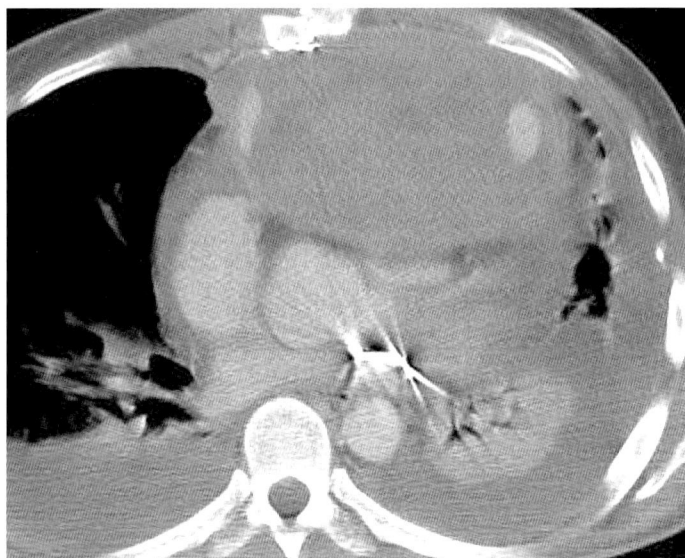

【病史】 患者有胸痛表现。

1. 需考虑的鉴别诊断有哪些？ （多选）

   A. 囊肿

   B. 淋巴瘤

   C. 转移瘤

   D. 血肿

2. 肿块最可能的位置在哪里？

   A. 心包

   B. 心肌

   C. 右心室

   D. 左心室

3. 最可能的诊断是什么？

   A. 囊肿

   B. 淋巴瘤

   C. 转移瘤

   D. 血肿

4. 哪一个心腔受压最严重？

   A. 左心房

   B. 左心室

   C. 右心房

   D. 右心室

病例 56

心包血肿

1.C 和 D
2.A
3.D
4.D

【参考文献】

Wang ZJ, Reddy GP, Gotway MB, et al.CT and MR imaging of pericardial disease, Radiographics, 2003, 23 (Spec No) :S167-S180.

【交叉引用】

Cardiac Imaging : The REQUISITES, ed 3, pp 265, 270.

【解析】

1.病因和生理 心包血肿可源于创伤（医源性或其他）、心肌梗死、主动脉夹层、肿瘤或心包炎。当血肿太大，压迫心腔，导致血流动力学改变时，则必须采取措施减少血肿以缓解压迫症状。

2.鉴别诊断 对于心包肿块的鉴别诊断包括心包囊肿、肿瘤（转移性或原发性）和血肿。

（1）心包囊肿在 CT 成像上表现为液性密度影，在 T_2 加权成像上表现为高信号。注射对比剂不会强化。少见情况下，若心包囊肿内含蛋白液，在 CT 上可表现为高密度或者 T_1 加权成像上呈高信号。

（2）心包原发性和转移性肿瘤导致心包积血和心包结节或肿块。不同于心包囊肿和血肿，肿瘤在注射对比剂后强化。大多数心包肿瘤继发于肺癌、乳腺癌、淋巴瘤、黑色素瘤血液播散或者直接浸润。原发性心包肿瘤较罕见，间皮瘤是最常见的类型。其他原发性心包肿瘤包括淋巴瘤和畸胎瘤。

（3）心包血肿在 CT 上特征性表现为高密度或不均匀密度影（如图）。慢性血肿可能会有钙化。MRI 有助于诊断心包血肿，由于血液的降解，MRI 显示典型的高 T_1 和高 T_2 信号。血肿在注射对比剂后不强化。

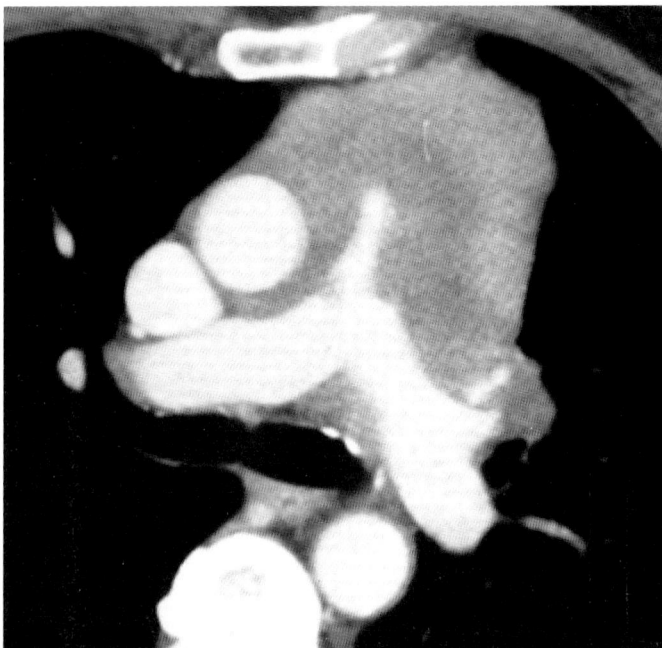

【病史】 患者有呼吸急促表现。

1. 需考虑的鉴别诊断有哪些？（多选）

   A. 乳腺癌转移

   B. 肺癌转移

   C. 黑色素瘤转移

   D. 淋巴瘤

2. 哪一个结构受压最严重？

   A. 肺动脉

   B. 主动脉

   C. 支气管

   D. 上腔静脉

3. 最可能的诊断是什么？

   A. 继发性肿瘤

   B. 原发性良性肿瘤

   C. 原发性恶性肿瘤

   D. 血肿

4. 肿块最可能的位置在哪里？

   A. 肺动脉

   B. 前纵隔

   C. 心肌

   D. 心包

病例 57

心包淋巴瘤

1. A，B，C 和 D
2. A
3. A
4. D

【参考文献】

Yared K，Baggish AL，Picard MH，et al. Multimodality imaging of pericardial diseases，JACC Cardiovasc Imaging，2010，3（6）:650-660.

【交叉引用】

Cardiac Imaging：The REQUISITES，ed 3，pp 102-104.

【解析】

1. 放射学特点 大多数心包肿瘤是继发于肺癌、乳腺癌、淋巴瘤、黑色素瘤的直接浸润或血液播散。检查结果提示心包恶性肿瘤的征象包括强化的心包结节或肿块和心包积血。原发性心包肿瘤罕见，间皮瘤是最常见的类型。其他原发性心包肿瘤包括淋巴瘤和畸胎瘤。

2. 原发性心脏淋巴瘤 原发性心包淋巴瘤与获得性免疫缺陷综合征（AIDS）相关且通常是非霍奇金淋巴瘤。通过定义可知，淋巴瘤位于心脏或心包，无全身性疾病的证据。临床症状包括快速进展的心力衰竭、心律失常、心脏压塞、上腔静脉综合征和胸痛。胸腔积液，包括血性积液，也常会出现。原发性心脏淋巴瘤的预后差，许多患者是通过尸检诊断出来的。治疗措施包括化疗和肿瘤细胞减灭术，以暂时性控制症状。

3. 影像表现 CT检查常用来辅助诊断，但MRI检查在明确病变范围方面特别有用。淋巴瘤典型表现是沿着心脏轮廓浸润（如图）。CT和MRI检查均会在静脉使用对比剂后出现不均匀强化。横断层面成像在评估疾病对治疗的反应效果方面扮演着重要的角色。

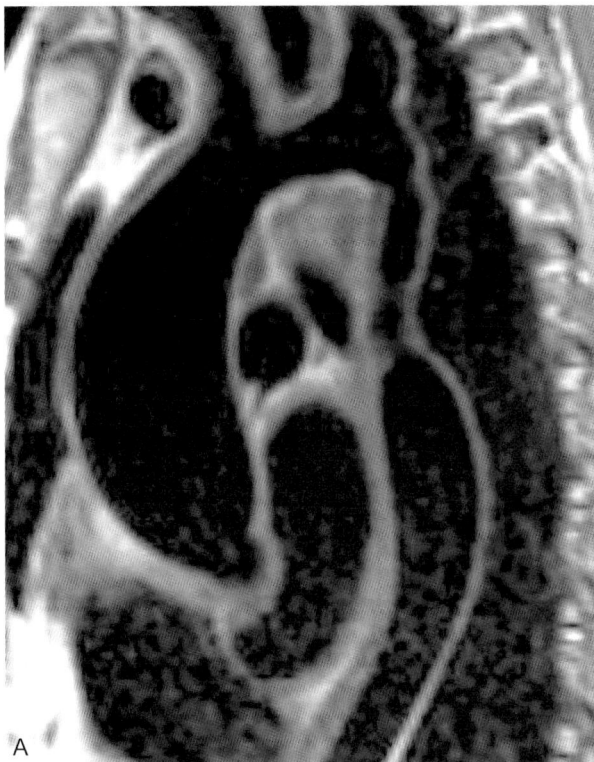

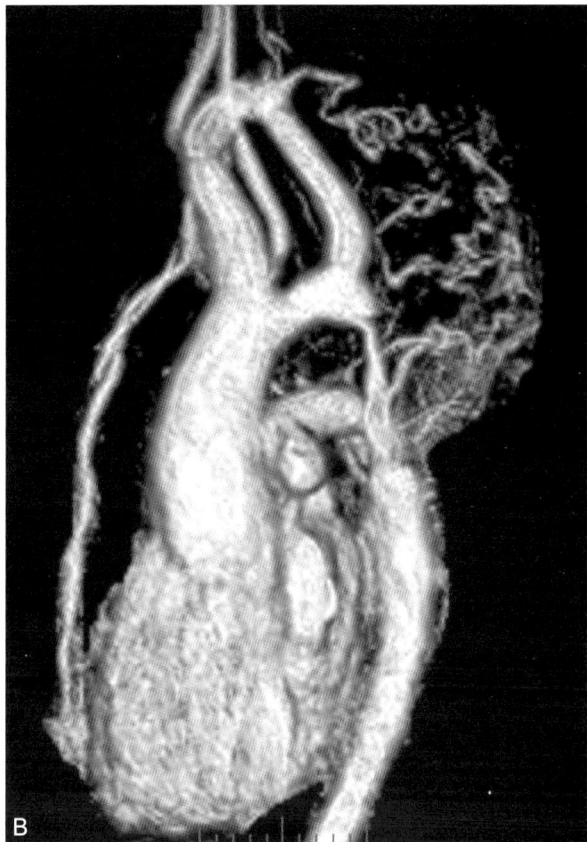

【病史】 高血压患者。

1. 需考虑鉴别诊断的有哪些？（多选）

　　A. 主动脉缩窄

　　B. 川崎病

　　C. 巨细胞动脉炎

　　D. 大动脉炎

2. 主动脉的哪一部分有狭窄？

　　A. 升主动脉

　　B. 主动脉弓

　　C. 降主动脉

　　D. 腹主动脉

3. 最可能的诊断是什么？

　　A. 主动脉缩窄

　　B. 川崎病

　　C. 巨细胞动脉炎

　　D. 大动脉炎

4. 下列哪一项 MRI 序列可以用来量化侧支循环？

　　A. 对比剂增强磁共振血管造影（MRA）

　　B. 稳态自由进动成像（SSFP）

　　C. 速度编码电影相位对比

　　D. 延迟钆增强反转恢复

病例 58

大动脉炎——长节段性缩窄

1. A，C 和 D
2. C
3. D
4. C

【参考文献】

[1] Gotway MB, Araoz PA, Macedo TA, et al.Imaging findings in Takayasu.s arteritis.AJR Am J Roentgenol, 2005，184（6）:1945-1950.

[2] Hom JJ, Ordovas K, Reddy GP.Velocity-encoded cine MR imaging in aortic coarctation : functional assessment of hemodynamic events.Radiographics, 2008，28（2）:407-416.

[3] Reddy GP, Gunn M, Mitsumori LM, et al.Multislice CT and MRI of the thoracic aorta. In Webb WR, Higgins CB, editors : Thoracic imaging : pulmonary and cardiovascular radiology. ed 2.Philadelphia : Lippincott Williams & Wilkins, 2010.

【交叉引用】

Cardiac Imaging : The REQUISITES, ed 3, pp 393-394.

【解析】

1. 临床特点　先天性主动脉缩窄部位较局限且位于主动脉弓区。长节段性缩窄可能是获得性的，其中大动脉炎就是一个重要的原因。大动脉炎（无脉病或马尔托雷利综合征）是一种特发性疾病，以主动脉和（或）主动脉弓壁增厚伴主动脉及其分支狭窄为特征。其他动脉，如肺动脉，亦有可能累及。患者通常在疾病的活动期有非特异性的全身性症状。在动脉硬化期，开始出现血管功能不全的症状，包括腹部绞痛和间歇性跛行。高血压常见。两类主要大血管动脉炎包括大动脉炎和巨细胞动脉炎，通过临床特征可以鉴别。大动脉炎最常见于 10～40 岁女性患者，然而巨细胞动脉炎常发生于 50 岁以上患者。通常选择高剂量糖皮质激素治疗。

2. 影像表现　在大动脉炎患者中，MRI 和 CT 可以显示主动脉及其分支狭窄、闭塞或扩张病变，或者 3 种病变均同时出现。在 MRI 成像上，当疾病处于活动期时表现为血管壁增厚和增强。主动脉壁厚度大于 3mm 提议作为早期大动脉炎的标志。在动脉硬化阶段，MRI 检查可以显示狭窄区域（图 A 和图 B），CT 检查可以显示同心的主动脉壁钙化。速度编码电影相位对比 MRI 成像可以用来测量侧支循环。PET 有助于监测大血管炎患者的疾病反应。降低的 FDG 活动度认为是对治疗的良好反应，可能在主动脉壁厚度降低的解剖显像前就可出现。

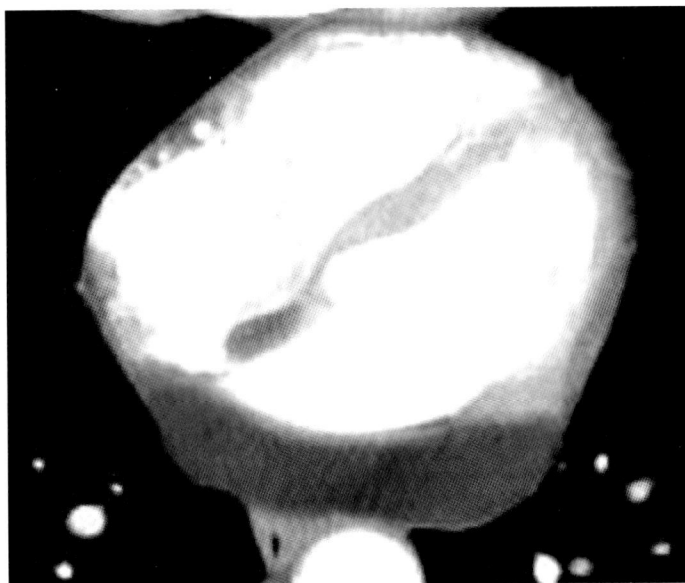

【病史】 某患者有腹膜后脂肪肉瘤。

1. 需考虑的鉴别诊断有哪些？（多选）

A. 囊肿

B. 脂肪瘤

C. 转移瘤

D. 血肿

2. 肿块的位置最可能是在哪里？

A. 心包

B. 心肌

C. 左心房

D. 右心房

3. 最可能的诊断是什么？

A. 囊肿

B. 脂肪瘤

C. 转移瘤

D. 血肿

4. 最佳治疗方法是什么？

A. 无须治疗

B. 化疗

C. 放疗

D. 外科手术

病例 60

心包囊肿

1. B，C 和 D
2. B
3. A
4. A

【参考文献】

[1] Kim JS，Kim HH，Yoon Y.Imaging of pericardial diseases.Clin Radiol，2007，62（7）:626-631.

[2] Wang ZJ，Reddy GP，Gotway MB，et al.CT and MR imaging of pericardial disease.Radiographics，2003，23（Spec No）:S167-S180.

【交叉引用】

Cardiac Imaging : The REQUISITES，ed 3，pp 78-79

【解析】

1.病因与病理　心包囊肿是一种良性发展性病变，由一部分胚胎的心包被夹断或隔离而来。心包囊肿壁薄，内含透亮液体，且边界清楚。最常出现的部位是右心膈角及左心膈角。当心包囊肿出现在纵隔其他部位时，则难以与支气管源性的、食管重复畸形、神经源性或胸腺源性的囊肿相鉴别。心包囊肿通常是均一的，边界清楚。它们经常是简单液体，但也可以含有混合血性或蛋白质成分。

2.影像特点及诊断　在 CT 和 MRI 成像上，心包囊肿呈圆形或卵圆形，且与正常心包相连续。CT 扫描显示一边界清楚的肿块（图 A 和图 B）。若呈液性密度，此种情况下诊断是简单的。如果密度较高，可以采用非增强及增强CT 扫描检查以明确是否会增强（图 A 和图 B）。心包囊肿不会增强，可以与肿瘤相鉴别。MRI可作为选择性检查。在 MRI 成像上，这些病变有典型的信号特征，与身体其他地方发现的单纯囊肿也相符合。在 T_1 加权成像上显示低中度信号肿块（图 B），T_2 加权成像上显示高信号。

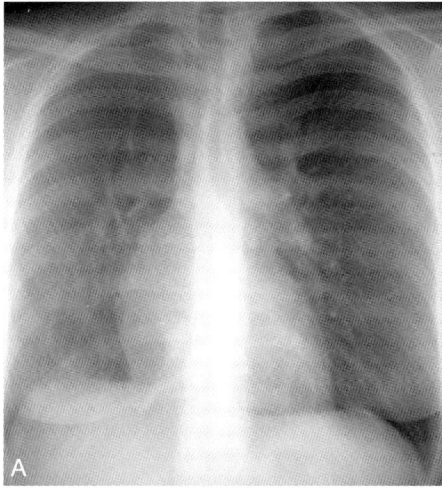

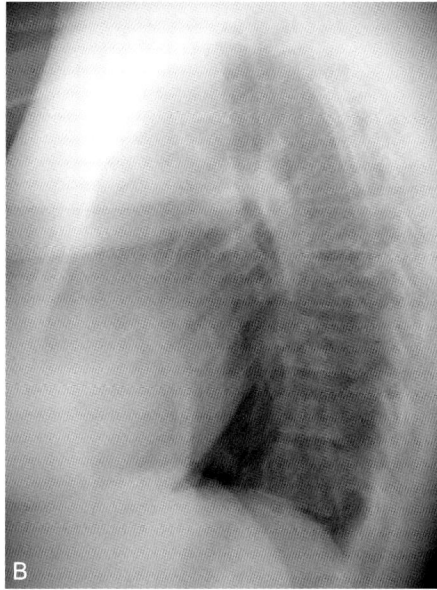

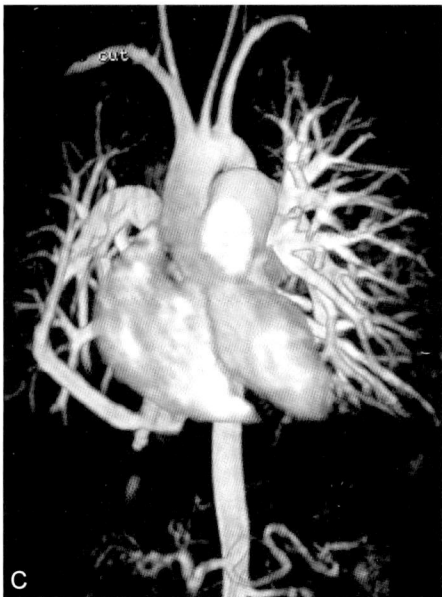

【病史】 患者表现为易疲劳。

1. 此患者可能的病变是什么？（多选）

　　A. 右肺发育不良

　　B. 右肺动脉发育不良

　　C. 右主支气管发育不良

　　D. 右心房发育不良

2. 此种异常最常见的分流病变是什么？

　　A. 房间隔缺损

　　B. 室间隔缺损

　　C. 动脉导管未闭

　　D. 部分性肺静脉异位连接

3. 异常肺静脉引流向哪里？

　　A. 下腔静脉

　　B. 上腔静脉

　　C. 冠状窦

　　D. 门静脉

4. 最可能的诊断是什么？

　　A. 右肺发育不良

　　B. 弯刀综合征

　　C. 完全性肺静脉异位连接

　　D. 右肺动脉近端中断

病例 61

弯刀综合征

1. A，B 和 C
2. D
3. A
4. B

【参考文献】

Biyyam DR，Chapman T，Ferguson MR，et al.Congenital lung abnormalities：embryologic features，prenatal diagnosis，and postnatal radiologic-pathologic correlation.Radiographics，2010，30（6）：1721-1738.

【交叉引用】

Cardiac Imaging：The REQUISITES，ed 3，pp 334-336.

【解析】

1. 原发性异常　弯刀综合征，亦称之为肺发育不良综合征或先天性肺静脉叶综合征，是一种复杂的异常，有 4 个特征性表现：右肺发育不良、右肺动脉发育不良、体循环动脉供应（来源于腹主动脉）右肺下叶和右肺部分肺静脉异位连接，最常汇入下腔静脉，或者偶尔流向右心房、门静脉、奇静脉或肝静脉。诊断此病不需要 4 种特征性表现均存在。弯刀综合征的命名来源于异常肺静脉，因为其形状像一把弯刀——一把弯曲的土耳其刀。

2. 相关异常　相关检查结果包括右支气管发育不良或其他气管支气管树的异常和心脏异常如房间隔缺损。弯刀综合征中的部分性肺静脉异位连接是心房水平的左向右分流，与房间隔缺损相似。分流的严重程度对临床病程有重要的影响。

3. 影像表现　X 线胸片（图 A 和图 B），超声心动图和血管荧光电影照相术一直被用来辅助诊断。近些年来，MRI 检查已被作为一种非侵入性诊断方法。钆增强 MRA 可以显示异常肺静脉引流，同侧肺动脉发育不良和体循环动脉供应到右肺基底部（图 C）。速度编码电影相位对比 MRI 可以通过量化左向右的分流程度及区别左、右肺动脉血流来评估弯刀综合征患者的心功能。

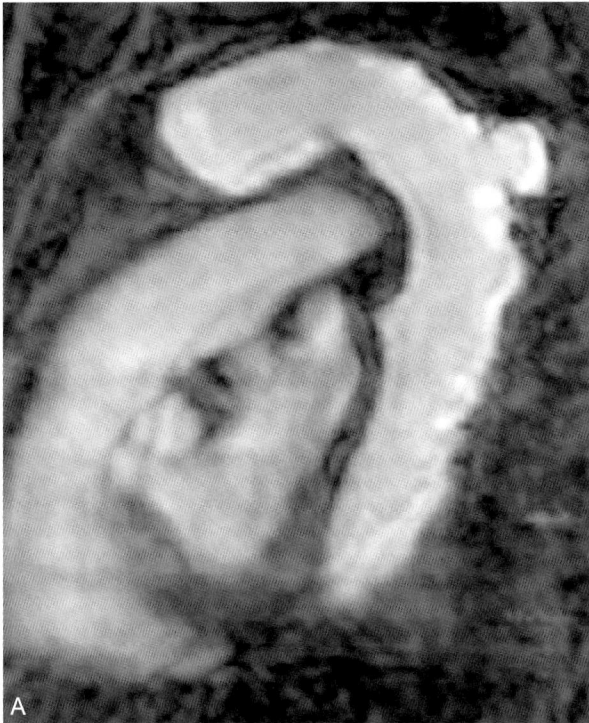

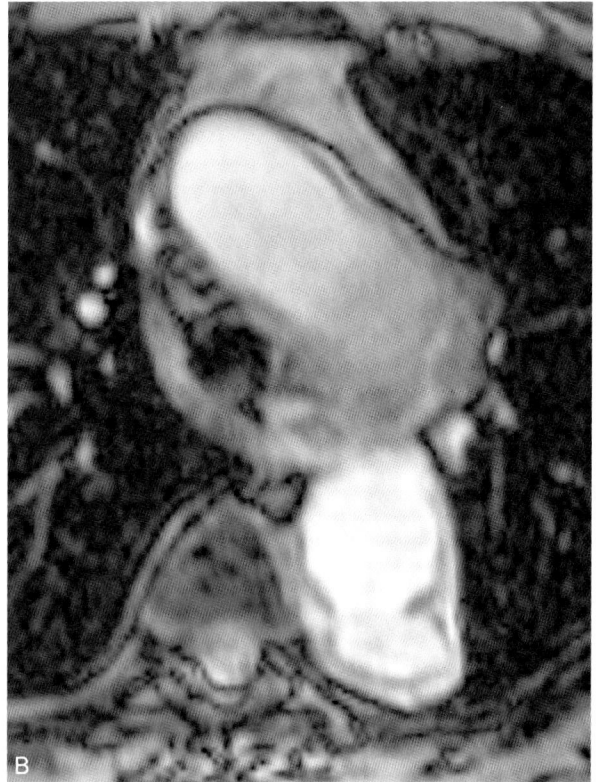

【病史】 患者有胸痛表现。

1. 急性主动脉综合征的原因有哪些？（多选）

    A. 动脉瘤

    B. 夹层

    C. 壁内血肿

    D. 穿透性主动脉溃疡

2. 此患者异常检查结果的最可能原因是什么？

    A. 马方综合征

    B. 夹层

    C. 壁内血肿

    D. 穿透性主动脉溃疡

3. 穿透性主动脉溃疡的原因是什么？

    A. 感染

    B. 创伤

    C. 医源性

    D. 动脉粥样硬化

4. 最佳治疗措施是什么？

    A. 无须治疗

    B. 抗高血压药治疗

    C. 抗凝治疗

    D. 手术

病例 62

假性动脉瘤，继发于穿透性主动脉溃疡

1.B，C 和 D

2.D

3.D

4.D

【参考文献】

Reddy GP，Gunn M，Mitsumori LM，et al.Multislice CT and MRI of the thoracic aorta.In Webb WR，Higgins CB，editors：Thoracic imaging:pulmonary and cardiovascular radiology.ed 2.Philadelphia：Lippincott Williams & Wilkin，2010.

【交叉引用】

Cardiac Imaging：The REQUISITES，ed 3，pp 377-379.

【解析】

1.病因、病理和治疗　主动脉假性动脉瘤可由于动脉粥样硬化穿透性溃疡、感染、创伤（减速伤——尽管这是一个不常见位置）或医源性损伤引起。假性动脉瘤以血管壁的一层或多层破裂为特征，然而真性动脉瘤有完整的血管壁。因为假性动脉瘤以动脉壁的一层或多层破裂为特征，有动脉破裂的危险，所以常需要外科切除治疗。

2.影像表现　CT 和 MRI 检查可以诊断胸主动脉瘤。影像检查难以识别动脉壁的破裂。如果向外突出部分的颈部开口相对狭小（< 50% 的动脉瘤直径），假性动脉瘤的可能性较大（图 A 和图 B），然而颈部开口较大，则可能是真性动脉瘤。

3.急性主动脉综合征　经典的急性主动脉综合征包括 3 个部分：主动脉夹层、壁内血肿和穿透性主动脉溃疡。一些学者提议增加额外 3 种病变：主动脉炎、创伤所致的内膜撕裂和主动脉腔内血栓形成。急性主动脉综合征按 Stanford 系统分型。A 型累及升主动脉并通常需要外科手术或血管内支架移植治疗。B 型不累及升主动脉，通常只需药物治疗，若出现并发症则也需要外科手术治疗。

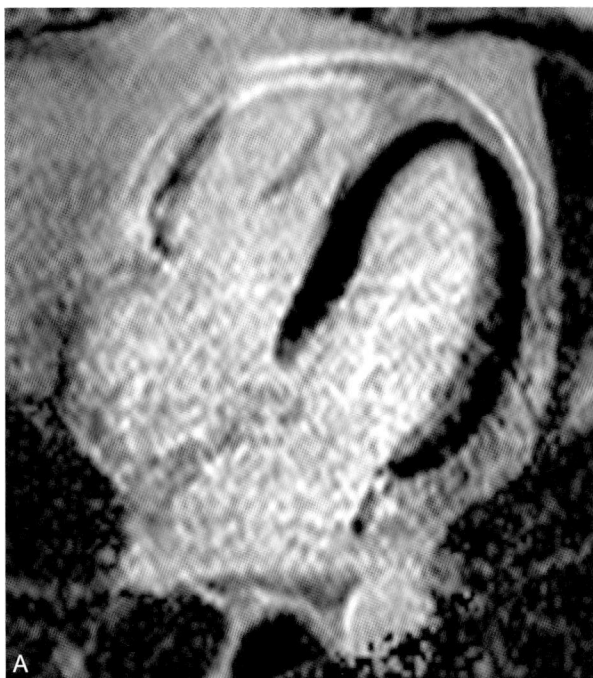

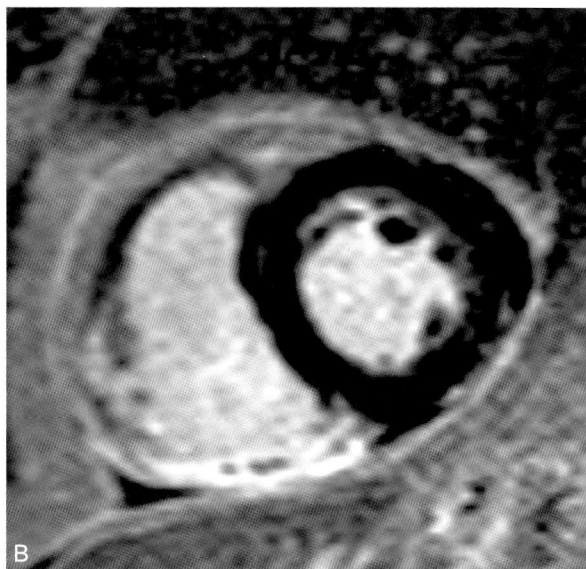

【病史】 无

1. 对于心包增厚需考虑的鉴别诊断有哪些？（多选）

    A. 急性心包炎

    B. 缩窄性心包炎

    C. 慢性心包炎

    D. 心包转移瘤

    E. 充血性心力衰竭

2. 图 A 采用了什么序列和成像平面？

    A. 反转恢复序列延迟钆增强 MRI，短轴面

    B. 反转恢复序列延迟钆增强 MRI，四腔面

    C. 电影稳态自由进动成像（Cine SSFP），短轴面

    D. Cine SSFP，四腔面

3. 下列哪一项是心脏损伤后综合征？

    A. 心肌梗死后综合征

    B. 急性冠脉综合征

    C. 心碎综合征

    D. 左心发育不全综合征

4. 此患者最可能的临床表现是什么？

    A. 45 岁男性患者，有难治性腹水和下肢水肿。在儿童期因霍奇金淋巴瘤接受了大剂量放射治疗。心脏血管造影显示双心室压力相等

    B. 45 岁男性患者，有严重胸骨下胸痛，硝酸甘油不缓解。下壁心电图导联有 ST 段抬高

    C. 45 岁男性患者，心肌梗死后 3 周出现胸膜炎性胸痛，发热和呼吸困难

    D. 45 岁男性患者，最近离婚后有进展性劳力性呼吸困难。超声心动图显示心尖气球样变和射血分数降低

病例 63

心肌梗死后综合征

1.A，B，C 和 D
2.B
3.A
4.C

【参考文献】

Wessman DE，Stafford CM.The postcardiac injury syndrome：case report and review of the literature，South Med J，2006，99（3）:309-314.

【交叉引用】

Cardiac Imaging：The REQUISITES，ed 3，pp 267，272.

【解析】

1.流行病学　心脏损伤后综合征可见于心肌梗死、心脏手术、经皮介入治疗、射频消融和起搏器置入术后。心肌梗死后综合征发生于心肌梗死后数天至数月，认为是心肌损伤后正常心脏组织暴露导致的自身抗体反应。目前，不到 1% 的心肌梗死患者会发生心肌梗死后综合征。发生率降低认为是心肌梗死后早期再灌注和使用抗炎药物的结果。

2.影像检查结果和治疗　先进的影像检查常用于诊断此种情况。最常见的检查结果为心包增厚伴增强（图 A 和图 B）。心肌梗死后综合征其他检查结果包括心包积液和胸腔积液。预后良好，因为患者对非甾体抗压药（NSAIDs）及糖皮质激素反应良好。心脏损伤后综合征可怕的并发症包括心脏旁路移植术后移植物的闭塞和抗凝治疗期间出现出血性心脏压塞。一项小的研究显示 NSAIDs，糖皮质激素和阿司匹林可以将移植物闭塞的风险从 86% 降至 16%。

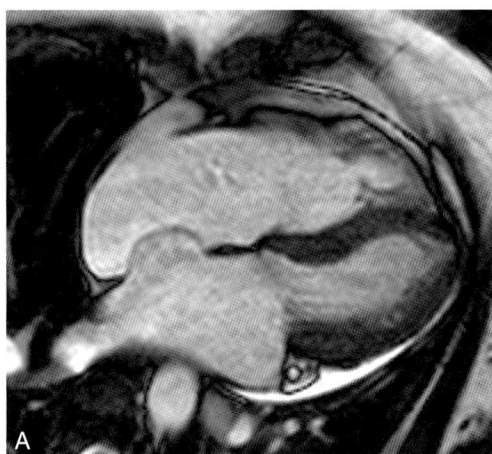

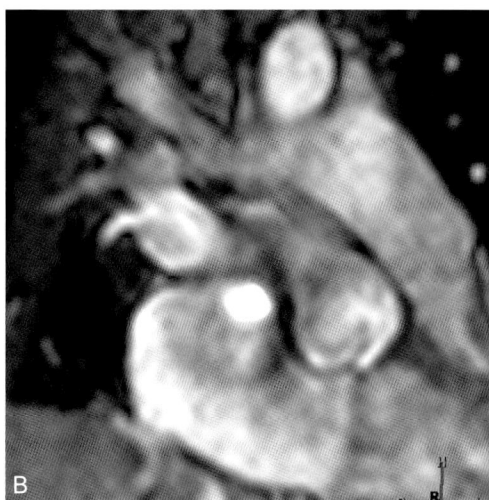

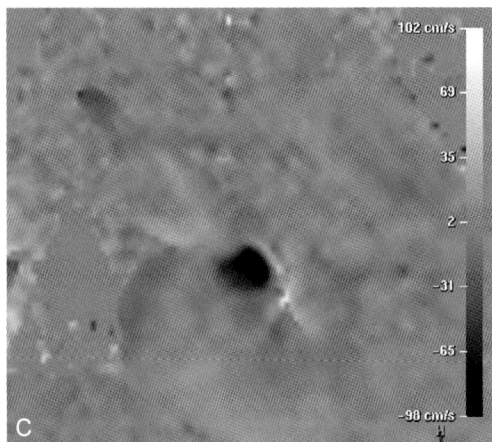

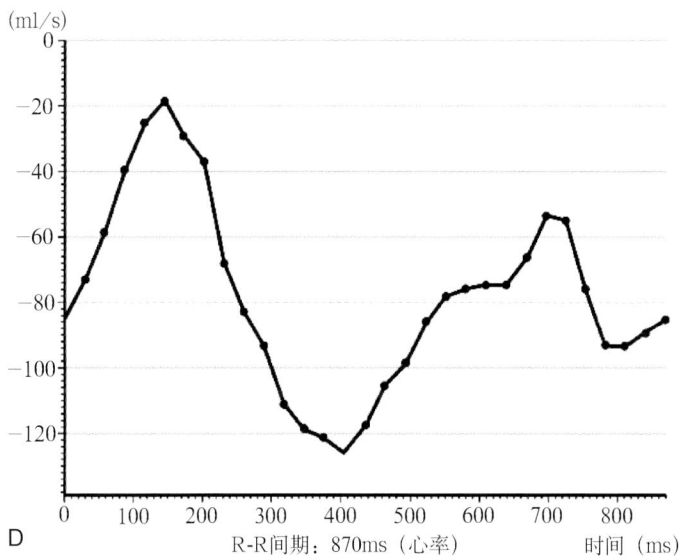

【病史】 51岁女性患者，有心悸表现，经胸超声心动图显示严重右心室扩大。

1. 对于左向右分流需考虑的鉴别诊断有哪些？
（多选）
   A. 房间隔缺损（ASD）
   B. 部分性肺静脉异位连接（PAPVC）
   C. 室间隔缺损（VSD）
   D. 动脉导管未闭（PDA）
   E. 肺静脉纤曲

2. 图B和图C显示的成像序列是什么？
   A. 稳态自由进动成像（SSFP）
   B. 流速编码电影（VEC）相位对比

   C. 双翻转恢复序列
   D. 延迟钆增强显像

3. 此种病变最严重的并发症是什么？
   A. 反常性血栓伴卒中
   B. 二尖瓣反流
   C. 恶性变性
   D. 周围肢体缺血

4. 最可能的诊断是什么？
   A. 心脏肿块
   B. 二尖瓣狭窄
   C. VSD
   D. 房间隔瘤

病例 64

房间隔瘤伴心内分流

1.A，B，C 和 D
2.B
3.A
4.D

【参考文献】

Dodd JD，Aquino SL，Holmvang G，et al.Cardiac septal aneurysm mimicking pseudomass：appearance on ECG-gated cardiac MRI and MDCT.AJR Am J Roentgenol，2007，188（6）:W550-W553.

【解析】

1. 诊断　房间隔瘤不常见，隔膜可以向左心房或右心房膨出（图 A）。必须超出房间隔预期平面 1.0 ～ 1.5cm 或以上，且动脉瘤颈部直径大于 1.5cm 才能考虑为房间隔瘤。瘤内可能会形成血栓，考虑到卵圆孔未闭及室间隔缺损的高发生率，反常性血栓及卒中风险增高。必须注意的是，因为造影剂混合不均，在常规非门控胸部 CT 中血液呈非乳白色，因此必须分清房间隔瘤和心脏肿块。

2. 心脏 MRI　心脏 MRI 检查的额外价值在于可以通过流速编码电影相位对比 MRI 量化分流率（图 B—D）。正如本病例所示，利用相位对比成像，垂直于动脉瘤的平面上可以直接量化分流大小。在其他瓣膜正常的情况下，另外一种量化左向右分流的方法是利用流速编码电影相位对比 MRI 计算肺体循环（Qp/Qs）比率。Qp/Qs 是在肺动脉瓣及主动脉瓣水平以上通过相位对比成像直接计算的。在正常患者，左心室及右心室的流出血液是大致相等的。在分流患者，Qp/Qs ≠ 1，且直接与分流率相关。

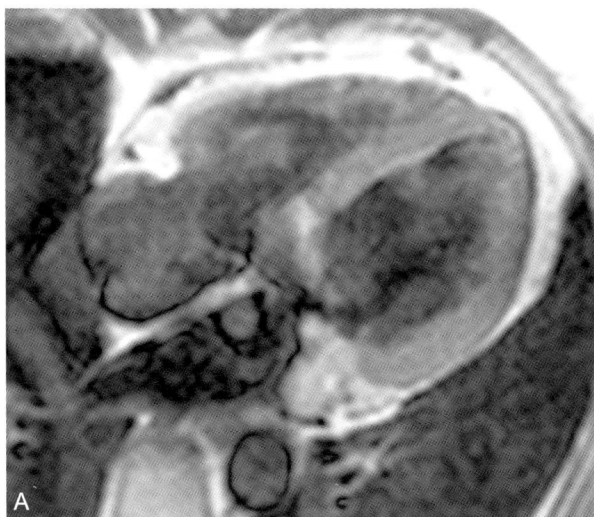

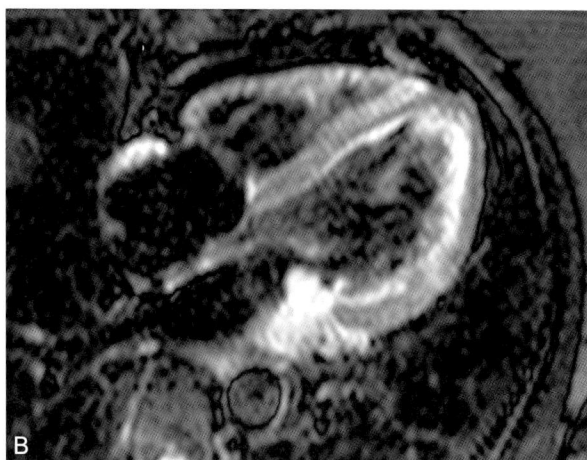

【病史】 患者表现为心律失常。

1. 在非增强成像上，T_1 高信号心脏肿块，需考虑的鉴别诊断有哪些？（多选）

   A. 脂肪瘤

   B. 脂肪性心房中隔肥大症

   C. 肺癌转移

   D. 黏液瘤

   E. 黑色素瘤转移

2. 鉴别含脂肪病变与含黑色素病变的最有价值的方法是什么？

   A. 对比增强 T_1 加权成像

   B. 脂肪抑制 T_1 加权成像

   C. 电影稳态自由进动成像（Cine SSFP）

   D. 流速编码电影（VEC）相位对比

3. 最常见的心脏肿瘤是什么？

   A. 脂肪瘤

   B. 血管肉瘤

   C. 黏液瘤

   D. 转移瘤

4. 此种病变患者最常见的临床表现是什么？

   A. 心律失常

   B. 无症状

   C. 胸痛

   D. 气胸

病例 65

黑色素瘤转移

1.A，B 和 E
2.B
3.D
4.B

【参考文献】

Tesolin M，Lapierre C，Oligny L，et al.Cardiac metastases from melanoma.Radiographics，2005，25（1）:249-253.

【交叉引用】

Cardiac Imaging：The REQUISITES，ed 3，pp 277-278.

【解析】

1.流行病学 心脏转移瘤是最常见的心脏肿瘤。最常来自于肺癌或乳腺癌。然而，黑色素瘤更有可能转移至心脏，超过 50% 的已知黑色素瘤患者有证据显示尸检时发现转移性疾病。黑色素瘤转移很难诊断，因为通常无症状；大多数有症状的患者表现为心律失常。

2.鉴别诊断和治疗 黑色素瘤转移以 T_1 加权成像呈高信号为特征，这是因为黑色素的存在。T_2 成像上表现为高信号，以及在采用对比剂增强后可见增强，这是一个重要特征，可与血栓相鉴别。对于疑似转移性疾病患者可选择 MRI 检查。在一些精选的病案中，对于孤立性黑色素瘤转移灶可采用外科手术治疗。

3.影像表现 轴位 T_1 加权黑血成像（图 A）显示心房左侧壁内轻度高信号、不规则形状肿块。在脂肪抑制 T_2 加权黑血成像上，肿块仍然呈高信号（图 B）。

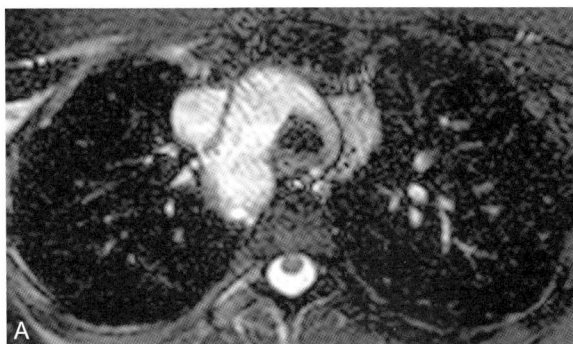

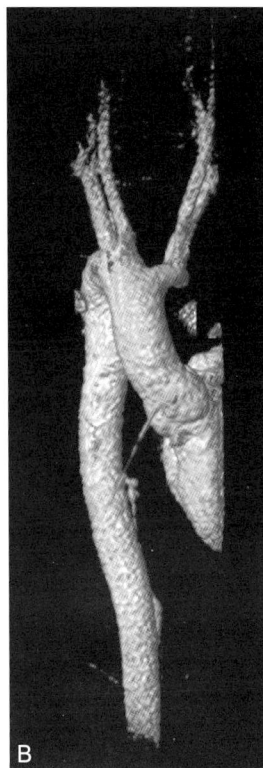

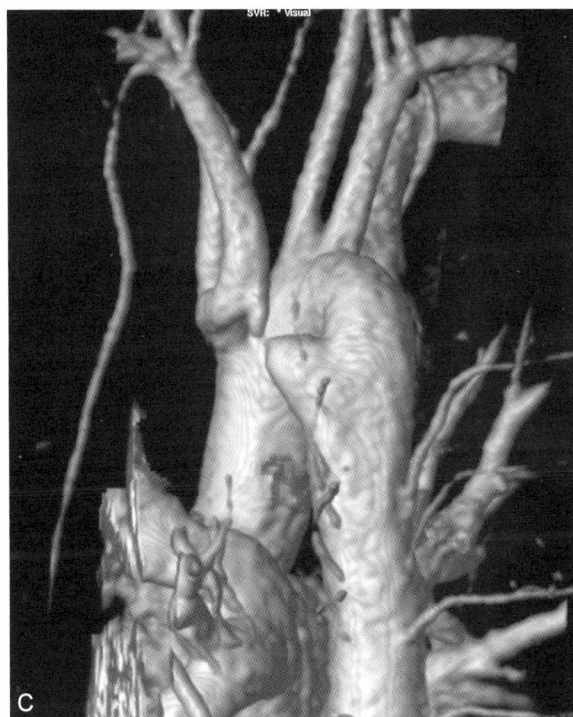

【病史】 无

1. 下列哪些病变属于血管环或血管吊带？（多选）

　　A. 左主动脉弓伴异常右锁骨下动脉

　　B. 右主动脉弓伴异常左锁骨下动脉

　　C. 右主动脉弓伴镜像分支

　　D. 异常左肺动脉

　　E. 双主动脉弓

2. 此病例中的异常是什么？

　　A. 肺动脉勾索

　　B. 右主动脉弓伴镜像分支

　　C. 右主动脉弓伴异常左锁骨下动脉

　　D. 双主动脉弓

3. 此成人患者最可能的临床表现是什么？

　　A. 无症状

　　B. 气喘和呼吸困难

　　C. 咯血

　　D. 吞咽困难

4. 最常见有症状的血管环是什么？

　　A. 双主动脉弓

　　B. 右主动脉弓伴异常左锁骨下动脉

　　C. 左主动脉弓伴异常右锁骨下动脉

　　D. 右主动脉弓伴镜像分支

病例 66

双主动脉弓伴左主动脉弓远端闭锁

1.B，D 和 E
2.D
3.B
4.A

【参考文献】

[1] Kellenberger CJ.Aortic arch malformations.Pediatr Radiol，2010，40（6）:876-884.

[2] Schlesinger AE，Krishnamurthy R，Sena LM，et al.Incomplete double aortic arch with atresia of the distal left arch；distinctive imaging appearance.AJR Am J Roentgenol，2005，184（5）:1634-1639.

【交叉引用】

Cardiac Imaging：The REQUISITES，ed 3，pp 414-418.

【解析】

1. 流行病学和治疗　双主动脉弓是最常见伴有症状的血管环。在大多数病例中，右主动脉弓占优势，比左主动脉弓高且大。双主动脉弓会压迫气管及食管使其变窄，最终导致气管软化伴呼吸困难、气喘症状和吞咽困难。少数情况下，左主动脉弓部分闭锁。闭锁的纤维条索和动脉导管韧带通过连接闭锁的左主动脉弓和胸降主动脉憩室来完成血管环。纤维条索及动脉韧带影像上不可见，必须推测出它们的位置。横断层面成像的目标是判断哪一个主动脉弓占优势，因为这决定着外科治疗的方式。治疗方法是通过同侧胸廓切开术实施小主动脉弓和动脉韧带的外科结扎术。

2. 影像表现　轴位 T$_2$ 加权成像（图 A）显示较大的右主动脉弓和较小的左主动脉弓围绕在上气管的前面及食管的后面。主动脉三维容积再现 MRA（图 B）证实了双主动脉弓及右主动脉弓比左主动脉弓高且大。容积再现后面观（图 C）显示左主动脉弓不完整及与胸降主动脉憩室连接处远端闭锁。

3. 鉴别诊断　不完整的双主动脉弓伴左主动脉弓闭锁，和右主动脉弓伴镜像分支鉴别困难。支持前者诊断的影像表现有起源于右主动脉弓、闭锁的左主动脉弓的对称性双侧颈总动脉及锁骨下动脉和胸降主动脉憩室（本病例中均有表现）。

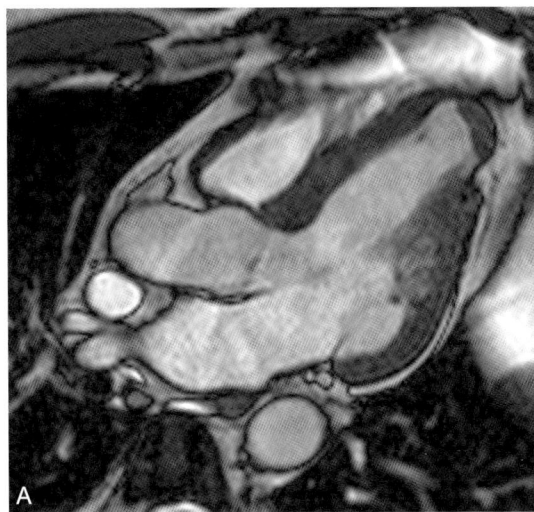

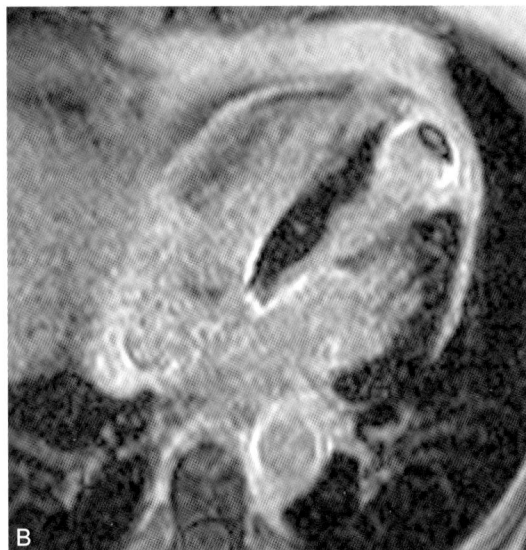

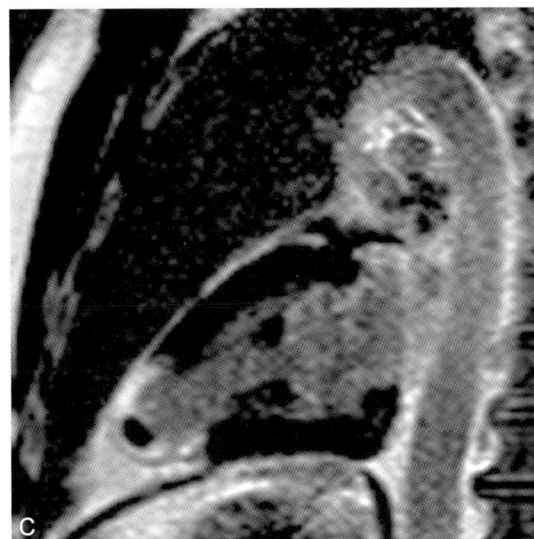

【病史】 某患者超声心动图显示心脏肿块。

1. 根据图 A—C,需考虑的鉴别诊断有哪些?(多选)

   A. 结节病

   B. 左心室梗死伴微血管阻塞

   C. 淀粉样变性

   D. 左心室梗死伴血栓

2. 主要检查结果是什么?

   A. 真性动脉瘤

   B. 肿瘤

   C. 急性心肌梗死

   D. 心肌炎

3. 鉴别真性室壁瘤和假性室壁瘤的最佳影像表现或方法是什么?

   A. 活检

   B. 位置

   C. 血栓

   D. 颈部大小

4. 如果患者有顽固性心律失常,真性室壁瘤该如何治疗?

   A. 无须治疗

   B. 外科切除

   C. 乙醇消融

   D. 药物联合治疗

病例 67

心肌梗死后左室壁瘤内心尖部血栓

1.B 和 D
2.A
3.D
4.B

【参考文献】

Kumbasar B，Wu KC，Kamel IR，et al.Left ventricular true aneurysm:diagnosis of myocardial viability shown on MR imaging.AJR Am J Roentgenol，2002，179（2）:472-474.

【交叉引用】

Cardiac Imaging：The REQUISITES，ed 3，pp 235-237.

【解析】

1. 室壁瘤分类　心肌梗死后可以出现两种类型室壁瘤：真性室壁瘤和假性室壁瘤。真性室壁瘤常位于左心室心尖部或左心室前壁且有较宽的颈部开口。假性室壁瘤常位于左心室下壁或后壁且有较狭窄的颈部开口。假性室壁瘤仅被心包包裹，而真性室壁瘤被梗死心肌及心包包裹。鉴别这两种室壁瘤很重要，因为治疗方法不同。真性室壁瘤并发症发生率小，通常是非手术治疗。假性室壁瘤破裂的风险大，需外科手术治疗。

2. 影像表现　Cine SSFP 左心室流出道平面成像显示左心室心尖部局部膨出，颈部较宽，心肌变薄（图 A）。延迟钆增强四腔面及垂直长轴面成像显示左心室心尖部膨出区外围强化（图 B 和图 C）。邻近心肌厚度正常且没有强化。同时可见一椭圆形的无增强病变，符合血栓表现。

3. 鉴别诊断　除了室壁瘤的部位及颈部开口大小，延迟钆增强成像也有助于鉴别室壁瘤类型。正如本病例所示，真性室壁瘤被梗死心肌包裹，可很容易地通过透壁的延迟钆强化现象识别（图 B 和图 C）。假性室壁瘤没有残余心肌包裹，因为它是一个包裹的心室破裂灶，其瘤壁在钆增强成像上不显示。

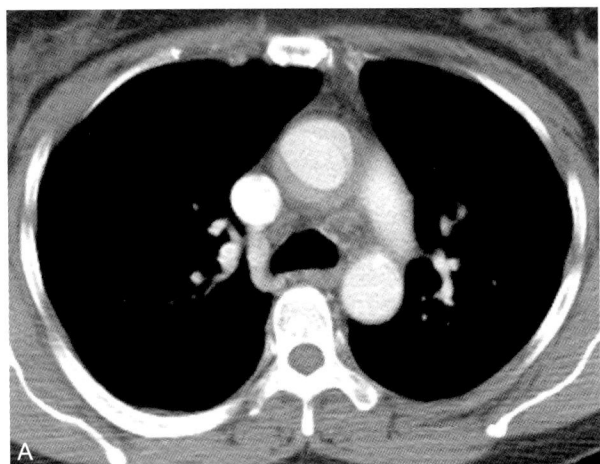

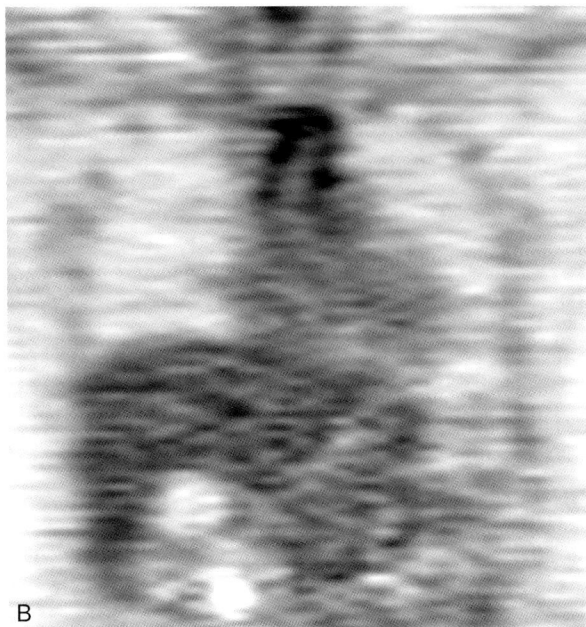

【病史】 *35 岁女性患者，疲劳、体重减轻、手臂乏力和红细胞沉降率增高。*

1. 根据图 B 中氟脱氧葡萄糖（FDG）摄取情况，需考虑的鉴别诊断有哪些？（多选）

    A. 动脉粥样硬化

    B. 大动脉炎

    C. 巨细胞动脉炎

    D. 壁内血肿

2. 图 A 中的检查结果是什么？

    A. 动脉粥样硬化

    B. 主动脉壁增厚

    C. 胸骨骨折

    D. 内膜瓣

3. 此患者最可能的诊断是什么？

    A. 动脉粥样硬化

    B. 巨细胞动脉炎

    C. 大动脉炎

    D. 主动脉夹层

4. 在这个疾病中，PET 的作用是什么？

    A. 监测对治疗的反应

    B. 无作用

    C. 指导外科治疗

    D. 与动脉粥样硬化相鉴别

病例 68

大动脉炎

1.A，B，C 和 D
2.B
3.C
4.A

【参考文献】

James OG，Christensen JD，Wong TZ，et al.Utility of FDG PET/CT in inflammatory cardiovascular disease. Radiographics，2011，31（5）:1271-1286.

【交叉引用】

Cardiac Imaging：The REQUISITES，ed 3，pp 393-394.

【解析】

1. 鉴别诊断　轴位增强 CT 显示升主动脉壁增厚伴强化（图 A）。冠状位 PET 显示升主动脉壁 FDG 活性增加（图 B）。主要鉴别诊断包括动脉粥样硬化和大血管血管炎。两类主要大血管血管炎包括大动脉炎和巨细胞动脉炎。大动脉炎主要发生于 10 ~ 40 岁女性患者，而巨细胞动脉炎常发生于 50 岁以上患者。

2. 监测对治疗的反应　PET 在诊断和监测炎症性动脉炎患者的治疗反应的作用越来越大。当患者出现不明原因发热或非特异性原发性症状时，PET 检查常常是最先提示血管炎。大血管血管炎的特征性表现是累及血管壁外周增加的 FDG 活动度（图 B）。增加的 FDG 活动度代表疾病活动期，在炎症指标升高的情况下，对诊断有一定的敏感性和特异性。PET 同样有助于监测疾病对抗炎药物的反应性。PET 成像显示治疗反应要早于解剖成像。血管壁代谢活性降低与症状缓解和血液炎症指标降低有关。

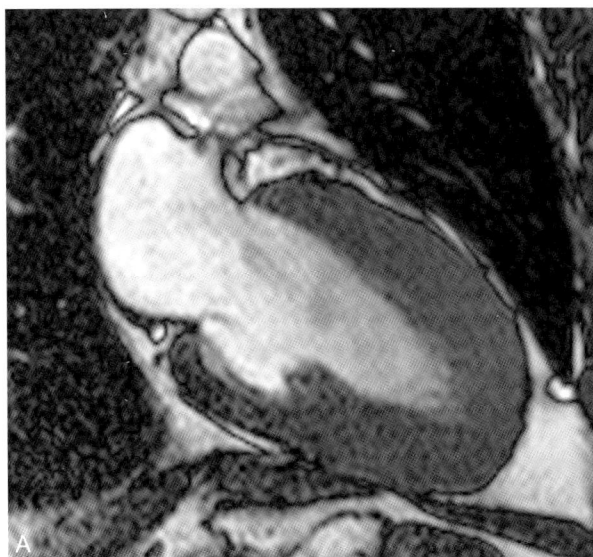

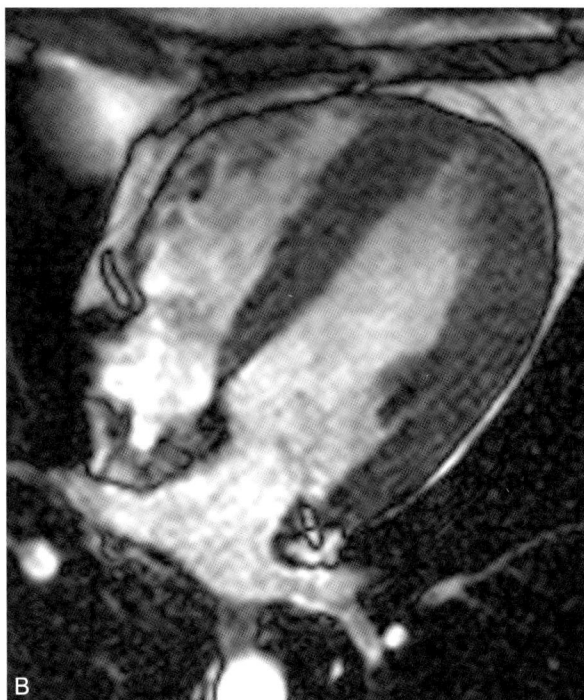

【病史】 心脏性猝死患者。

1. 鉴别诊断需考虑哪些疾病？（多选）

　A. 系统性高血压

　B. 主动脉夹层

　C. 淀粉样变性

　D. 主动脉反流

　E. 肥厚型心肌病（HCM）

2. 主要影像检查结果是什么？

　A. 心室扩张

　B. 向心性左心室肥厚

　C. 右心室游离壁脂肪浸润

　D. 非对称性室间隔肥厚

3. 对于 20 岁心脏性猝死患者，既往无严重疾病史，则最可能的诊断是什么？

　A. 致心律失常右心室发育不良

　B. 异常左冠状动脉起源于肺动脉

　C. 梗阻性左心房黏液瘤

　D. 肥厚型心肌病

4. 这种疾病的遗传方式是什么？

　A. 散发流行

　B. 常染色体隐性遗传

　C. 常染色体显性遗传

　D. 伴 X 染色体遗传

病例 69

向心性肥厚型心肌病

1.A，B，C和E
2.B
3.D
4.C

【参考文献】

Chun EJ, Choi SI, Jin KN, et al.Hypertrophic
cardiomyopathy：assessment with MR imaging and
multidetector CT.Radiographics, 2010, 30（5）:1309-
1328.

【交叉引用】

Cardiac Imaging：The REQUISITES, ed 3, pp 88-91.

【解析】

1. 影像表现　Cine SSFP 垂直长轴面和四
腔面舒张末期成像显示左心室壁外周增厚，＞
15mm（图A和图B）。此患者无全身性疾病来

解释室壁增厚。检查结果与向心性或对称性肥
厚型心肌病相符合。

2. 诊断标准　最大左心室壁厚度在舒张末
期必须≥15mm，才可诊断为肥厚型心肌病（图
A和图B）。同时，须排除系统性疾病（如高血
压或者主动脉狭窄）造成的左心室壁增厚。

3. 鉴别诊断　向心性肥厚型心肌病在肥厚
型心肌病中不多见。诊断向心性肥厚型心肌病
必须先排除其他导致左心室壁向心性肥厚的原
因（如淀粉样变性、结节病、运动员心脏、系
统性高血压或主动脉狭窄）。MRI 检查通过延
迟钆增强成像和T_2加权成像可以有助于鉴别引
起左心室壁对称性肥厚的各种原因。心脏淀粉
样变性是限制型心肌病的一种，典型表现是广
泛内膜下延迟钆增强成像强化。结节病导致T_2
加权成像斑片状信号增强及部分心肌内延迟钆
增强成像强化。结节病及淀粉样变性中，延迟
钆增强成像强化与血管分布不一致。在主动脉
狭窄及系统性高血压患者中，左心室壁厚度很
少超过15mm，且通常没有延迟钆增强成像强
化表现。

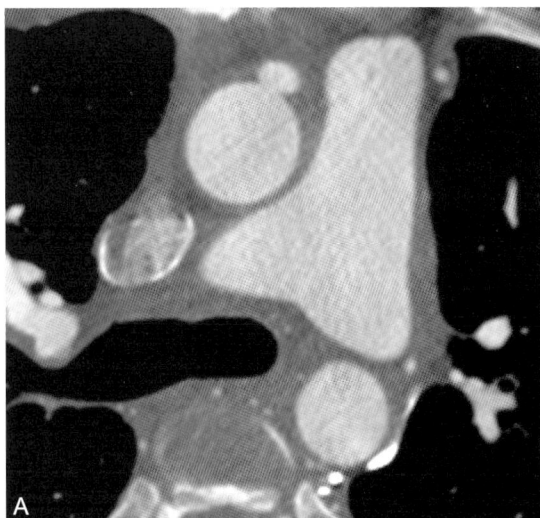

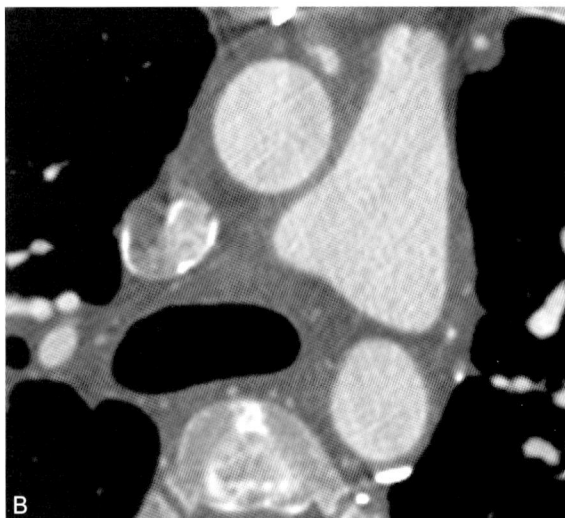

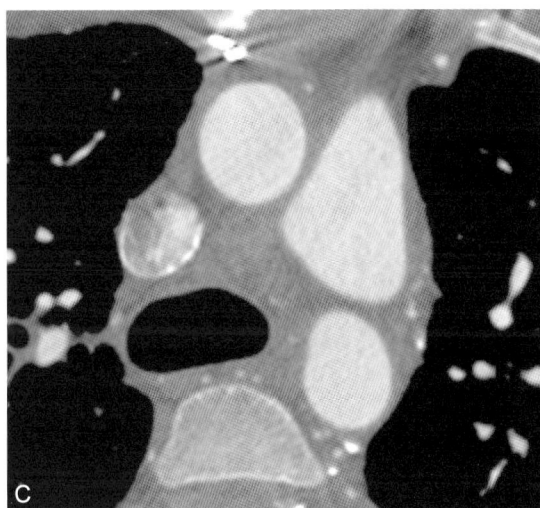

【病史】 患者心脏旁路移植术（CABG）后 1 个月内反复发作胸痛。

1. 结合该患者病史,需考虑的鉴别诊断有哪些?
   （多选）
   A. 移植物闭塞
   B. 胸骨感染
   C. 肺炎
   D. 肺栓塞
   E. 心包积液

2. 图 A-C 显示的检查结果是什么?
   A. 肺栓塞
   B. 上腔静脉血栓
   C. 大隐静脉移植物闭塞

   D. 主动脉夹层

3. 下列哪一个血管在心脏旁路移植术中使用最佳?
   A. 左侧内乳动脉（LIMA）
   B. 隐静脉
   C. 桡动脉
   D. 胃网膜动脉

4. 大隐静脉与内乳动脉相比主要优势是什么?
   A. 心脏无事件生存率提高
   B. 血管长度
   C. 长期开放率高
   D. 术后死亡率降低

病例 70

大隐静脉移植物完全闭塞

1.A，B，C，D 和 E
2.C
3.A
4.B

【参考文献】

Frazier AA，Qureshi F，Read KM，et al.Coronary artery bypass grafts:assessment with multidetector CT in the early and late postoperative settings，Radiographics，2005，25（4）:881-896.

【交叉引用】

Cardiac Imaging : The REQUISITES，ed 3，pp 229-231.

【解析】

1. 影像表现　冠状动脉 CT 血管造影（图 A—C）显示近端开放的大隐静脉起源于升主动脉前壁。图 C 显示移植物次全闭塞。

2. 心脏旁路移植（CABG）的并发症　CT 血管造影有助于评估 CABG 术后有症状患者的情况。CT 血管造影能够准确诊断手术早期及远期并发症。早期并发症（小于术后 1 个月）包括大隐静脉移植物血栓形成，胸骨感染，心包或胸腔积液和肺栓塞。远期并发症（大于术后 1 个月）包括移植物狭窄或闭塞或者移植物动脉瘤。在重复 CABG 手术前，CT 血管造影对术前规划有价值，主要目的是显示左内乳动脉和大隐静脉移植物的行程途径及其与胸骨的关系，以避免重复胸骨切开术时带来的损伤。

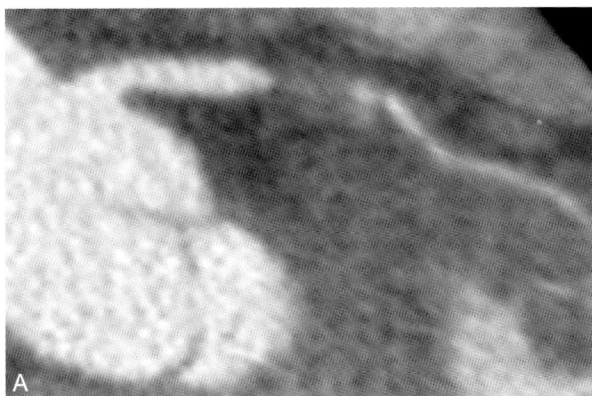

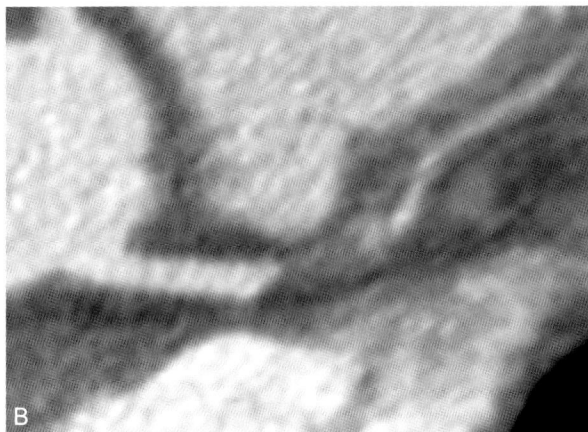

【病史】 无

1. 哪些患者是冠状动脉 CT 血管造影的指征？
（多选）

　　A. 患者有低度预发性胸痛表现

　　B. 患者有中度预发性胸痛表现

　　C. 患者有高度预发性冠状动脉疾病（CAD）
　　　的典型症状和体征

　　D. 无症状患者

　　E. 患者有胸痛表现且 X 线胸片显示有气胸

2. 患者因胸痛送至急诊室，在出院时诊断为冠
心病事件的比例有多少？

　　A.5%

　　B.25%

　　C.50%

　　D.80%

3. 下列哪一项会降低 CT 血管造影在准确描述
冠状动脉狭窄程度方面的特异性？

　　A. 冠状动脉钙化积分 > 400

　　B. 心率低

　　C. 广泛的非钙化斑块

　　D. 体瘦

4. 对此患者有何建议？

　　A. 冠状动脉支架

　　B. 药物治疗

　　C. 心脏旁路移植

　　D. 冠状动脉造影

病例 71

冠状动脉左前降支闭塞

1.A 和 B
2.B
3.A
4.D

【参考文献】

Zimmet JM，Miller JM.Coronary artery CTA：imaging of atherosclerosis in the coronary arteries and reporting of coronary artery CTA findings.Tech Vasc Interv Radiol，2006，9（4）:218-226.

【交叉引用】

Cardiac Imaging：The REQUISITES，ed 3，pp 248-261.

【解析】

1.影像表现　来自于 CT 血管造影的两个多平面重建图像显示冠状动脉左前降支（LAD）由于钙化性斑块完全闭塞（图 A 和图 B）。LAD 远端变细。通过心脏导管检查确诊 LAD 闭塞，并观察到通过侧支循环重构 LAD 远端。利用延迟铊成像判断残存心肌活力后采用了经皮支架置入。

2.治疗　冠状动脉造影仍然是评估冠状动脉解剖和判断血管狭窄程度的金标准。此项检查的主要限制在于它是一项侵入性操作并伴有潜在的严重并发症。CT 血管造影有助于评估预测试患病率低的患者。检查结果阴性基本上可排除重要病变，患者可以早期出院且可节省费用。检查结果阳性则需进一步行侵入性冠状动脉造影来证实。在本病例中，患者检查结果阳性，LAD 完全闭塞，需要行冠状动脉造影来证实和指导治疗。

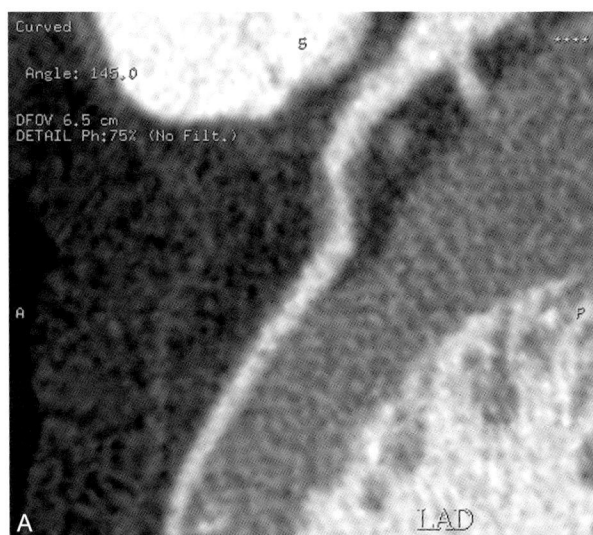

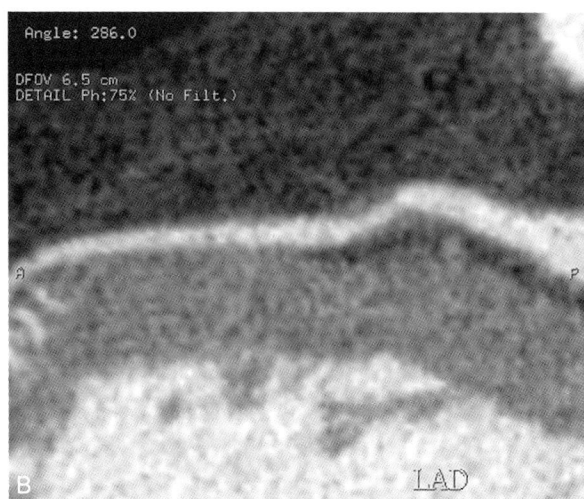

【病史】 45 岁男性患者，有不典型胸痛。无心脏危险因素。

1. 鉴别诊断要考虑哪些疾病？

    A. 冠状动脉夹层

    B. 血栓

    C. 动脉粥样硬化

    D. 动脉瘤

2. 在评估胸痛方面，CT 血管造影与核医学闪烁扫描术相比主要优势是什么？

    A. 可以诊断其他疾病

    B. 可以获得生理信息

    C. 可以获得功能信息

    D. 可以评估久坐的患者

3. 除冠状动脉狭窄累及 LAD 之外，其他检查结果有哪些？

    A. 心肌桥

    B. 血栓

    C. 冠状动脉动脉瘤

    D. 正性重构

4. 对此患者有何建议？

    A. 冠状动脉支架

    B. 药物治疗

    C. 冠状动脉旁路移植

    D. 冠状动脉造影

病例72

冠状动脉左前降支（LAD）狭窄（＜50%）伴正性重构

1.C
2.A
3.D
4.B

【参考文献】

[1] Kröner ES, van Velzen JE, Boogers MJ, et al.Positive remodeling on coronary computed tomography as a marker for plaque vulnerability on virtual histology intravascular ultrasound.Am J Cardiol, 2011, 107（12）:1725-1729.

[2] Schoenhagen P, Ziada KM, Vince DG, et al.Arterial remodeling and coronary artery disease：the concept of "dilated" versus "obstructive" coronary atherosclerosis.J Am Coll Cardiol, 2001, 38（2）:297-306.

[3] Zimmet JM, Miller JM.Coronary artery CTA：imaging of atherosclerosis in the coronary arteries and reporting of coronary artery CTA findings.Tech Vasc Interv Radiol, 2006, 9（4）:218-226.

【交叉引用】

Cardiac Imaging：The REQUISITES, ed 3, pp 248-261.

【解析】

1.影像表现 CT血管造影的多平面重建成像显示冠状动脉左前降支（LAD）因非钙化性斑块致局部狭窄（＜50%）（图A和图B）。在动脉粥样硬化区域，血管向外膨胀，即所谓的正性重构。

2.预后 传统认为，由于冠状动脉粥样硬化沉积于血管内膜，致血管进行性狭窄，即所谓的负性重构。然而，某些斑块一开始并不导致血管狭窄，而是扩张中层及外弹力膜。这种扩张导致动脉粥样硬化区域向外膨胀，作为一种代偿性保护机制，以限制血管腔狭窄（图A和图B）。这种现象称之为正性重构。在这个过程中，管腔横断面积不受影响，直到斑块导致面积减少40%。导管造影不能检测正性重构的过程，然而CT血管造影不仅可以显示血管内腔，而且可以显示血管外壁。正性重构的过程与易损斑块（由较大的脂质核心和巨噬细胞所致）相关，这也解释了为什么斑块破裂经常只发生狭窄最小最轻微的部位。负性重构常与稳定性冠状动脉综合征相关。在未来，CT血管造影可能被用来识别正性重构，因为可以预测斑块易损性。

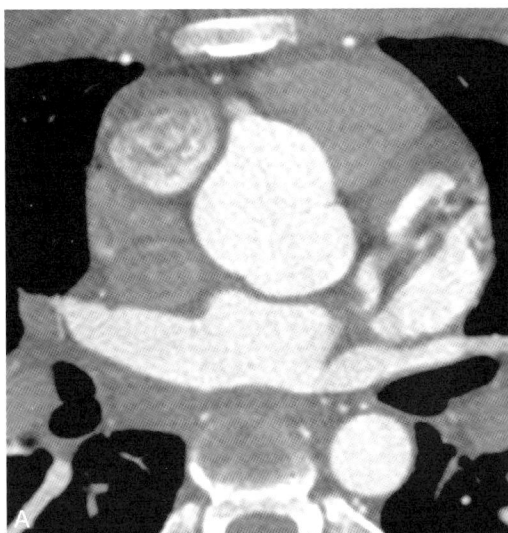

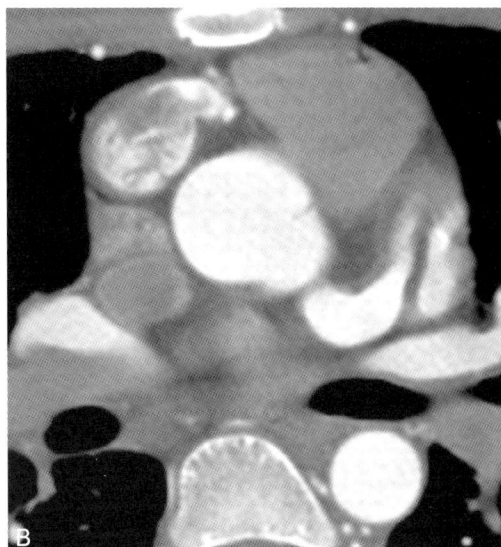

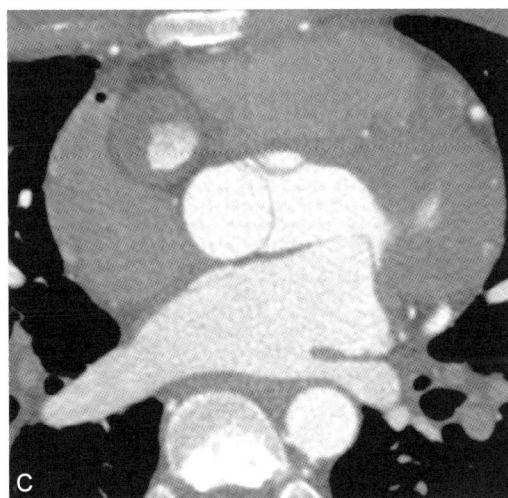

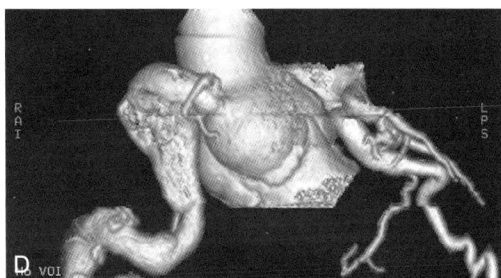

【病史】 19岁日本男性患者，儿童期有严重疾病病史。

1. 冠状动脉瘤的潜在病因有哪些？（多选）

   A. 大动脉炎

   B. 医源性

   C. 动脉粥样硬化

   D. 感染

   E. 异常左冠状动脉起源于肺动脉

2. 如果该患者儿童期发病时就出现了冠状动脉异常，则最可能的诊断是什么？

   A. 医源性损伤

   B. 动脉粥样硬化

   C. 川崎病

   D. 细菌性动脉瘤

3. 目前使用下列哪种药物来防止川崎病的这种并发症？

   A. 接种疫苗

   B. γ - 干扰素

   C. 支架置入

   D. β 受体阻滞药

4. 冠状动脉瘤最可能的临床表现是什么？

   A. 动脉瘤破裂

   B. 血栓形成

   C. 远端栓塞

   D. 无症状

病例 73

川崎病伴冠状动脉瘤

1.A，B，C 和 D
2.C
3.B
4.D

【参考文献】

Díaz-Zamudio M，Bacilio-Pérez U，Herrera-Zarza MC，et al.Coronary artery aneurysms and ectasia：role of coronary CT angiography.Radiographics，2009，29（7）：1939-1954.

【交叉引用】

Cardiac Imaging：The REQUISITES，ed 3，pp 220-223.

【解析】

1.影像表现　冠状动脉多轴位成像显示一个大的右冠状动脉瘤（图 A—C）。非乳白色指示动脉瘤内有缓流（图 A—C）。左主干同样有一个动脉瘤(图 B)。该患者既往有川崎病病史。

2.动脉瘤或血管扩张的定义　冠状动脉扩张可以分为血管扩张或动脉瘤。血管扩张指冠状动脉弥漫扩张。血管扩张常发生于高流量状态血管，是由于冠状动脉瘘管、冠状动脉异常或冠状动脉狭窄引起的。冠状动脉瘤是一段长度小于血管总长度 50%，且扩张部位直径是邻近正常部位的 1.5 倍的扩张血管。在小于 5 岁儿童，当冠状动脉血管直径超过 4mm 时，可考虑为动脉瘤。

3.分类　冠状动脉瘤进一步可分为真性动脉瘤和假性动脉瘤。真性动脉瘤壁由 3 层血管壁构成，即：内膜、中层和动脉外膜。与此相反，假性动脉瘤壁仅由一层或两层血管壁构成，且有破裂的风险。假性动脉瘤是由钝性创伤所致或者是在心脏导管检查中带来的医源性损伤。

4.人口统计特征　在美国，冠状动脉瘤与动脉粥样硬化关系最为密切。在日本，川崎病是导致冠状动脉瘤的最常见原因。川崎病是自限性全动脉炎，常影响多个器官系统。它可能继发于感染或自身免疫反应。川崎病可怕的并发症与心血管系统相关，包括冠状动脉瘤，早期动脉粥样硬化和心肌梗死。约 25% 未治疗患者会发展为冠状动脉瘤，在首次诊断后数年常出现并发症。早期识别这种疾病有助于临床医生早期使用 γ- 干扰素和阿司匹林治疗，这会将冠状动脉瘤发生的风险降至 5%。

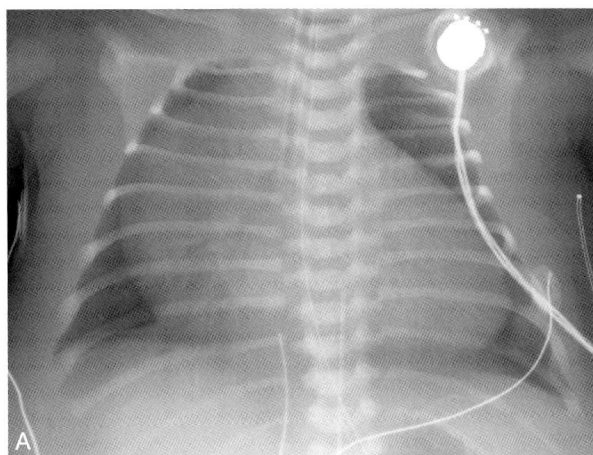

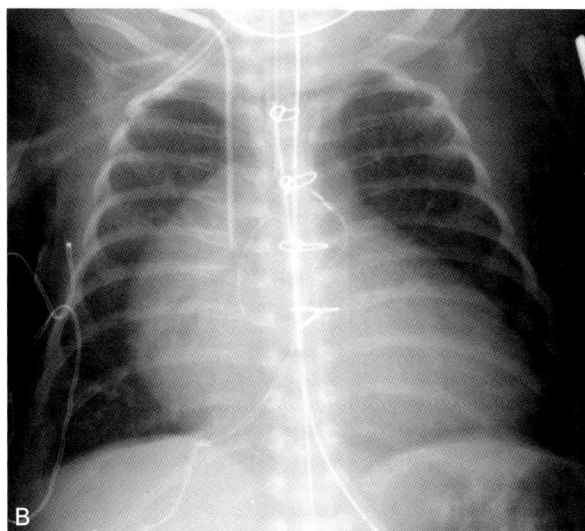

【病史】 两婴儿表现为相同类型的先天性心脏病。患者 2 是手术纠正后状态。

1. 鉴别诊断需考虑的疾病有哪些？（多选）

 A. 大动脉转位

 B. 三尖瓣下移畸形

 C. 肺动脉闭锁伴限制性室间隔缺损

 D. 法洛四联症

 E. 房间隔缺损

2. 最可能的诊断是什么？

 A. 左心发育不全综合征

 B. 大动脉转位

 C. 法洛四联症

 D. 三尖瓣下移畸形

3. 此种情况新生儿（＜2 个月）患者常见临床表现是什么？

 A. 发绀

 B. 心脏杂音

 C. 心力衰竭伴喂食情况差和生长迟缓

 D. 脑脓肿

4. 母亲在怀孕期间注射哪种药物与三尖瓣下移畸形相关？

 A. 阿特伐他汀

 B. 锂

 C. 阿替洛尔

 D. 华法林

病例 75

结节型心肌病（心脏结节病）

1. A 和 E
2. D
3. A
4. B

【参考文献】

[1] Smedema JP, Snoep G, van Kroonenburgh MP, et al.Evaluation of the accuracy of gadolinium-enhanced cardiovascular magnetic resonance in the diagnosis of cardiac sarcoidosis.J Am Coll Cardiol, 2005, 45（10）:1683-1690.

[2] Youssef G, Beanlands RS, Birnie DH, et al. Cardiac sarcoidosis:applications of imaging in diagnosis and directing treatment.Heart，2011, 97（24）:2078-2087.

【交叉引用】

Cardiac Imaging：The REQUISITES, ed 3, pp 89, 92.

【解析】

1. 影像表现　短轴及四腔面成像显示斑片状延迟钆增强，这种延迟强化与血管分布不一致，且未累及心内膜下层（图 A—C）。T_2加权黑血短轴位成像显示无高信号，提示活动性炎症（图 D）。患者曾有肺结节病史，并根据 MRI 检查结果，推定诊断为结节型心肌病。

2. 流行病学　结节病累及心肌不常见，临床上约 5% 的结节病患者会影响心肌。尸检发现 27% 的无症状患者累及心脏。心血管系统是第三大最易受结节病累及的系统。当心脏受累时，患者可能无症状，但使急性心力衰竭、心律失常和心脏型猝死的危险性增高。结节病最常累及心肌层。值得注意的是，它不累及心内膜下，而累及隔膜基部、左心室游离壁和右心室游离壁。

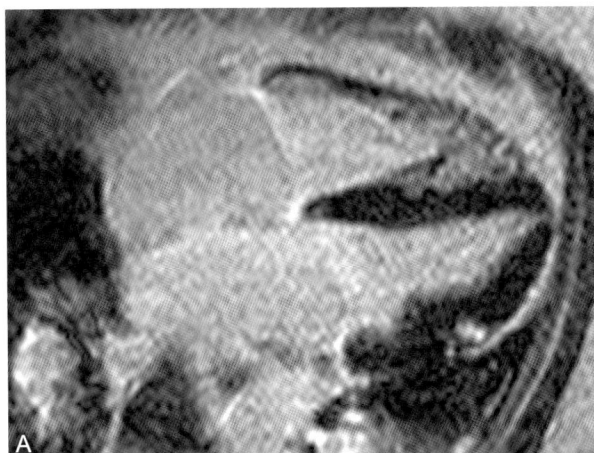

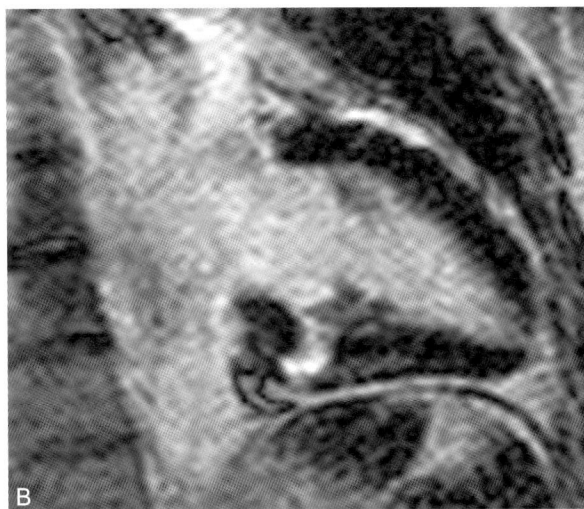

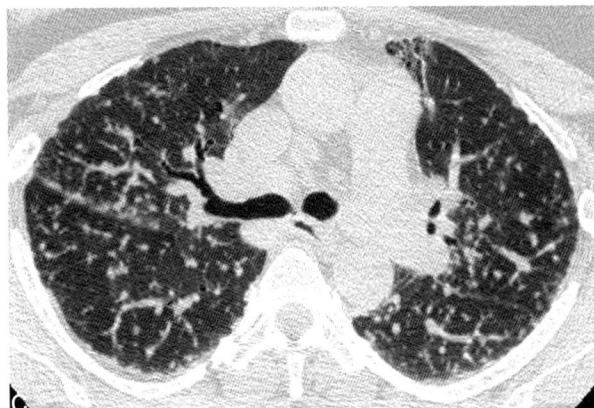

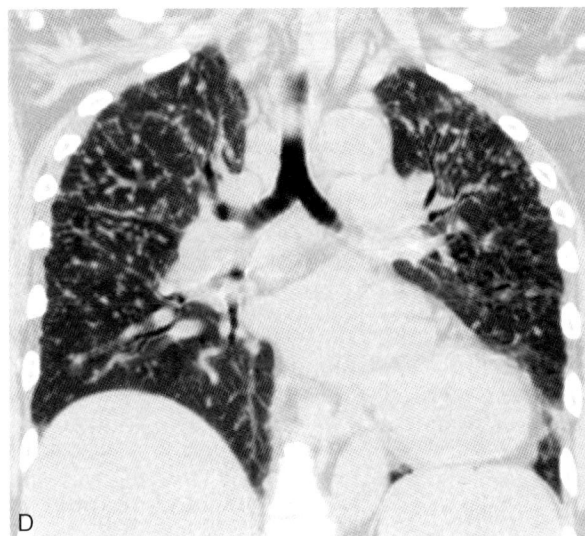

【病史】 45 岁男性患者，新发心律失常和慢性肺疾病史。

1. 需考虑的鉴别诊断有哪些？（多选）

   A. 心肌炎

   B. 心肌梗死

   C. 心肌缺血

   D. 运动员心脏

   E. 结节病

2. 高分辨率胸部 CT 检查结果是什么？

   A. 结节

   B. 肿块

   C. 马赛克征

   D. 气管支气管软化

3. 下列哪项模式描述肺结节的分布最佳？

   A. 随机分布

   B. 树芽征

   C. 淋巴管周围型

   D. 小叶中心型

4. 最可能的诊断是什么？

   A. 心肌炎

   B. 肥厚型心肌病

   C. 结节病

   D. 淀粉样变性

病例 76

心脏和肺结节病

1. A 和 E
2. A
3. C
4. C

【参考文献】

[1] Smedema JP, Snoep G, van Kroonenburgh MP, et al.Evaluation of the accuracy of gadolinium-enhanced cardiovascular magnetic resonance in the diagnosis of cardiac sarcoidosis.J Am Coll Cardiol, 2005, 45 (10) :1683-1690.

[2] Youssef G, Beanlands RS, Birnie DH, et al.Cardiac sarcoidosis : applications of imaging in diagnosis and directing treatment.Heart, 2011, 97 (24) :2078-2087.

【交叉引用】

Cardiac Imaging : The REQUISITES, ed 3, pp 89, 92.

【解析】

1. 影像表现 两个反转恢复序列延迟钆增强成像显示结节强化灶,未累及心内膜下(图 A 和图 B)。主要鉴别诊断包括数个非缺血性心肌病(即心肌炎、结节病、淀粉样变性)。胸部CT 扫描显示肺部结节呈淋巴管周围型分布,主要分布于中上肺叶(图 C 和图 D)。结合这两个检查结果,最可能的诊断是结节病。

2. 诊断结节性心肌病的方法 结节病是一种特发性疾病,以非干酪性肉芽肿为特征。MRI、PET/CT、镓和铊核素显像有助于结节型心肌病的诊断。MRI 是一项健康安全的检查技术,因为它没有电离辐射,而且可以指导心内膜心肌活检以判断活动性疾病的病变区域。MRI 可以评估采用糖皮质激素及免疫调制剂治疗后的治疗反应。

3. 诊断 在缺乏已知肺结节病史的情况下,难以确定诊断结节型心肌病。疾病活动期的 MRI 检查结果包括斑片状和结节状 T_2 高信号伴局部室壁增厚和受累心肌延迟钆增强成像强化。瘢痕、纤维化及室壁变薄提示疾病的慢性化。结节病中斑片状心肌强化常不累及心内膜下,且与血管分布不一致。

4. 心肌病 结节型心肌病可以导致限制型心肌病。左心室心肌僵硬度增加(顺应性降低),导致舒张期充盈减少及心排血量降低。收缩功能常不受影响或轻度降低。临床上,患者可能有缩窄或限制性生理表现,伴劳力性呼吸困难,下肢水肿,腹水和心腔压力相等。MRI 检查可以鉴别限制型心肌病和缩窄性心包炎。缩窄性心包炎常有心包增厚,测量值 > 4mm。限制型心肌病的潜在病因包括结节病和淀粉样变性,限制型心肌病也可以是特发性的。

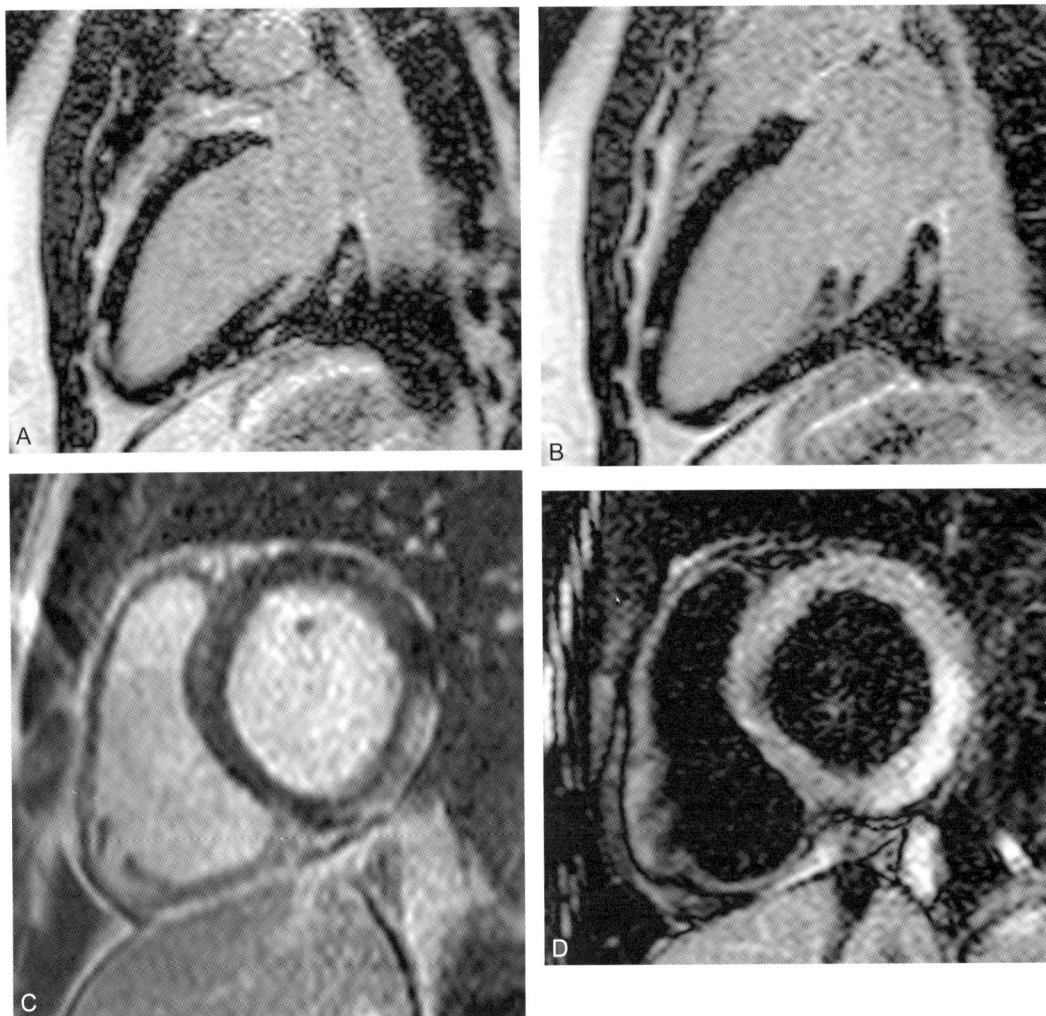

【病史】 19岁男性，发热及上呼吸道症状1周，出现胸痛及肌钙蛋白值增高。

1. 下列哪些疾病会导致这种模式延迟钆增强表现？（多选）

    A. 心包炎

    B. 心肌炎

    C. 淀粉样病变

    D. 结节病

    E. 心肌梗死

2. 图D显示的是什么序列？

    A. 相位对比

    B. 稳态自由进动成像（SSFP）

    C. 双反转恢复序列

    D. 单反转恢复序列

3. 结合患者的病史和影像检查结果，最可能的诊断是什么？

    A. 心包炎

    B. 心肌炎

    C. 结节病

    D. 心肌梗死

4. 诊断此种疾病的金标准是什么？

    A. 超声心动图

    B. MRI

    C. 肌钙蛋白

    D. 活检

157

病例 77

心肌炎

1.B，C 和 D
2.C
3.B
4.D

【参考文献】

[1] Deux JF，Maatouk M，Lim P，et al.Acute myocarditis：diagnostic value of contrast-enhanced cine steady-state free precession MRI sequences. AJR Am J Roentgenol，2011，197（5）:1081-1087.

[2] Feldman AM，McNamara D.Myocarditis.N Engl J Med，2000，343（19）:1388-1398.

【交叉引用】

Cardiac Imaging：The REQUISITES，ed 3，pp 91-92，292-294.

【解析】

1.影像表现　　反转恢复序列延迟钆增强成像显示结节状强化，不累及左心室心内膜，与血管分布范围不一致（图 A—C）。T$_2$ 加权黑血成像显示左心室下壁及侧壁高信号，与延迟钆增强的位置一致（图 D）。

2.流行病学和症状　　心肌炎是一种心肌的炎症性疾病，在美国最常见于病毒感染。继发于病毒本身或是对病毒抗原的免疫介导导致的。其他导致心肌炎的原因包括细菌与寄生虫感染、某些心脏毒性药物（如蒽环霉素和曲妥单抗）。美洲锥虫病在世界范围内是最常见的原因。大多数患者无症状，诊断是在尸检后确立的。有症状患者表现为胸痛、心力衰竭、心律失常或心脏性猝死。在年轻患者（＜ 40 岁）心肌炎是患者猝死的重要原因，占 12% ～ 20%。

3.利用 MRI 诊断　　对于可疑心肌炎患者，MRI 是一项有用的检查方法。疾病的急性和亚急性阶段典型表现是受累心肌 T$_2$ 呈高信号（图 D），通常没有延迟钆增强，除非发生不可逆性损伤（图 A—C）。早期异常主要分布在左心室游离壁心外膜和室间隔，偶见于右心室。延迟钆增强表示不可逆性损害或者纤维化。强化方式包括斑片状、弥漫性、结节状或者透壁性，强化部位与血管分布不一致。

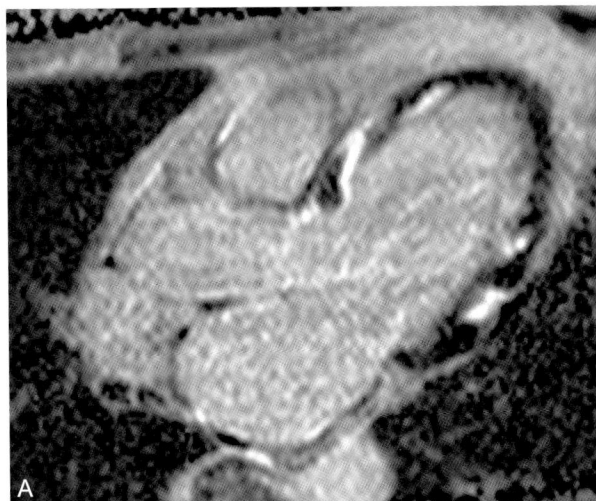

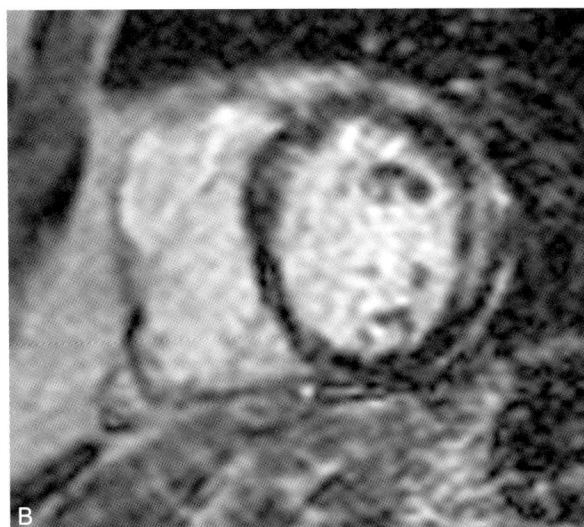

【**病史**】 60岁女性患者，有劳力性呼吸困难和胸痛。

1. 鉴别诊断需考虑的疾病有哪些？ （多选）
   A. 淀粉样变性
   B. 心肌炎
   C. 心肌梗死
   D. 结节病

2. 如果该患者气管旁对称性肺门淋巴结病变，则最可能的诊断是什么？
   A. 淀粉样变性
   B. 心肌炎
   C. 心肌梗死
   D. 结节病

3. 如果该患者X线胸片显示正常，胸痛出现在病毒性疾病之后，则最可能的诊断是什么？
   A. 淀粉样变性
   B. 心肌炎
   C. 心肌梗死
   D. 结节病

4. 心肌炎中延迟钆增强的意义是什么？
   A. 纤维化
   B. 毛细血管漏
   C. 充血
   D. 水肿

病例 78

心肌炎

1.A，B 和 D

2.D

3.B

4.A

【参考文献】

[1] Deux JF，Maatouk M，Lim P，et al.Acute myocarditis：diagnostic value of contrast-enhanced cine steady-state free precession MRI sequences. AJR Am J Roentgenol，2011，197（5）:1081-1087.

[2] Feldman AM，McNamara D.Myocarditis.N Engl J Med，2000，343（19）:1388-1398.

[3] Friedrich MG，Sechtem U，Schulz-Menger J，et al.Cardiovascular magnetic resonance in myocarditis：a JACC White Paper.J Am Coll Cardiol，2009，53（17）:1475-1487.

【交叉引用】

Cardiac Imaging：The REQUISITES，ed 3，pp 91-92，292-294.

【解析】

1.影像表现　延迟钆增强四腔面及短轴面成像显示左心室斑片状强化，未累及心内膜（图A 和图 B）。鉴别诊断包括心肌炎和结节病。如果患者表现为限制型心肌病的症状，则有可能是淀粉样变性。该患者在排除了结节病后诊断为心肌炎。

2.描述　心肌炎代表心肌组织的炎症。最常见于病毒性感染，且通常发生于既往体健患者。心肌炎是导致年轻患者猝死的重要原因，也是扩张型心肌病的公认病因。心内膜活检是诊断心肌炎的金标准，但它是一项侵入性检查，且有可能因样本的原因导致结果阴性，即有一定的假阴性。

3.利用 MRI 诊断　MRI 是一项非侵入性检查，在正确的临床背景下能够辅助诊断心肌炎。在伴有胸痛、肌钙蛋白升高和冠状动脉正常患者中，30% 的患者在 MRI 检查中检测到心肌炎。有 3 种检查结果发生在心肌炎中。

（1）T_2 高信号提示炎症和水肿。在没有延迟钆增强的情况下，此病变是可逆的。

（2）在钆对比剂注射数分钟后出现早期钆增强提示充血和毛细血管漏。

（3）延迟钆增强呈斑片状，且与血管分布不一致，提示不可逆性病变，如坏死和纤维化。

阳性检查结果（如 T_2 高信号、早期钆增强和延迟钆增强）越多则诊断心肌炎的敏感性和特异性越大。

4.预后　急性发作后延迟钆增强持续 4 周，预示功能恢复差、临床预后差。超声心动图提示射血分数降低和右心室受累，预示心脏性猝死危险性增加，未来需要心脏移植可能性大。心肌炎患者通常是对心力衰竭及心律失常对症支持治疗。当心肌炎是由自身免疫性疾病引起的时候，可采用免疫抑制药治疗。

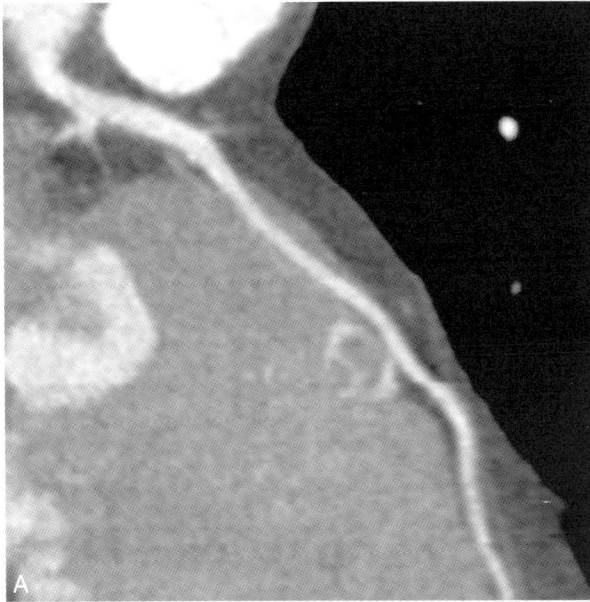

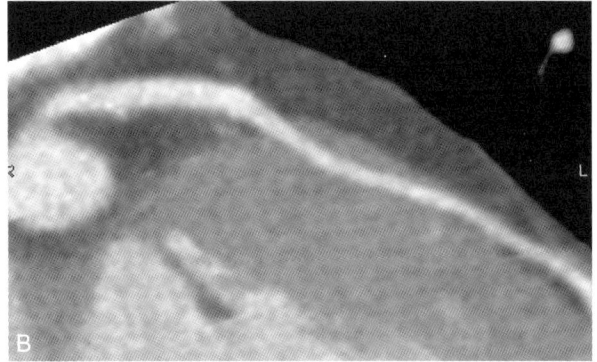

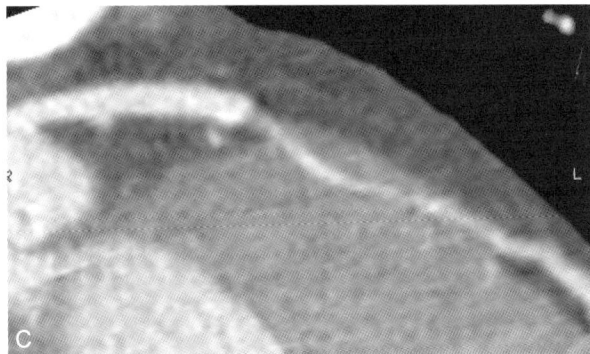

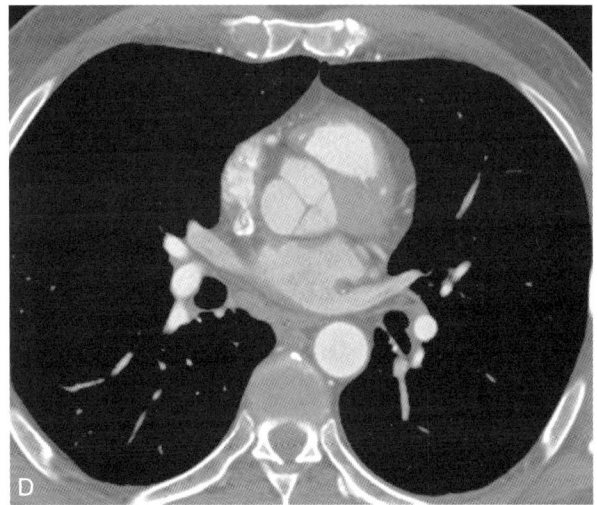

【病史】 48岁男性患者，有间歇性胸痛和不能够进行负荷超声心动图检查，建议行冠状动脉CT血管造影检查。图B是在舒张期，图C是在收缩早期。

1. 冠状动脉疾病的危险因素有哪些？（多选）
　A. 适度运动
　B. 高血压
　C. 斗篷式辐射
　D. 血脂异常

2. 根据图B和图C，检查结果是什么？
　A. 固定狭窄
　B. 动态狭窄

　C. 钙化斑块
　D. 非钙化斑块

3. 诊断是什么？
　A. 动脉粥样硬化
　B. 冠状动脉痉挛
　C. 心肌桥
　D. 夹层

4. 最常采用的治疗方法是什么？
　A. β 受体阻滞药
　B. 经皮支架置入
　C. 外科切除
　D. 无须治疗

病例 79

心肌桥

1.B，C 和 D
2.B
3.C
4.D

【参考文献】

Möhlenkamp S，Hort W，Ge J，et al.Update on myocardial bridging.Circulation，2002，106 (20)：2616-2622.

【交叉引用】

Cardiac Imaging：The REQUISITES，ed 3，pp 223-224.

【解析】

1.影像表现　冠状动脉 CT 血管造影的多组图像显示心肌桥影响冠状动脉左前降支的中段（图 A—D）。舒张期图像显示无狭窄（图 B）。收缩期图像显示周围狭窄（图 C）。进一步询问得知，该患者有非运动诱发的间歇性胸痛，心肌桥是偶然发现的。

2.描述　冠状动脉正常情况下行走在心外膜脂肪垫的表面。约 25% 的患者冠状动脉会在心肌内行走，称之为心肌桥，即冠状动脉的一小段完全被心肌包绕。在收缩期，桥段冠状动脉会受压（图 C）。因为大多数血流（约 2/3）是在舒张期（图 B）供应心肌，因此这种压迫很少会引起缺血症状。心肌桥最常影响左前降支的中段，正如本病例所示。

3.治疗　心肌桥通常是偶然发现的，临床意义较小。少数情况下，心肌桥会导致心绞痛，左心室功能障碍或者心肌梗死。如果心肌桥部分较长或者在舒张早期也会出现动态狭窄，则出现临床症状的可能性较大。对于有症状患者可采用的治疗方法有 β 受体阻滞药，经皮支架置入和外科切除肌桥。

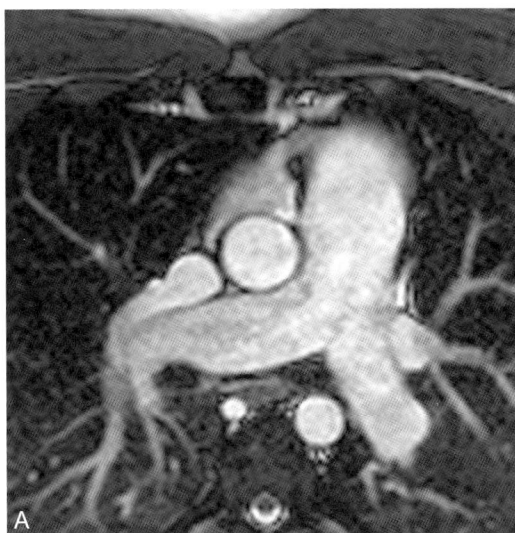

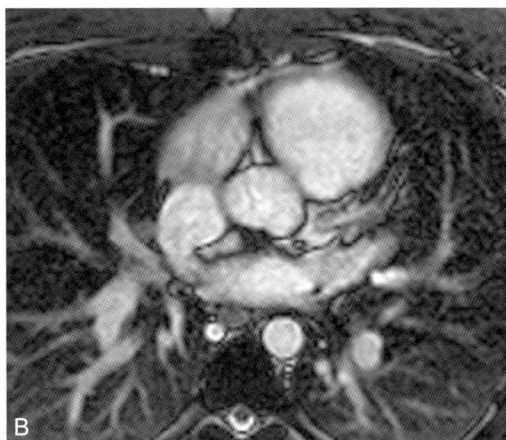

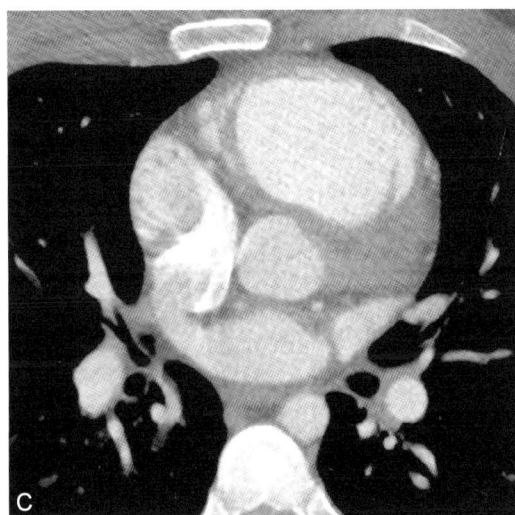

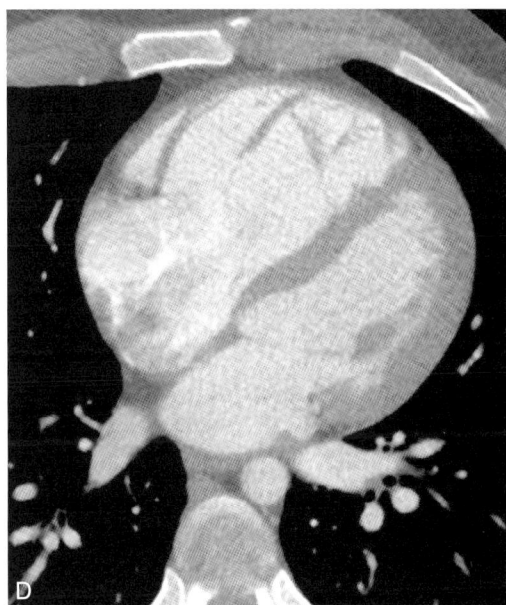

【病史】 19 岁男性患者，足球训练后出现头晕和晕厥。

1. 左向右分流，需考虑的鉴别诊断有哪些？（多选）
   A. 部分性肺静脉异位回流（PAPVR）
   B. 房间隔缺损（ASD）
   C. 艾森门格综合征
   D. 法洛四联症

2. 心脏检查有何发现？
   A. ASD
   B. 室间隔缺损（VSD）
   C. 卵圆孔未闭

   D. 异常冠状动脉

3. 导致该患者右心房和心室扩大的最可能原因是什么？
   A. 左侧心力衰竭
   B. 原发性肺动脉高压
   C. 左向右分流
   D. 慢性肺疾病

4. 肺部检查结果是什么？
   A. 肺静脉回流异常
   B. 肺部肿块
   C. 肺栓塞
   D. 肺门淋巴结病变

病例 80

部分性肺静脉异位回流和房间隔缺损

1.A 和 B

2.A

3.C

4.A

【参考文献】

[1] Hijii T, Fukushige J, Hara T.Diagnosis and management of partial anomalous pulmonary venous connection : a review of 28 pediatric cases. Cardiology, 1998, 89 (2) :148-151.

[2] Ho ML, Bhalla S, Bierhals A, et al.MDCT of partial anomalous pulmonary venous return (PAPVR) in adults.J Thorac Imaging, 2009, 24 (2) :89-95.

【交叉引用】

Cardiac Imaging : The REQUISITES, ed 3, pp 330-335.

【解析】

1.影像表现 MRI 显示部分右肺静脉异位引流至上腔静脉（图 A）。PAPVR 是一种心房水平分流。心脏图像（图 B 和图 C）显示房间隔上后方可见缺损，与静脉窦型 ASD 相符合。该患者有一个大的左向右分流（图 D）且接受了外科纠正手术，包括 ASD 修补术和异常肺静脉改道至左心循环。

2.相关性 PAPVR 可能与其他先天性心脏病相关，最常见的是静脉窦型 ASD。根据分流的程度，患者可能无症状，也可以有呼吸困难，运动耐量降低，肺动脉高压或晕厥。外科纠正手术的指征包括出现临床症状，或者大的分流（即肺循环血流是体循环血流的 2 倍）。磁共振血管造影（MRA）可以准确描述 PAPVR 和 ASD 的存在、大小和部位。MRI 可以量化分流率和指导进行手术治疗的理想时间段。

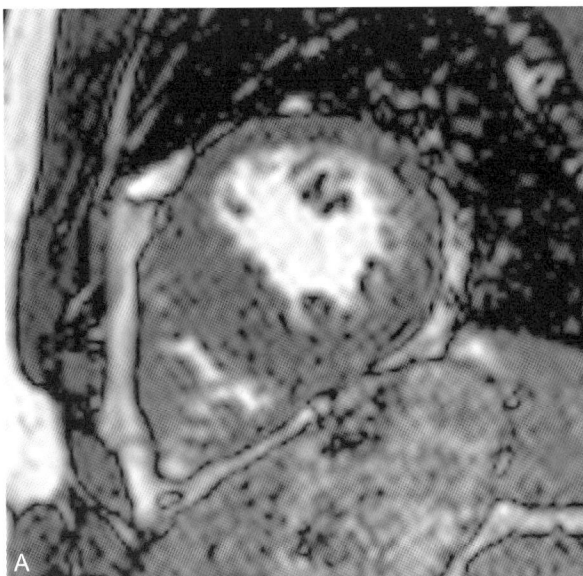

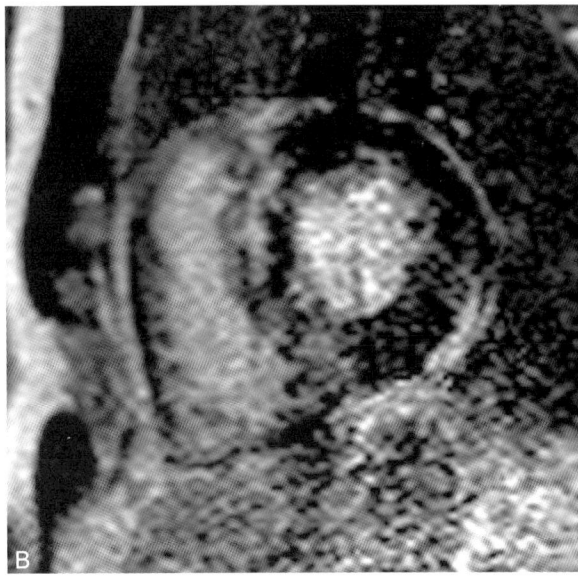

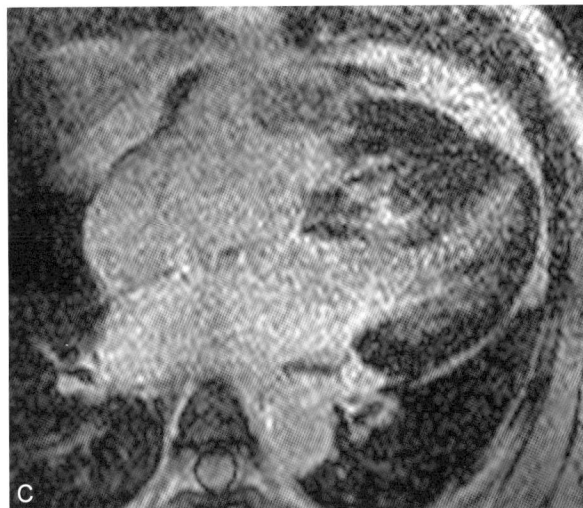

【病史】 心力衰竭患者。

1. 结合图 B 和图 C,需考虑的鉴别诊断有哪些?
（多选）

   A. 心肌炎

   B. 心肌病

   C. 心肌冬眠

   D. 心肌梗死

2. 结合图像,最可能的诊断是什么?

   A. 结节病

   B. 淀粉样变性

   C. 扩张型心肌病

D. 肥厚型心肌病（HCM）

3. 该患者肥厚病变分布在哪里?

   A. 向心性

   B. 膈膜

   C. 心室中部

   D. 心尖

4. 对于该患者,下列哪一项治疗方法最不恰当?

   A. 药物治疗

   B. 乙醇室间隔消融

   C. 外科手术

   D. 心脏移植

病例 81

肥厚型心肌病

1.A 和 B
2.D
3.B
4.D

【参考文献】

[1] Harris SR, Glockner J, Misselt AJ, et al.Cardiac MR imaging of nonischemic cardiomyopathies.Magn Reson Imaging Clin N Am, 2008, 16 (2) :165-183.

[2] Soler R, Rodriguez E, Remuinan C, et al.Magnetic resonance imaging of primary cardiomyopathies.J Comput Assist Tomogr, 2003, 27 (5) :724-734.

【交叉引用】

Cardiac Imaging : The REQUISITES, ed 3, pp 53, 284-288.

【解析】

1. 病因和临床特点　HCM 是一种常染色体显性遗传性疾病，有可变的外显率。患者可能无症状，亦有可能表现为心房颤动、心力衰竭、晕厥和心脏性猝死，心脏性猝死是这些患者死亡的主要原因。非对称性室间隔肥厚是最常见的类型，见于 90% 的肥厚型心肌病患者。其他肥厚类型包括右心室、左心室、隔膜、心尖、心室中部和向心性肥厚。继发于严重室间隔肥厚和左心室流出道梗阻的心力衰竭患者可以采用室间隔心肌切除和经皮腔内乙醇消融术治疗。

2.MRI　MRI 可以提供 HCM 的结构和功能方面的信息，当诊断有疑问、需考虑侵入性治疗或者临床上需要更加彻底地评估 HCM（比超声心动图的评估更彻底），MRI 价值最大。

MRI 可以识别肥厚型心肌的分布，评估二尖瓣收缩期前向运动及计算左心室心肌质量(图 A)。延迟钆增强 MRI 成像特征性显示心肌中部斑片状增强（图 B 和图 C）。MRI 同样可以用来对左心室流出道梗阻进行功能评估。

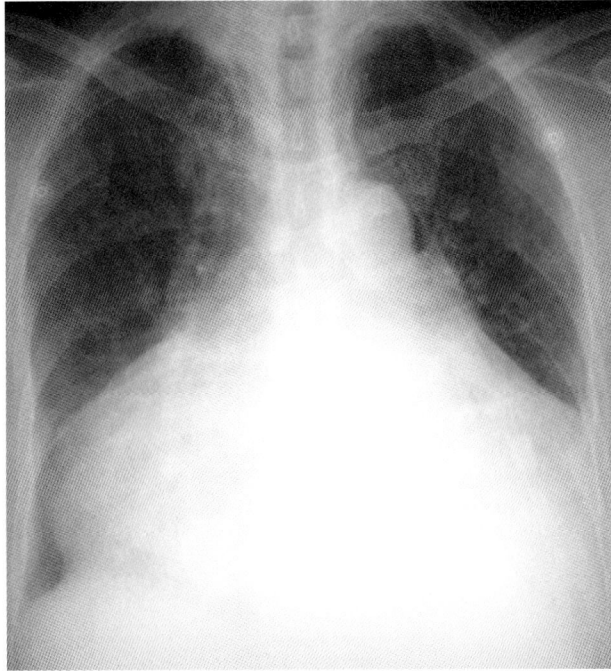

【病史】 患者有呼吸困难表现。

1. 鉴别诊断需考虑的疾病有哪些？（多选）

　A. 三尖瓣反流

　B. 二尖瓣反流

　C. 扩张型心肌病

　D. 心包积液

2. 这种影像外观称为什么？

　A. 水瓶心

　B. 靴形心

　C. 盒状心

　D. 贴壁心

3. 最可能的诊断是什么？

　A. 三尖瓣反流

　B. 二尖瓣反流

　C. 扩张型心肌病

　D. 心包积液

4. 下列哪一项影像检查方法可以最好地评估瓣叶？

　A. 超声心动图

　B. CT 扫描

　C. MRI

　D. 血管造影

病例 82

三尖瓣反流

1.A，C 和 D

2.D

3.A

4.A

【参考文献】

Walker CM，Reddy GP，Steiner RM.Radiology of the heart.In Rosendorff C.Essential Cardiology.ed 3.New York：Springer，2013.

【交叉引用】

Cardiac Imaging：The REQUISITES，ed 3，pp 205-206.

【解析】

1.病理、病因和治疗　当三尖瓣复合体的组成部分一个或多个出现异常时，可出现三尖瓣反流。三尖瓣复合体包括：瓣环、瓣叶、腱索、乳头肌和右心室壁。三尖瓣反流可以是获得性的，也可以是先天性的。获得性原因包括二尖瓣疾病导致的肺动脉高压（最常见的原因）、乳头肌断裂、风湿性心脏病、细菌性心内膜炎和类癌综合征。最常见的先天性原因是三尖瓣下移畸形。继发于二尖瓣疾病的三尖瓣反流，通过治疗二尖瓣疾病可以得到缓解。在更严重的病例中，可采用三尖瓣膜置换术或瓣膜成形术。

2.影像表现　X线胸片显示了显著的右心房和心室扩大（如图）。心脏可以严重扩大，导致所谓的"贴壁心"。鉴别诊断包括三尖瓣反流，扩张型心肌病和心包积液。超声心动图可进一步评估反流情况。一些精选筛选的病例也可以行血管造影和 MRI。MRI 可以高度准确地量化反流的严重程度。

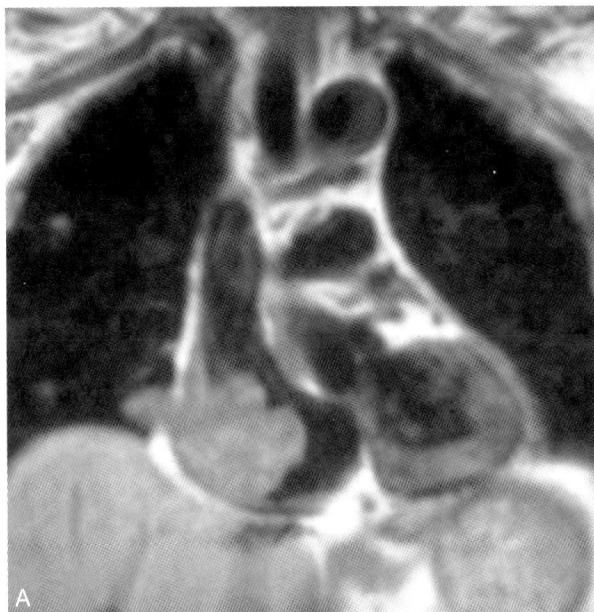

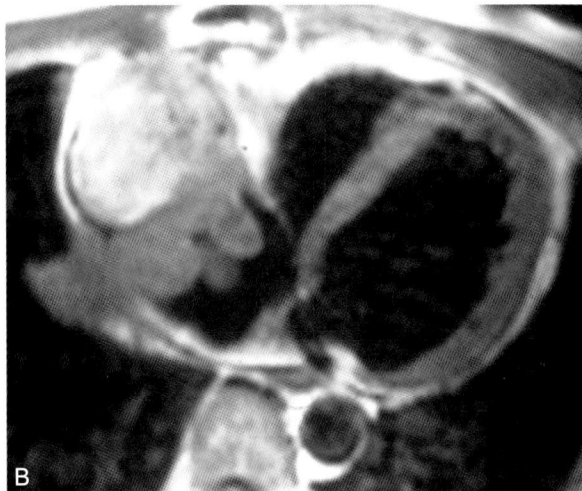

【病史】 患者有胸痛表现

1. 鉴别诊断需考虑的疾病有哪些？（多选）

　　A. 转移瘤

　　B. 脂肪瘤

　　C. 黏液瘤

　　D. 血管肉瘤

2. 心脏最常见的肿块是什么？

　　A. 血栓

　　B. 黏液瘤

　　C. 转移瘤

　　D. 血管肉瘤

3. 哪一个心腔受累？

　　A. 左心房

　　B. 左心室

　　C. 右心房

　　D. 右心室

4. 如果这是一个原发性肿瘤，则最可能的诊断是什么？

　　A. 黏液瘤

　　B. 血管肉瘤

　　C. 横纹肌肉瘤

　　D. 横纹肌瘤

病例 83

心脏血管肉瘤

1.A 和 D
2.A
3.C
4.B

【参考文献】

Randhawa K, Ganeshan A, Hoey ET.Magnetic resonance imaging of cardiac tumors: part 2, malignant tumors and tumor-like conditions.Curr Probl Diagn Radiol, 2011, 40 (4) :169-179.

【交叉引用】

Cardiac Imaging: The REQUISITES, ed 3, pp 281-282.

【解析】

1.病理、病因和治疗　约98%的心脏肿瘤是继发性肿瘤。最常见的原发性恶性肿瘤是血管肉瘤。其他原发性恶性肿瘤罕见，包括横纹肌肉瘤、平滑肌肉瘤、脂肪肉瘤和淋巴瘤。明确诊断需要心内膜活检或开胸活检。

2.MRI　MRI可以显示肿瘤的大小和位置和心脏功能。对比增强序列可以描绘肿瘤边界、浸润邻近结构的情况。强化不代表是恶性肿瘤，良性肿瘤也可强化。提示原发性恶性肿瘤的特征包括边缘不规则或模糊，具有侵袭性，扩散到心脏外（图A和图B），累及多个心腔，伴中心坏死，大量心包积液和肺部结节——提示转移瘤可能性大。

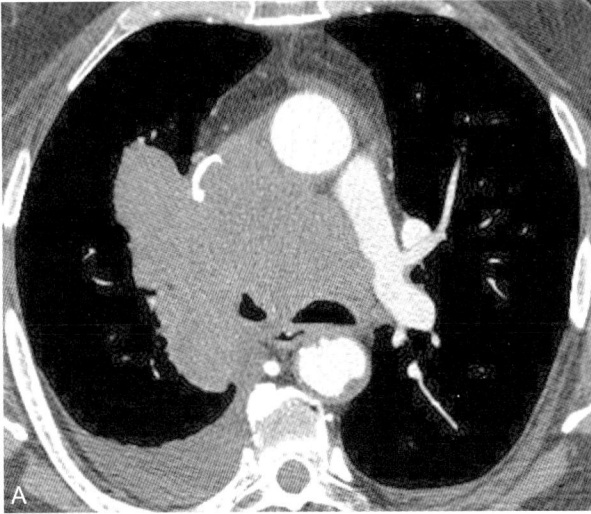

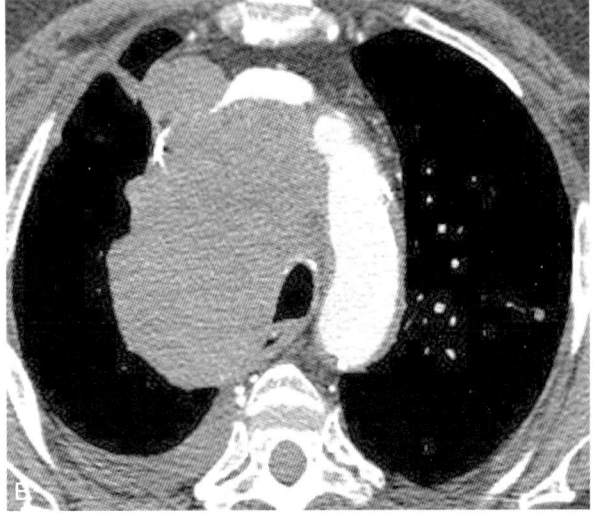

【病史】 某患者表现为面部肿胀。

1. 出现这种表现的潜在病因有哪些？（多选）

    A. 纤维性纵隔炎

    B. 淋巴瘤

    C. 血管肉瘤

    D. 肺癌

2. 哪一条血管狭窄最严重？

    A. 奇静脉

    B. 上腔静脉

    C. 降主动脉

    D. 升主动脉

3. 最可能的诊断是什么？

    A. 纤维性纵隔炎

    B. 淋巴瘤

    C. 血管肉瘤

    D. 肺癌

4. 急性起病期最恰当的治疗方法是什么？

    A. 化疗

    B. 放疗

    C. 支架

    D. 手术

病例 84

上腔静脉综合征

1. B，C 和 D
2. B
3. D
4. B

【参考文献】

[1] Sheth S, Ebert MD, Fishman EK.Superior vena cava obstruction evaluation with MDCT.AJR Am J Roentgenol, 2010, 194 (4) :W336-W346.

[2] Wilson LD, Detterbeck FC, Yahalom J.Clinical practice.Superior vena cava syndrome with malignant causes.N Engl J Med, 2007, 356 (18) :1862-1869.

【解析】

1. 临床表现和病因　上腔静脉综合征的症状和体征包括面部充血肿胀、头痛、上肢水肿，面部及上胸部静脉突出。严重的临床表现可能是致命的。大多数病例继发于支气管癌症。其他原因包括纤维性纵隔炎（最常见于组织胞浆菌病），淋巴瘤，其他恶性肿瘤和上腔静脉血栓。

2. 影像表现　CT 可以评估纵隔和显示上腔静脉狭窄（图 A 和图 B）。MRI 也可以评估静脉狭窄或闭塞，并识别狭窄的原因。

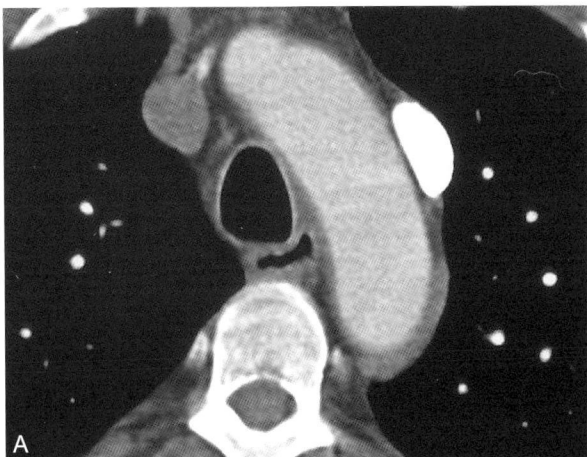

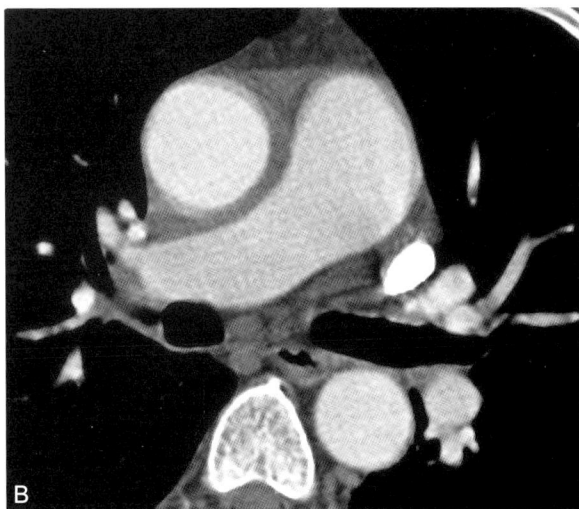

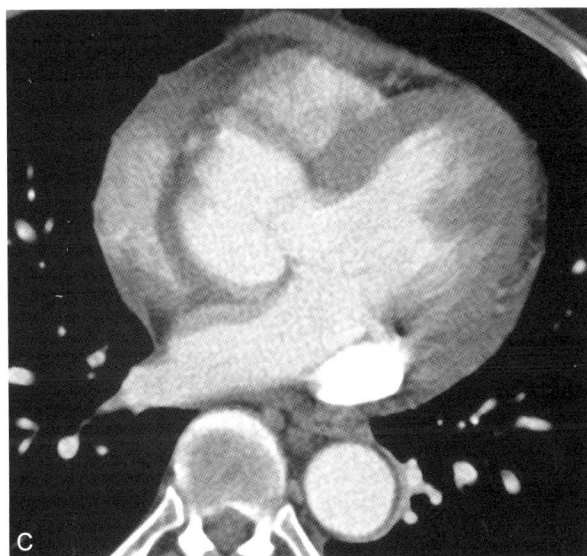

【病史】 无

1. 结合图 A 中主动脉弓左侧血管，需考虑的鉴别诊断有哪些？（多选）

    A. 上肋间动脉

    B. 半奇静脉

    C. 永存左上腔静脉（SVC）

    D. 垂直静脉

2. 结合所有图片，最可能的诊断是什么？

    A. 上肋间动脉

    B. 半奇静脉

    C. 永存左上腔静脉

    D. 垂直静脉

3. 最常连接右上腔静脉和左上腔静脉的是什么结构？

    A. 桥静脉

    B. 右头臂静脉

    C. 冠状窦

    D. 右心房

4. 下列哪一项异常发生于大多数永存左上腔静脉患者？

    A. 无其他异常

    B. 房室间隔缺损

    C. 法洛四联症

    D. 单心室

病例 85

永存左上腔静脉

1.C 和 D
2.C
3.A
4.A

【参考文献】

[1] Burney K，Young H，Barnard SA，et al.CT appearances of congenital and acquired abnormalities of the superior vena cava.Clin Radiol，2007，62（9）:837-842.

[2] Uçar O，Paşaoğlu L，Ciçekçioğlu H，et al. Persistent left superior vena cava with absent right superior vena cava：a case report and review of the literature，Cardiovasc J Afr，2010，21（3）:164-166.

【交叉引用】

Cardiac Imaging：The REQUISITES，ed 3，pp 27-29.

【解析】

1. 病因　左前主静脉在出生后仍然持续存在，则形成永存左上腔静脉（SVC）。左头臂静脉流向左 SVC，其常与冠状窦连接。冠状窦可能会因为血流的增加而扩张，尤其是没有右 SVC 的时候。大多数患者没有症状，且其他解剖正常。大多数永存左 SVC 同时也有右 SVC，因此名为"重复 SVC"。

2. 相关异常　少数情况下，左 SVC 流向左心房。在这种情况下，多种严重心脏异常可能共存，例如共同心房、房室管畸形、单心室、无脾和多脾。永存左 SVC 同样与房间隔缺损、法洛四联症和部分性和完全性肺静脉异位连接相关。

3. 影像表现　永存左 SVC 可能会在中心静脉导管、肺动脉导管和起搏器置入后发现。这种异常可能在 CT（图 A—C）或 MRI 上偶然发现，显示为主动脉弓左侧一圆形或卵圆形血管。

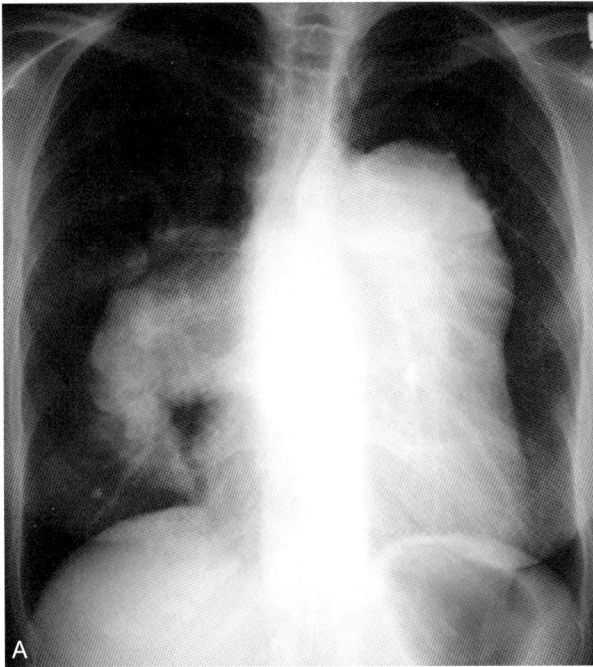

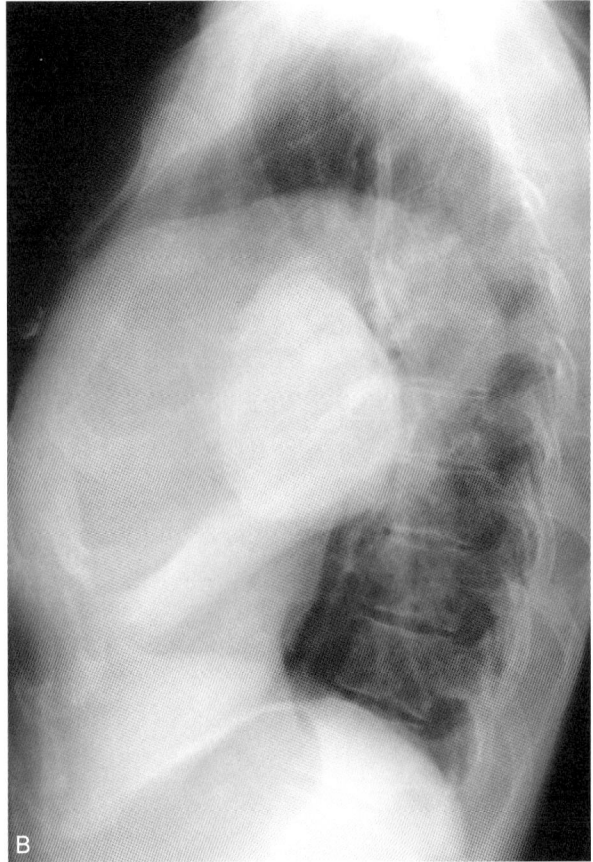

【病史】 患者表现为疲劳。

1. 鉴别诊断需考虑哪些疾病?（多选）

   A. 睡眠呼吸暂停

   B. 肺纤维化

   C. 慢性血栓栓塞

   D. 房间隔缺损

2. 患者没有发绀，有分流病变。最可能的诊断是什么?

   A. 房间隔缺损

   B. 室间隔缺损

   C. 房室间隔缺损

   D. 动脉导管未闭

3. 下列哪一项不属于艾森门格综合征的特点?

   A. 发绀

   B. 反常血栓

   C. 肺血管纹减少

   D. 左向右分流

4. 肺体循环血流比（Qp/Qs）为多少是艾森门格综合征的特征?

   A. 0.7 : 1

   B. 1 : 1

   C. 1.5 : 1

   D. 3 : 1

病例 86

房间隔缺损和艾森门格综合征

1.A，C 和 D

2.A

3.D

4.A

【参考文献】

[1] Diller GP, Gatzoulis MA.Pulmonary vascular disease in adults with congenital heart disease. Circulation, 2007, 115（8）:1039-1050.

[2] Walker CM, Reddy GP, Steiner RM.Radiology of the heart.In Rosendorff C.Essential Cardiology.ed 3.New York, Springer, 2013.

[3] Wang ZJ, Reddy GP, Gotway MB, et al. Cardiovascular shunts：MR imaging evaluation. Radiographics, 2003, 23（Spec No）:S181-S194.

【交叉引用】

Cardiac Imaging：The REQUISITES, ed 3, pp 16-18.

【解析】

1.病因和临床意义　当房间隔缺损长期存在，肺动脉压可以显著增高并导致肺动脉显著扩大。尽管许多原因可以导致肺动脉高压，但据报道，当肺动脉严重扩大时，心内分流是最常见的原因。随着肺动脉压的增高，左向右分流减少，而且如果肺动脉压最终超过体循环压时，左向右分流会变为右向左分流，称之为艾森门格综合征。在艾森门格综合征情况下，患者可能有发绀，而且反常栓塞会导致暂时性脑缺血发作或卒中。

2.影像表现　X线胸片可以显示中央肺动脉显著扩大，符合肺动脉高压表现（图A和图B）。出现艾森门格综合征时，肺血管纹减少。流速编码电影 MRI 可以获得 Qp/QS 值和量化分流的严重程度。

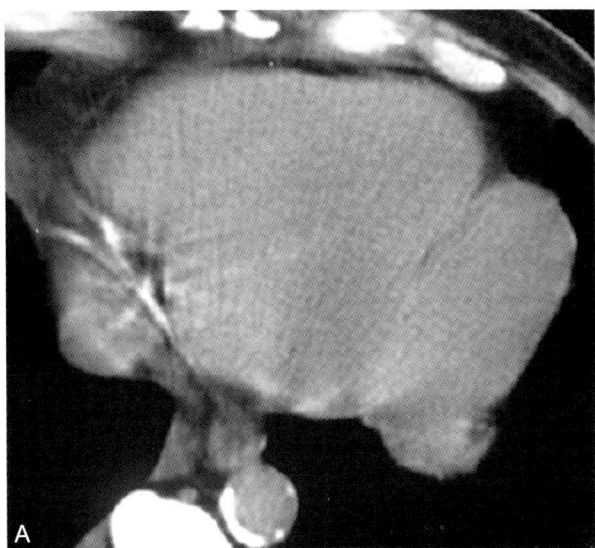

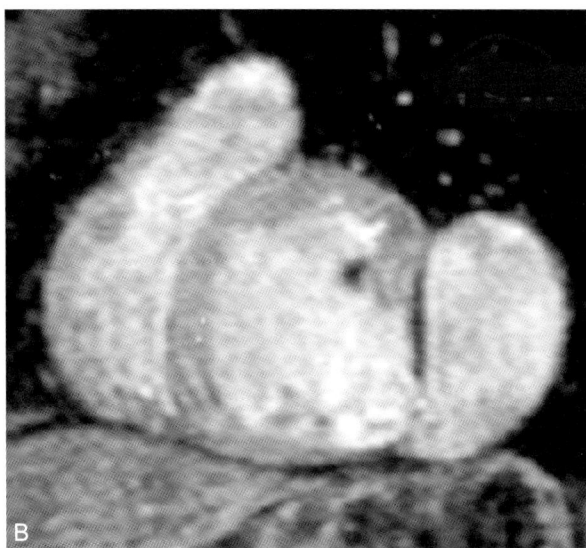

【病史】 患者 X 线胸片可见一肿块，建议行 CT 引导细针穿刺。

1. 根据图 A，需考虑的鉴别诊断有哪些？（多选）

 A. 肺癌

 B. 转移瘤

 C. 室壁瘤

 D. 心包囊肿

2. 根据图 B，最可能的诊断是什么？

 A. 肺癌

 B. 转移瘤

 C. 室壁瘤

 D. 心包囊肿

3. MRI 诊断假性动脉瘤以下哪一项特征最具特异性？

 A. 膈膜下位置

 B. 室壁瘤破裂

 C. 颈部开口狭小

 D. 大尺寸

4. 假性动脉瘤的最恰当治疗方法是什么？

 A. 无须治疗

 B. 药物治疗

 C. 支架置入

 D. 手术

病例 87

假性左室壁瘤

1.B，C 和 D
2.C
3.C
4.D

【参考文献】

White RD.MR and CT assessment for ischemic cardiac disease.J Magn Reson Imaging,2004,19（6）:659-675.

【交叉引用】

Cardiac Imaging : The REQUISITES, ed 3, pp 236-237.

【解析】

1.*病理和病因* 左室壁瘤来源于透壁性心肌梗死。真性动脉瘤局部室壁变薄和运动功能消失，伴收缩期膨胀。大多数真性动脉瘤位于左心室心尖前部且有较宽的颈部。假性动脉瘤是一个潜在的破裂灶。大多数假性动脉瘤位于心室下壁及后壁，且颈部开口狭小。

2.*治疗* 真性动脉瘤通常是药物治疗，除非出现实质性功能障碍，如心力衰竭、心律失常或周围血栓栓塞。假性动脉瘤通常是外科切除治疗，因为破裂风险高。

3.*影像表现和诊断标准* 真性和假性动脉瘤可以通过 MRI 或 CT 图像上颈部开口大小来鉴别(图 A 和图 B)。动脉瘤的位置有提示作用，但不能明确鉴别真性和假性动脉瘤。心室后下壁动脉瘤且颈部开口狭窄（< 50% 的动脉瘤直径）提示假性动脉瘤。

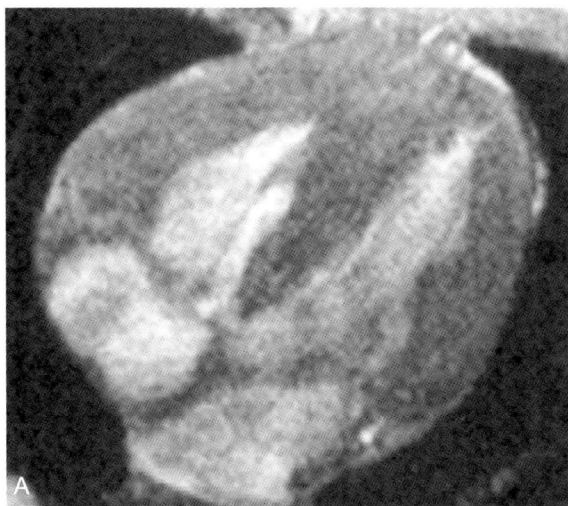

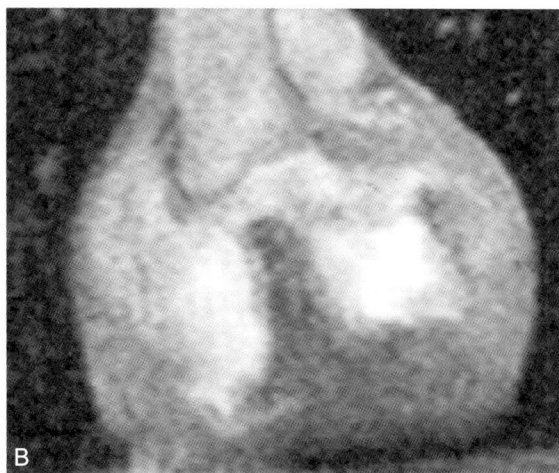

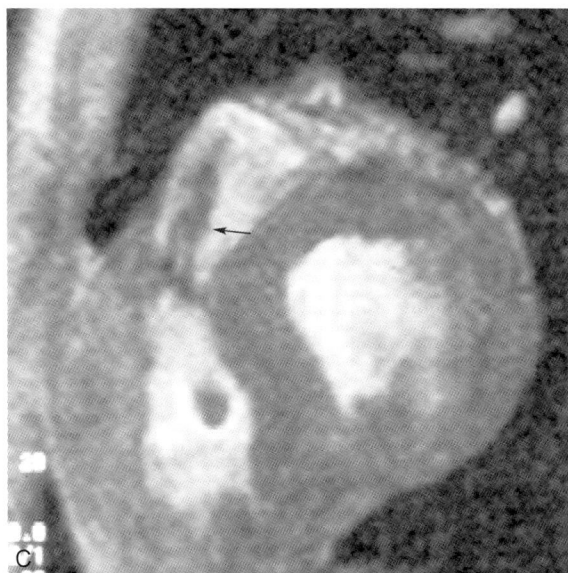

【病史】 患者有发绀表现。

1. 检查结果是什么？（多选）

    A. 右心室肥厚

    B. 主动脉骑跨

    C. 肺漏斗状狭窄

    D. 室间隔缺损

2. 最可能的诊断是什么？

    A. 房室间隔缺损

    B. 法洛四联症

    C. 大动脉转位

    D. 肺动脉闭锁伴室间隔缺损

3. 法洛四联症手术常见并发症是什么？

    A. 主动脉骑跨

    B. 右心室破裂

    C. 肺动脉狭窄

    D. 肺动脉反流

4. 图 C 中箭头所指处是什么伪影？

    A. 自旋去相位伪影

    B. 混叠伪影

    C. 磁敏感性伪影

    D. 相位卷褶伪影

病例 88

法洛四联症

1.A，B，C 和 D
2.B
3.D
4.A

【参考文献】

Reddy GP，Higgins CB.Magnetic resonance imaging of congenital heart disease：evaluation of morphology and function.Semin Roentgenol，2003，38（4）：342-351.

【交叉引用】

Cardiac Imaging：The REQUISITES，ed 3，pp 359-367.

【解析】

1. 法洛四联症的异常　法洛四联症是最常见的发绀型先天性心脏病。法洛四联症的4个原发性病变包括主动脉骑跨、室间隔缺损、肺漏斗状狭窄和右心室肥厚。肺动脉狭窄可以发生在多个水平，包括漏斗部（最常见）、瓣膜、瓣膜上和周围。约25%的法洛四联症患者有右主动脉弓，通常是镜像弓。

2. MRI　MRI 可以综合评价法洛四联症(图A—C)。对比增强磁共振血管造影（MRA）可以显示肺动脉的大小和识别周围肺动脉狭窄。流速编码电影相位对比成像可以测量存在差异的右、左肺血流量，以及量化术后患者的反流情况。电影 MRI 用来定量评价术后右心室功能。

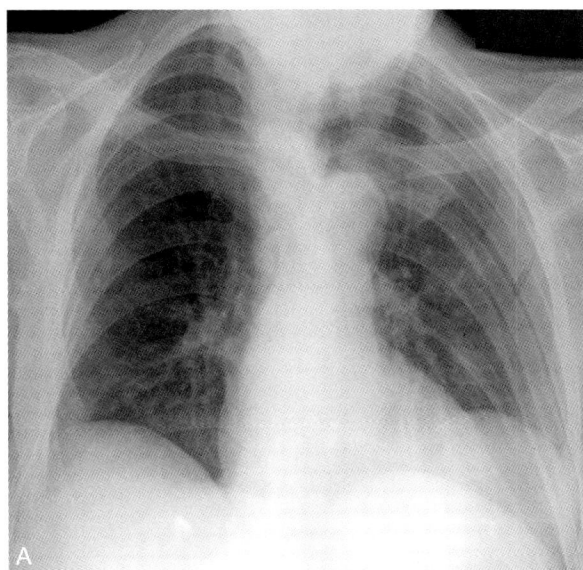

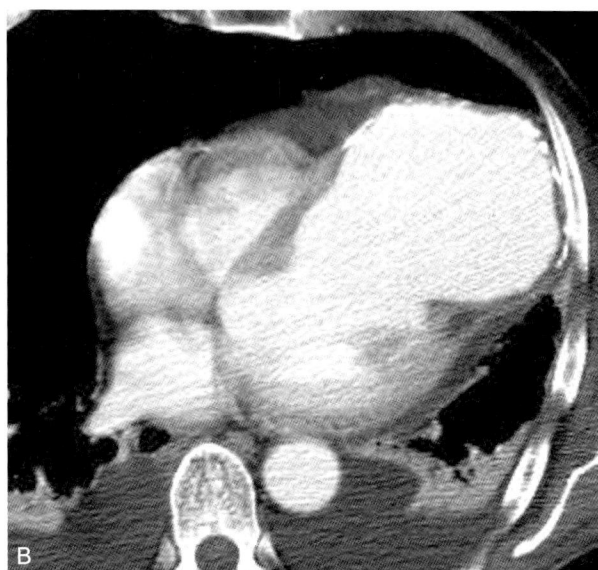

【病史】 患者有劳力性呼吸困难。

1. 根据图 A,需考虑的鉴别诊断有哪些?（多选）

A. 肺癌

B. 室壁瘤

C. 心包囊肿

D. 胸腹膜裂孔疝

2. 根据图 B，最可能的诊断是什么?

A. 肺癌

B. 室壁瘤

C. 心包囊肿

D. 胸腹膜裂孔疝

3. CT 诊断真性动脉瘤最具特异性的特征是什么?

A. 位于心尖前部

B. 室壁钙化

C. 颈部开口宽

D. 尺寸大

4. 这种动脉瘤最常见的并发症是什么?

A. 周围动脉栓塞

B. 猝死

C. 心室破裂

D. 继发性心肌梗死

病例 89

真性左室壁瘤

1.B，C 和 D
2.B
3.C
4.A

【参考文献】

White RD.MR and CT assessment for ischemic cardiac disease.J Magn Reson Imaging,2004,19 (6) :659-675.

【交叉引用】

Cardiac Imaging : The REQUISITES, ed 3, pp 235-237.

【解析】

1. *病理、病因和治疗* 左室壁瘤来源于透壁性心肌梗死。真性动脉瘤局部室壁变薄和运动功能消失，伴收缩期膨胀。大多数真性动脉瘤位于左心室心尖前部且有较宽的颈部。假性动脉瘤是一个被包裹的破裂灶。大多数假性动脉瘤位于心室下壁及后壁，且颈部开口狭小。真性动脉瘤通常是药物治疗，除非出现实质性功能障碍才会切除，如心力衰竭、心律失常或周围血栓栓塞。假性动脉瘤通常是外科手术治疗。

2. *影像检查结果和诊断标准* X线胸片可能显示左心室轮廓异常表现（图A）。可能伴有钙化或血栓（图B）。借助MRI或CT，根据动脉瘤的颈部开口大小可以鉴别真性与假性动脉瘤。颈部开口大小（＞50%的动脉瘤直径）是真性动脉瘤最具特异性的特点。真性动脉瘤通常颈部开口大小＞50%的动脉瘤直径（图B），然而假性动脉瘤通常颈部开口大小＜50%的动脉瘤直径。

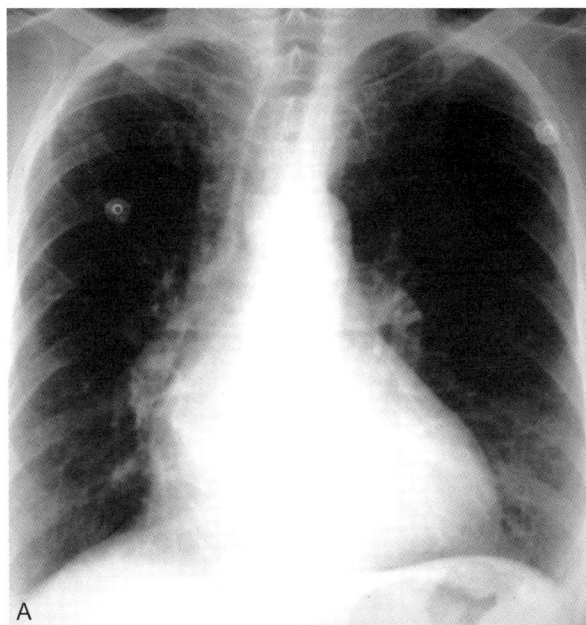

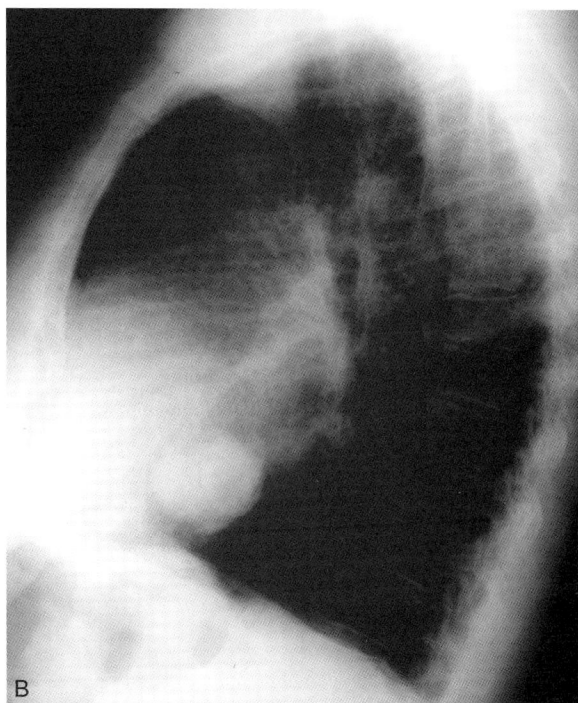

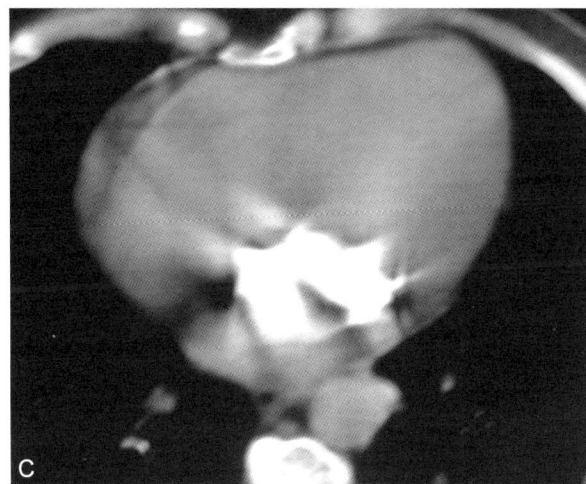

【病史】 *心力衰竭患者。*

1. 鉴别诊断需考虑哪些疾病？（多选）

    A. 转移瘤

    B. 血栓

    C. 黏液瘤

    D. 血管肉瘤

2. 心脏最常见的肿块是什么？

    A. 血栓

    B. 黏液瘤

    C. 转移瘤

    D. 血管肉瘤

3. 哪个心腔受累？

    A. 左心房

    B. 左心室

    C. 右心房

    D. 右心室

4. 最佳治疗方法是什么？

    A. 抗凝

    B. 化疗

    C. 放疗

    D. 外科切除

病例 90

左心房黏液瘤

1.B 和 C

2.A

3.A

4.D

【参考文献】

Restrepo CS，Largoza A，Lemos DF，et al.CT and MR imaging findings of malignant cardiac tumors.Curr Probl Diagn Radiol，2005，34（1）:12-21.

【交叉引用】

Cardiac Imaging：The REQUISITES，ed 3，pp 280-281.

【解析】

1.临床特点和治疗 黏液瘤通常位于左心房，是最常见的良性心脏肿瘤之一。黏液瘤患者可能没有症状，或者出现二尖瓣狭窄症状或全身症状，如发热、贫血和红细胞沉降率增加。可以发生体循环黏液瘤栓塞，导致暂时性缺血发作，卒中或其他系统器官疾病。其他并发症包括二尖瓣闭塞和恶变。尽管此肿瘤是良性的，但也通常需外科手术切除。

2.影像表现 黏液瘤边界清楚，常通过一细蒂与房间隔卵圆窝连接。黏液瘤与心房壁以宽基底部连接少见。X线胸片可以显示一肿块或无特异性发现（图A和图B）。黏液瘤可以钙化（图C），尽管致密钙化不常见。在黑血序列MRI成像上，采用对比剂后常可强化。由于纤维化、钙化或铁沉积，黏液瘤在稳态自由进动MRI成像上可表现为黑色信号，与血栓表现类似。在黑血成像上寻找对比增强信号以鉴别黏液瘤和血栓具有重要意义，血栓不强化。

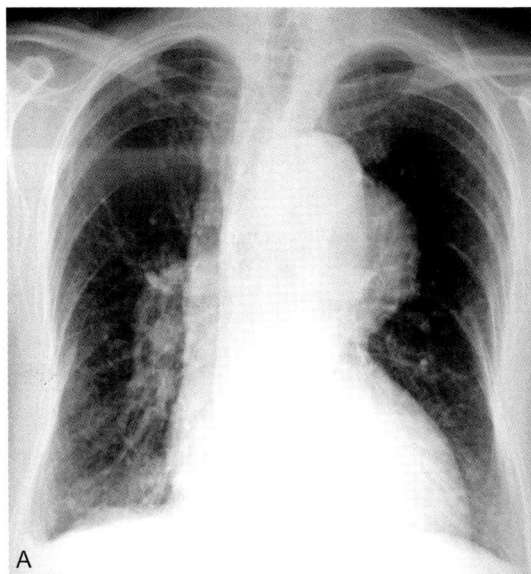

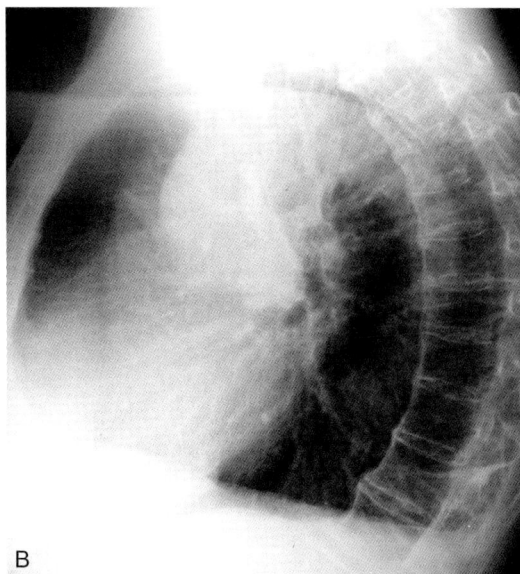

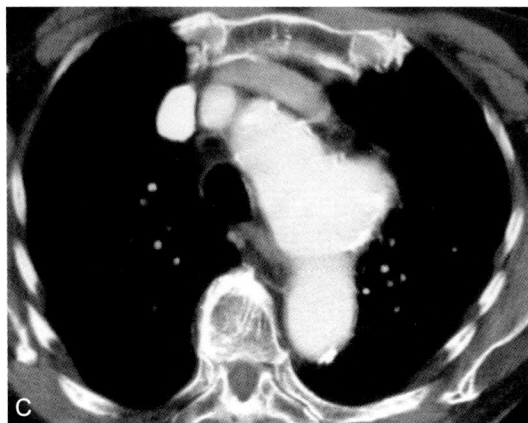

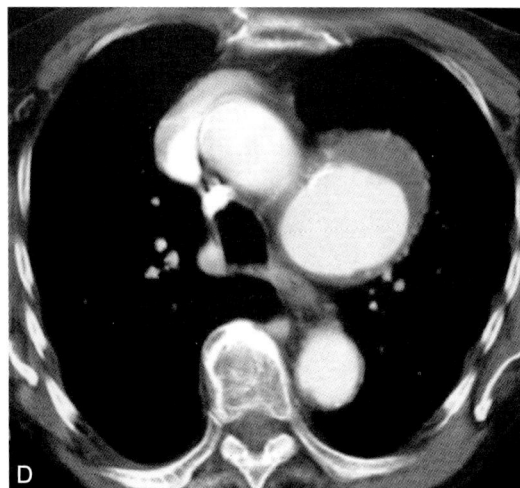

【病史】 患者表现为咳嗽。

1. 结合图 A 和图 B,需考虑的鉴别诊断有哪些?
   (多选)

   A. 支气管源性囊肿

   B. 淋巴结病

   C. 主动脉瘤

   D. 肺动脉瘤

2. 根据图 C 和图 D,最可能的诊断是什么?

   A. 导管动脉瘤

   B. 主动脉弓动脉瘤

   C. 创伤性假性动脉瘤

   D. 双主动脉弓

3. 主动脉瘤最常见的原因是什么?

   A. 主动脉环扩张

   B. 梅毒

   C. 大动脉炎

   D. 动脉粥样硬化

4. 与 CT 相比,MRI 评估胸主动脉瘤的优势是
   什么?

   A. 多平面成像能力

   B. 更好的空间分辨率

   C. 无须对比剂

   D. 在心律失常患者成像更好

病例 91

主动脉弓动脉瘤

1.A，B，C 和 D
2.B
3.D
4.C

【参考文献】

Reddy GP, Gunn M, Mitsumori LM, et al.Multislice CT and MRI of the thoracic aorta.In Webb WR, Higgins CB.Thoracic imaging : pulmonary and cardiovascular radiology.ed 2.Philadelphia : Lippincott Williams & Wilkins, 2010.

【交叉引用】

Cardiac Imaging : The REQUISITES, ed 3, pp 377-379.

【解析】

1.临床特点　当胸主动脉直径超过 4cm 时，可考虑为胸主动脉扩大。当胸主动脉直径 > 5cm 时，则称之为胸主动脉瘤。主动脉最大直径是破裂风险的重要决定性因素。如果动脉直径达到 6cm 或以上，则短期破裂的风险 > 30%。动脉粥样硬化是胸主动脉瘤的最常见原因。动脉瘤最常发生于升主动脉和主动脉弓。

2.真性和假性动脉瘤　对于主动脉真性动脉瘤，主动脉壁的三层结构均是完整的。与之相反，假性动脉瘤源于主动脉壁的一层或多层局部破裂，可能被动脉外膜包裹，周围为纤维组织。

3.影像表现　CT 和 MRI 是评估胸主动脉瘤的最佳影像检查方法（图 A–D）。在 CT 和 MRI 成像上，真性动脉瘤颈部开口宽（正如本病例所示），假性动脉瘤颈部开口狭窄（< 50% 的动脉瘤直径）。真性动脉瘤最常是由于动脉粥样硬化引起的。其他病因包括感染、结缔组织病如马方综合征、主动脉炎、特发性囊性中层坏死、继发于主动脉瓣疾病的并发症、残存导管动脉瘤等。在胸主动脉瘤的影像评估中，附壁血栓的表现在周围性栓塞患者中具有重要意义。

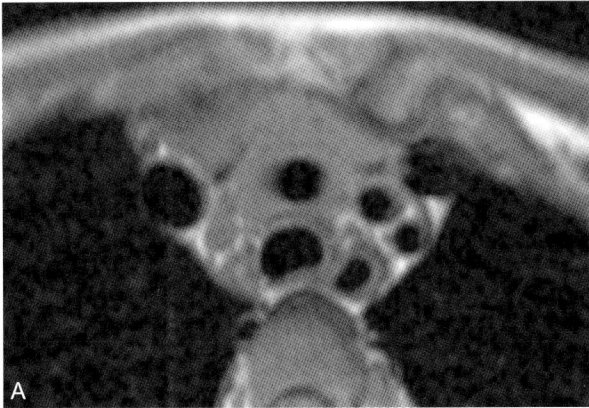

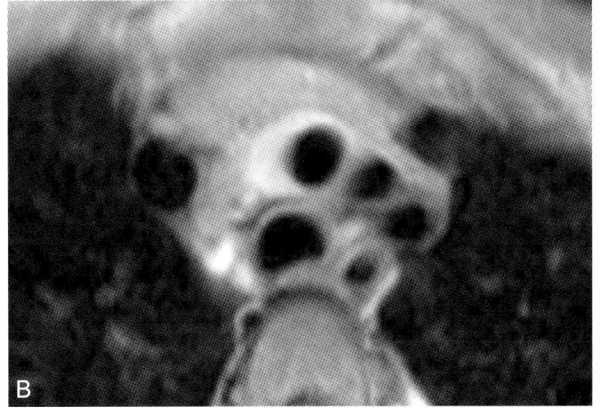

【病史】 患者表现为低热。

1. 两组图片描绘了哪些动脉？（多选）

    A. 主动脉

    B. 头臂动脉

    C. 左颈总动脉

    D. 左锁骨下动脉

2. 哪一条动脉血管壁增厚、强化？

    A. 主动脉

    B. 头臂动脉

    C. 左颈总动脉

    D. 左锁骨下动脉

3. 在年轻患者最可能的诊断是什么？

    A. 马方综合征

    B. 感染性动脉炎

    C. 大动脉炎

    D. 急性出血

4. 此种疾病最常累及的是什么动脉？

    A. 主动脉

    B. 肺动脉

    C. 头臂动脉

    D. 锁骨下动脉

病例 92

大动脉炎

    1.B，C 和 D
    2.B
    3.C
    4.A

【参考文献】

[1] Gotway MB，Araoz PA，Macedo TA，et al.Imaging findings in Takayasu.s arteritis.AJR Am J Roentgenol，2005，184（6）:1945-1950.

[2] Reddy GP，Gunn M，Mitsumori LM，et al.Multislice CT and MRI of the thoracic aorta. In Webb WR，Higgins CB.Thoracic imaging : pulmonary and cardiovascular radiology.ed 2.Philadelphia : Lippincott Williams & Wilkins，2010.

【交叉引用】

Cardiac Imaging : The REQUISITES，ed 3，pp 393-394.

【解析】

    1.临床特点   大动脉炎是一种特发性疾病，以主动脉和（或）主动脉弓血管壁增厚、主动脉及其分支狭窄为特征。也可累及其他动脉，如肺动脉。

    2.影像表现   在大动脉炎中，MRI 和 CT 可以显示狭窄（图 A 和图 B）、闭塞、主动脉及其分支扩张，或者 3 种病变同时存在。在动脉炎活动期，钆增强 MRI 显示受累血管壁增厚伴强化（图 B）。在主动脉弓或腹主动脉严重狭窄或闭塞的情况下，非侵入性检查方法如 MRI 或 CT 可能非常有价值，因为血管造影术难以将造影导管送至胸主动脉。

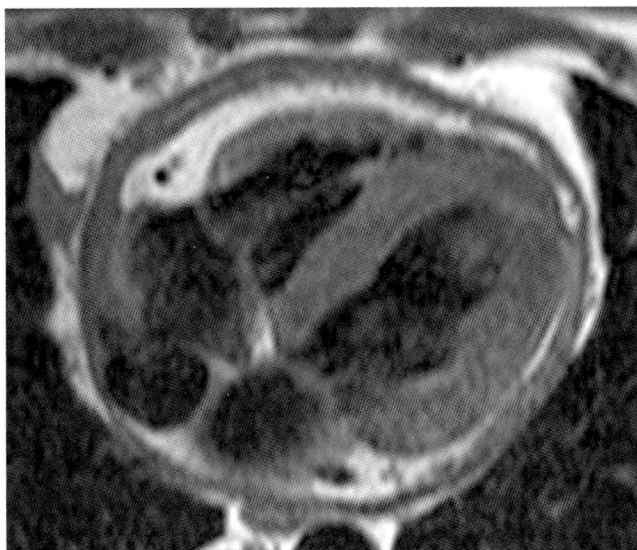

【病史】 患者表现为进行性劳力性呼吸困难和足部水肿。

1. 导致这种结果的原因有哪些？（多选）

    A. 心脏直视手术

    B. 放疗

    C. 病毒感染

    D. 结核感染

2. 心包有什么异常？

    A. 积液

    B. 增厚

    C. 钙化

    D. 结节

3. 考虑到患者的症状，最可能的诊断是什么？

    A. 急性心包炎

    B. 缩窄性心包炎

    C. 心脏压塞

    D. 肿瘤

4. 最恰当的治疗是什么？

    A. 抗生素

    B. 心包剥离

    C. 心包穿刺

    D. 放疗

病例 93

缩窄性心包炎

1.A，B，C 和 D
2.B
3.B
4.B

【参考文献】

[1] Wang ZJ，Reddy GP，Gotway MB，et al.CT and MR imaging of pericar-dial disease.Radiographics，2003，23（Spec No）:S167-S180.

[2] Yared K，Baggish AL，Picard MH，et al. Multimodality imaging of peri-cardial diseases，JACC Cardiovasc Imaging，2010，3（6）:650-660.

【交叉引用】

Cardiac Imaging：The REQUISITES，ed 3，pp 269-271.

【解析】

1.病因和生理　当心室舒张受限，心房压等于心室压，这种缩窄性或限制型的生理功能改变发生时，可以出现缩窄性心包炎。患者的症状与充血性心力衰竭患者的症状相似。体格检查会发现典型的库斯莫尔征（Kussmaul 征），是由于吸气时颈静脉压反常升高引起的。导致缩窄性心包炎的原因包括心脏直视手术、病毒感染和结核性心包炎（发达国家少见）。

2.治疗　缩窄性心包炎和限制型心肌病有相似的临床表现，超声心动图和心导管检查结果也相似。但是鉴别这两种疾病至关重要，因为缩窄性心包炎患者可以从心包切除术中获益，而限制型心肌病预后差，必须要药物治疗或心脏移植。

3.影像表现　出现缩窄型/限制型生理功能改变的患者，MRI 成像显示心包增厚（≥4mm）能够确立诊断缩窄性心包炎（如图）。舒张期室间隔功能障碍（室间隔抖动征）是电影 MRI 检查的另一项重要发现。辅助诊断检查结果包括下腔静脉、肝静脉和右心房扩张，伴缩窄、管状右心室。在不伴有缩窄型生理功能改变的情况下也可出现心包增厚。只有在伴有缩窄型/限制型生理功能改变的临床背景下才能诊断缩窄性心包炎。

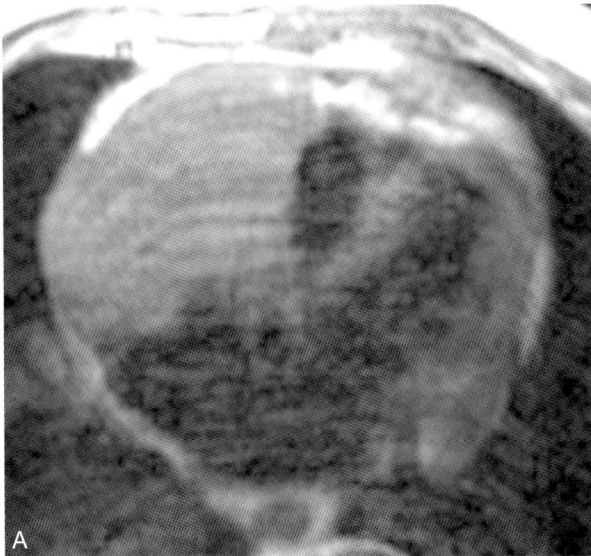

A

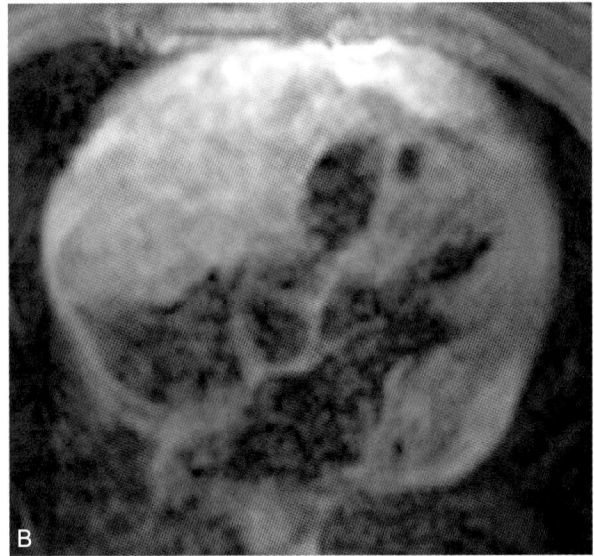

B

【病史】 患者表现为呼吸急促。

1. 鉴别诊断需考虑的疾病有哪些？（多选）

　A. 转移瘤

　B. 淋巴瘤

　C. 黏液瘤

　D. 血管肉瘤

2. 心脏最常见的肿块是什么？

　A. 血栓

　B. 黏液瘤

　C. 转移瘤

　D. 血管肉瘤

3. 哪一项影像特征提示该肿块是肿瘤，而不是血栓？

　A. 强化

　B. 稳态自由进动成像黑色信号

　C. 大小

　D. 钙化

4. MRI 成像描绘了下列哪一项恶性特征？

　A. 向心外扩展

　B. 累及多个心腔

　C. 大量心腔积液

　D. 中央坏死

病例 94

心脏淋巴瘤

1.A，B 和 D
2.A
3.A
4.B

【参考文献】

Randhawa K，Ganeshan A，Hoey ET.Magnetic resonance imaging of cardiac tumors：part 2，malignant tumors and tumor-like conditions.Curr Probl Diagn Radiol，2011，40（4）:169-179.

【交叉引用】

Cardiac Imaging：The REQUISITES，ed 3，pp 277-278.

【解析】

1.病因和诊断　98% 的心脏肿瘤是继发性肿瘤，最常来源于直接蔓延（淋巴瘤、乳腺癌、肺癌转移）和血液播散（黑色素瘤、肺癌、乳腺癌）。其他原发性恶性肿瘤罕见，包括血管肉瘤、横纹肌肉瘤、平滑肌肉瘤、脂肪肉瘤和淋巴瘤。肾细胞癌患者，肿瘤细胞可以通过下腔静脉进入右心房。当患者身体其他部位有已知恶性肿瘤时，则最可能的诊断是继发性肿瘤心脏受累。通过心内膜活检或开胸活检可以做出确定诊断。

2.影像表现　MRI 可以显示肿瘤大小和位置，以及心脏功能。对比增强序列可以描绘肿瘤边缘及邻近组织的浸润情况。强化不一定代表是恶性肿瘤，良性肿瘤也可强化。提示是原发性心脏恶性肿瘤的特征包括边缘不规则或边界不清，具有侵袭性，向心外扩展，累及多个心腔，伴中央坏死，大量胸腔积液和肺结节。这些特征也提示发生转移可能性大。该病例患者有非霍奇金淋巴瘤，累及纵隔及心脏（图 A 和图 B）。

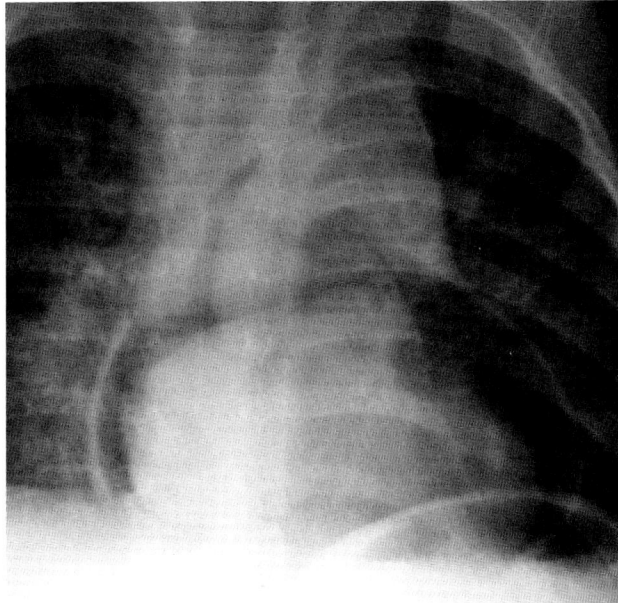

【病史】 气管插管患者行影像检查。

1. 导致这种结果的病因有哪些？（多选）

   A. 创伤

   B. 心包穿刺术

   C. 气压伤

   D. 恶性肿瘤

2. 婴儿患者导致这种结果的最常见原因是什么？

   A. 创伤

   B. 心包穿刺术

   C. 气压伤

   D. 恶性肿瘤

3. 在恶性肿瘤的情况下，下列哪一项不是导致这种结果的原因？

   A. 食管瘘

   B. 气管瘘

   C. 支气管瘘

   D. 主动脉瘘

4. 气压伤如何导致心包积气？

   A. 间质内气体沿着肺血管渗入

   B. 发生气胸并与心包相连

   C. 纵隔气肿并与心包相连

   D. 支气管与心包之间形成瘘管

病例 95

心包积气

1.A，B，C 和 D
2.C
3.D
4.A

【参考文献】

[1] Katabathina VS，Restrepo CS，Martinez-Jimenez S，et al.Nonvascular，nontraumatic mediastinal emergencies in adults：a comprehensive review of imaging findings.Radiographics，2011，31 (4)：1141-1160.

[2] Trotman-Dickenson B.Radiology in the intensive care unit (part 2)．J Intensive Care Med，2003，18 (5)：239-252.

【解析】

1.病因 心包积气是最常见的创伤后或医源性损伤。心包穿刺后，心包内常见少量空气，但是大量心包积气不常见。气压伤诱导的心包积气最常见于儿童和婴儿。在婴儿，气压伤可以导致大量心包积气。气压伤导致肺泡破裂，空气均匀地沿着肺支气管血管束进入纵隔。最常导致纵隔气肿，但也可能导致心包积气。在这种情况下，心包积气通常是自限性的，且可以自行吸收。罕见情况下，可以出现食管心包瘘，有时继发于恶性肿瘤。在这种情况下，患者可能出现心包积液、积气。

2.影像表现 X 线胸片和 CT 可以显示心包腔内有气体（如图）。出现血流动力学衰竭可以诊断张力性心包积气。张力性心包积气是致命的。CT 和 MRI 影像检查提示心脏压塞，包括心脏前面受压、下腔静脉扩张和心腔受压或移位。心脏压塞患者需行紧急心包减压以防死亡。

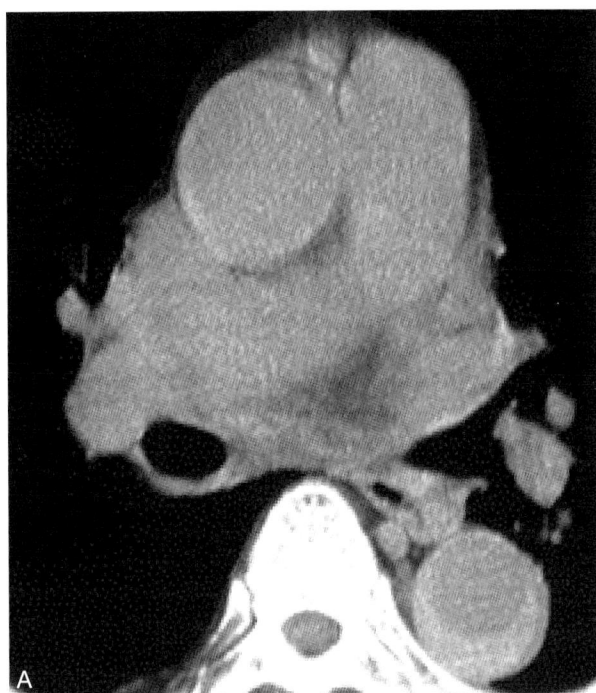

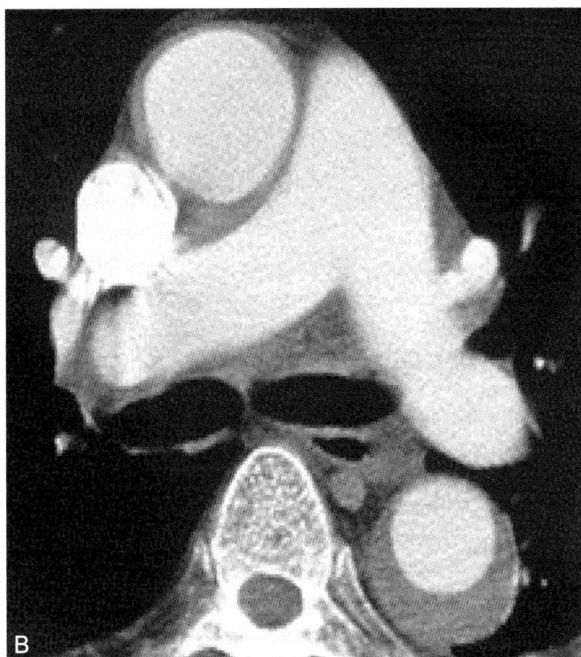

【病史】 患者表现为胸痛。

1. 急性主动脉综合征包含以下哪些疾病？（多选）

   A. 动脉瘤

   B. 夹层

   C. 壁内血肿

   D. 穿透性溃疡

2. 最可能的诊断是什么？

   A. 动脉瘤

   B. 夹层

   C. 壁内血肿

   D. 穿透性溃疡

3. 导致这种结果的最可能原因是什么？

   A. 血管滋养管破裂

   B. 与主动脉腔相通

   C. 创伤

   D. 静脉出血

4. 最佳治疗方法是什么？

   A. 无须治疗

   B. 抗高血压药物治疗

   C. 抗凝

   D. 手术

病例97

动脉导管未闭（PDA）

1.B 和 C
2.C
3.A
4.A

【参考文献】

[1] Higgins CB.Radiography of congenital heart disease. In Webb WR, Higgins CB.Thoracic imaging: pulmonary and cardiovascular radiology.ed 2.Philadelphia: Lippincott Williams & Wilkins, 2010.

[2] Kilner PJ.Imaging congenital heart disease in adults. Br J Radiol, 2011, 84 (Spec No 3):S258-S268.

[3] Wang ZJ, Reddy GP, Gotway MB, et al. Cardiovascular shunts: MR imaging evaluation. Radiographics, 2003, 23 (Spec No):S181-S194.

【交叉引用】

Cardiac Imaging: The REQUISITES, ed 3, pp 345-349.

【解析】

1.胚胎学、临床特点和治疗　在胎儿期，动脉导管连接降主动脉近端和肺动脉干或左肺动脉，允许右心室供血绕过肺部直接到达体循环。出生后随着循环血中局部氧分压增高，动脉导管通常关闭；如果动脉导管没有关闭，可以在出生第一周予以吲哚美辛治疗，尤其是早产儿。如果动脉导管持续开放，则会出现肺动脉高压。如果没有合并其他异常，动脉导管未闭可采取外科结扎或经导管弹簧圈栓塞治疗。

2.影像表现　X线胸片可以显示肺血管纹增加和左心房及主动脉弓扩大（如图）。超声心动图描绘病变的部位及大小。在某些患者可使用 MRI 更好地描绘病变或量化肺体循环血流比（Qp/Qs），Qp/Qs 可以提示分流的严重程度。

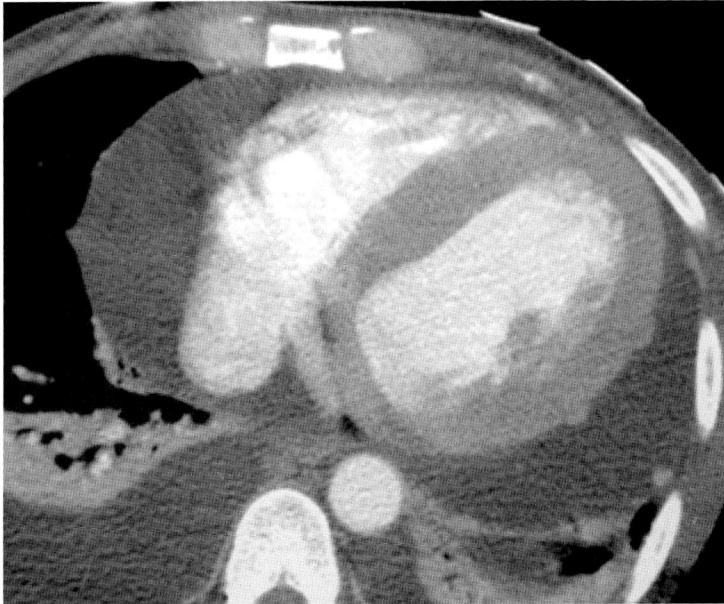

【病史】 乳腺癌患者行影像学检查。

1. 需考虑的鉴别诊断有哪些？ （多选）

　　A. 转移瘤

　　B. 病毒性心包炎

　　C. 心脏压塞

　　D. 淋巴瘤

2. 下列哪一项对于恶性积液最具特异性？

　　A. 密度高液体

　　B. 结节

　　C. 增厚

　　D. 强化

3. 最可能的诊断是什么？

　　A. 转移瘤

　　B. 病毒性心包炎

　　C. 心脏压塞

　　D. 淋巴瘤

4. 奇脉有什么临床意义？

　　A. 心脏压塞

　　B. 肿瘤

　　C. 缩窄

　　D. 出血

病例 98

心包转移瘤

1.A 和 D
2.B
3.A
4.A

【参考文献】

[1] Wang ZJ, Reddy GP, Gotway MB, et al. Cardiovascular shunts : MR imaging evaluation. Radiographics, 2003, 23 (Spec No) :S181-S194.

[2] Yared K, Baggish AL, Picard MH, et al. Multimodality imaging of peri-cardial diseases, JACC Cardiovasc Imaging, 2010, 3 (6) :650-660.

【交叉引用】

Cardiac Imaging : The REQUISITES, ed 3, pp 277-278.

【解析】

1. 发病机制及病因　心包转移瘤比心包原发性肿瘤更常见。肿瘤细胞可以通过淋巴或血液播散种植于心包，或者肺癌或纵隔肿瘤直接侵犯心包。乳腺癌和肺癌是最常见的累及心包的肿瘤，其次是淋巴瘤和黑色素瘤。

2. 影像表现和诊断特点　在 CT 和 MRI 成像上，若出现心包积液伴心包不规则增厚、心包结节，或者出现心包肿块，则提示心包转移瘤（如图）。心包积液可能是血性的，在自旋回波序列 MRI 成像上表现为高信号。恶性肿瘤通常在使用对比剂后强化。

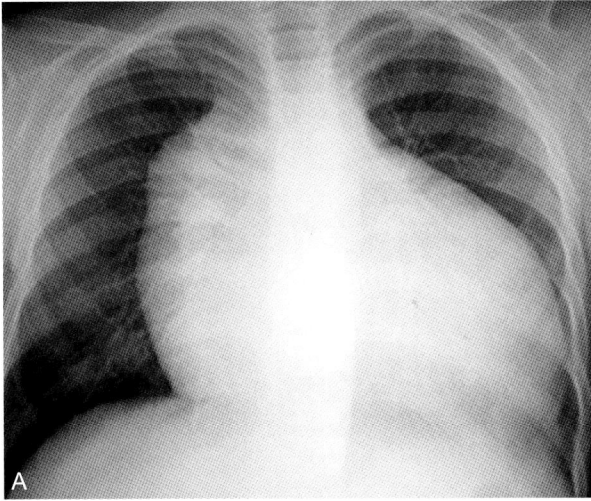

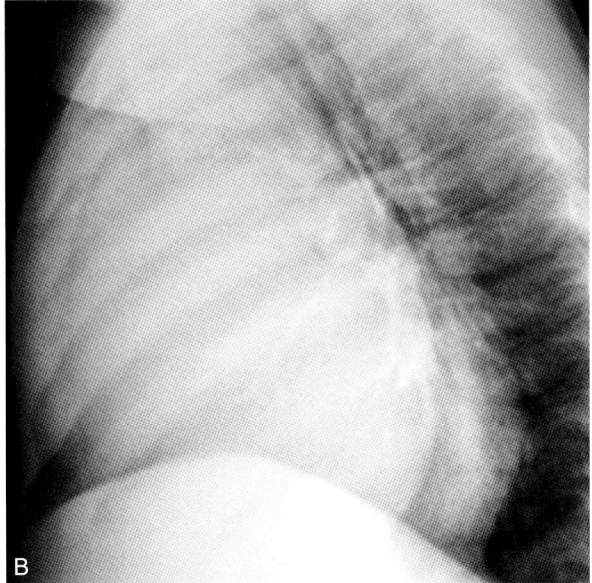

【病史】 患者有发绀表现。

1. 以下哪些疾病在 X 线胸片上特征性表现为肺血管纹减少？（多选）

   A. 三尖瓣下移畸形

   B. 永存动脉干

   C. 法洛四联症

   D. 肺动脉闭锁伴室间隔缺损

2. 该患者最可能的诊断是什么？

   A. 三尖瓣下移畸形

   B. 永存动脉干

   C. 法洛四联症

   D. 肺动脉闭锁伴室间隔缺损

3. 哪一个瓣膜最可能是异常的？

   A. 二尖瓣

   B. 主动脉瓣

   C. 三尖瓣

   D. 肺动脉瓣

4. 哪一项影像检查方法能够最好地评估瓣叶？

   A. 超声心动图

   B. CT

   C. MRI

   D. 血管造影

病例 99

三尖瓣下移畸形

1. A，C 和 D
2. A
3. C
4. A

【参考文献】

Higgins CB.Radiography of congenital heart disease.In Webb WR，Higgins CB.Thoracic imaging：pulmonary and cardiovascular radiology.ed 2.Philadelphia：Lippincott Williams & Wilkins，2010.

【交叉引用】

Cardiac Imaging：The REQUISITES，ed 3，pp 206-207.

【解析】

1. 病因和生理　三尖瓣下移畸形是一种先天性病变，以三尖瓣畸形为特点，隔膜和后瓣叶移位至心尖部，导致三尖瓣反流。一部分右心室在功能上并入右心房，称之为"右室房化"，尽管右心室房化部分在心室收缩期收缩。三尖瓣反流导致严重的右心室和右心房扩大。三尖瓣反流同时合并存在房间隔缺损导致右向左分流。肺血管纹减少，并可出现发绀表现。三尖瓣下移畸形常与房间隔缺损或卵圆窝未闭相关。其余的包括室上性心动过速（25%～50%），肺动脉闭锁或狭窄（25%）和预激综合征（10%）。在妊娠的头 3 个月内，孕妇使用含锂药物会导致三尖瓣下移畸形。

2. 影像表现　X 线胸片特征性表现为心脏显著扩大，尤其是右心房和心室（图 A 和图 B）。超声心动图用于进一步评估心脏扩大情况。MRI 也可以评估解剖情况及量化分流的严重程度。如同超声心动图，MRI 也能评估心脏扩大情况，并且还可以为声窗受限的患者提供更多可靠且可重复获得的信息。它可以评估右心室大小及功能，且能够准确量化三尖瓣反流容积，对于这些患者瓣膜手术时机有着直接的影响。

3. 鉴别诊断　一些其他罕见情况也可能表现为发绀，心脏肥大和肺血管纹减少，包括：①严重肺动脉狭窄伴限制型房间隔缺损；②三尖瓣闭锁伴限制型房间隔缺损；③肺动脉闭锁伴限制型室间隔缺损。

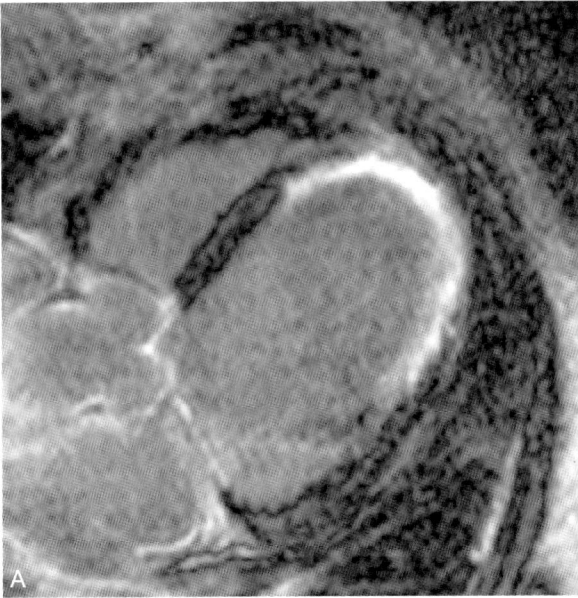

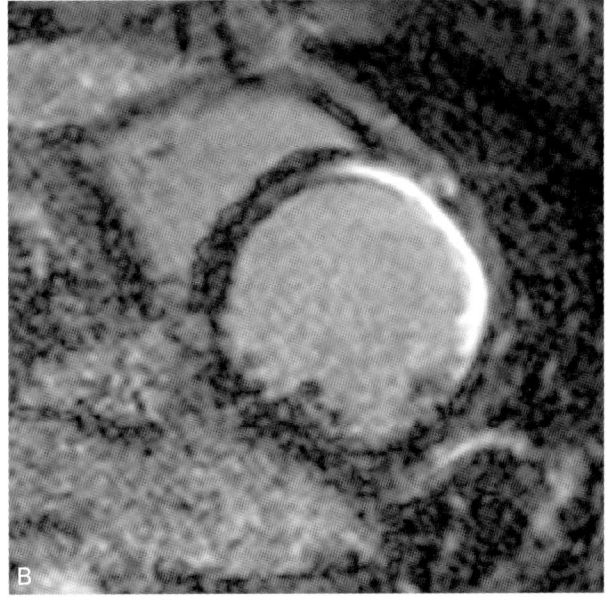

【**病史**】 患者超声心动图显示室壁运动功能减退。

1. 哪一心室壁显示广泛异常？（多选）

    A. 前壁

    B. 间隔

    C. 侧壁

    D. 心尖

2. 哪一条血管受累？

    A. 左出干

    B. 左前降支

    C. 左回旋支

    D. 右冠状动脉

3. 诊断是什么？

    A. 心肌冬眠

    B. 心肌梗死

    C. 心肌炎

    D. 心肌病

4. 最佳治疗方法是什么？

    A. 无须治疗

    B. 药物治疗

    C. 血管成形术和支架置入

    D. 心脏旁路移植手术

病例 100

心肌梗死

1. A 和 D
2. B
3. B
4. B

【参考文献】

Reddy GP, Pujadas S, Ordovas KG, et al.MR imaging of ischemic heart disease.Magn Reson Imaging Clin N Am, 2008, 16 (2) :201-212.

【交叉引用】

Cardiac Imaging : The REQUISITES, ed 3, pp 74-76.

【解析】

1. 临床问题　在左心室局部功能受损患者，心肌活性测定对于治疗的选择具有重要意义。在慢性功能不良的情况下，有活性但功能较差的心肌，称之为"冬眠心肌"。无活性心肌代表梗死。血运重建过程，如球囊血管成形术或支架置入或心脏旁路移植术，可以增强冬眠心肌的收缩力。然而非活性心肌不能从血运重建中获益。

2. 影像表现和治疗　MRI 心肌活性成像大约在静脉注射钆螯合物对比剂 10min 后执行。正常心肌在注射对比剂后不久就强化，但是对比剂很快从活性心肌中流出。只有非活性心肌在延迟显像（10min）强化（图 A 和图 B）。如果非活性心肌累及超过 50% 的心肌厚度，则血运重建是无益的。然而，如果非活性心肌累及少于 50% 的心肌厚度（如仅限于心内膜下区域），则血运重建是有益的。MRI 经常可以辨别非活性心肌是否累及超过或少于 50% 的心肌厚度，在活性测定方面优于 PET。

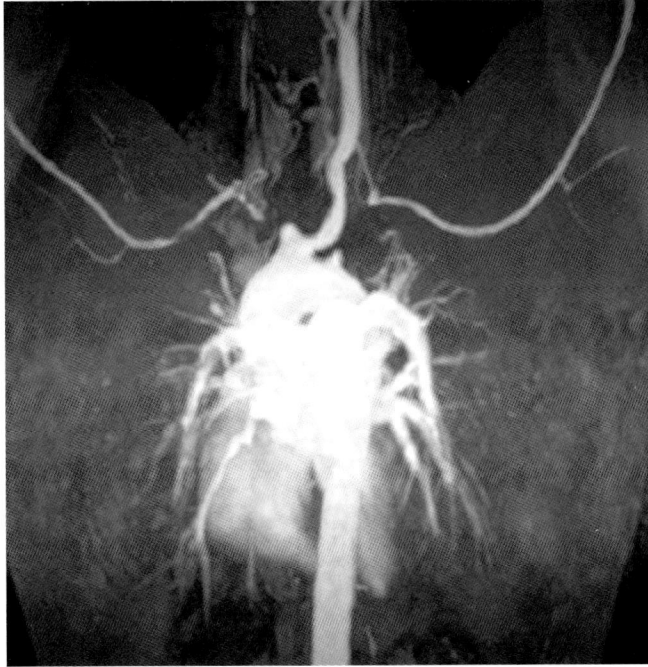

【病史】 32 岁女性患者，表现为运动诱发的头晕。

1. 哪一条动脉是闭塞的？（多选）

　　A. 主动脉

　　B. 头臂动脉

　　C. 左颈总动脉

　　D. 左锁骨下动脉

2. 以下哪条血管供血左侧的闭塞动脉？

　　A. 椎动脉

　　B. 甲状颈干

　　C. 肋颈干

　　D. 胸廓内动脉

3. 最可能的诊断是什么？

　　A. 大动脉炎

　　B. 动脉粥样硬化

　　C. 巨细胞动脉炎

　　D. 马方综合征

4. 导致患者症状的最可能原因是什么？

　　A. 巨细胞动脉炎

　　B. 椎动脉闭塞

　　C. 短暂性脑缺血发作

　　D. 锁骨下动脉盗血综合征

病例101

继发于大动脉炎的锁骨下动脉盗血综合征

1.B 和 D

2.A

3.A

4.D

【参考文献】

[1] Bitar R, Gladstone D, Sahlas D, et al.MR angiography of subclavian steal syndrome : pitfalls and solutions.AJR Am J Roentgenol, 2004, 183 (6) :1840-1841.

[2] Van Grimberge F, Dymarkowski S, Budts W, et al.Role of magnetic resonance in the diagnosis of subclavian steal syndrome.J Magn Reson Imaging, 2000, 12 (2) :339-342.

[3] Vummidi D, Reddy GP.Subclavian steal syndrome. In Ho VB, Reddy GP.Cardiovascular Imaging.St Louis : Saunders, 2010.

【解析】

1.临床特点　锁骨下动脉盗血现象典型表现是锁骨下动脉狭窄或闭塞，椎动脉血液反流，以重建锁骨下动脉的供血。病因包括动脉粥样硬化和大动脉炎。神经系统症状不常见，但是当它们出现时，可诊断为锁骨下动脉盗血综合征。神经系统症状包括头晕、眩晕、上肢麻木和短暂性脑缺血发作。锁骨下动脉盗血综合征很少引起卒中。

2.影像表现　诊断可以通过多普勒超声成立，超声显示椎动脉内血液反流。MRI 和 CT 可以显示狭窄或闭塞的血管和锁骨下动脉重构（如图）。相位对比 MRI 和时间飞逝法（TOF），MRA 可以识别椎动脉内血流逆行。

3.治疗　锁骨下动脉盗血现象不伴神经系统症状不需要治疗，且患者通常为良性病程。锁骨下动脉盗血综合征的治疗目标是修复锁骨下动脉狭窄和闭塞。目前，治疗方法有球囊血管成形术和支架置入术等血管重建方法。胸前外心脏旁路移植和动脉内膜切除术偶尔采用。单独药物治疗不用于锁骨下动脉盗血综合征。

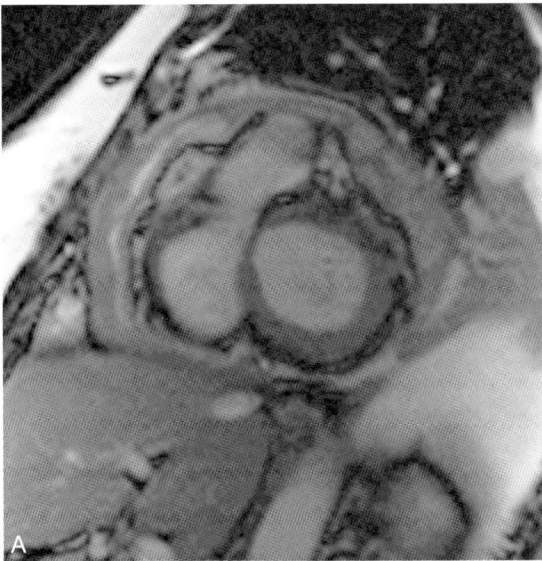

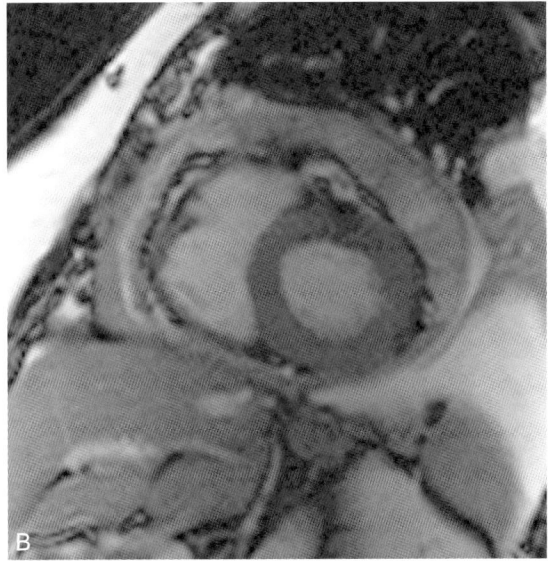

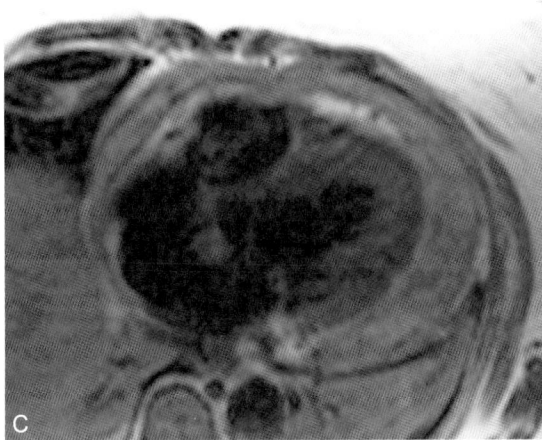

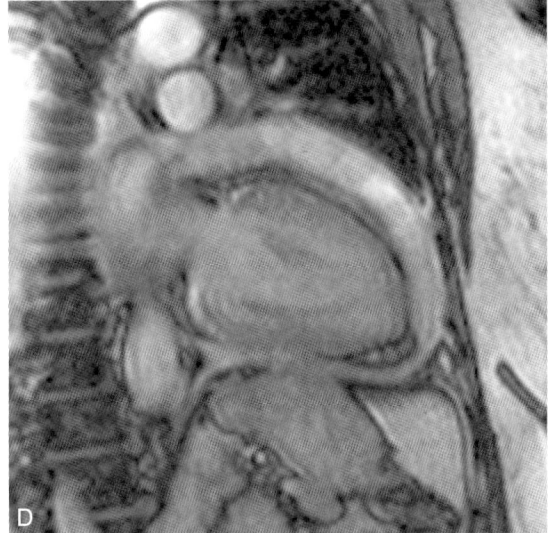

【病史】 患者表现为劳力性呼吸困难和下肢水肿。

1. 导致这种检查结果的病因有哪些？（多选）

    A. 心脏旁路移植术

    B. 感染

    C. 放疗

    D. 尿毒症

2. 心包有何异常？

    A. 积液

    B. 增厚

    C. 钙化

    D. 结节

3. 结合症状，最可能的诊断是什么？

    A. 急性心包炎

    B. 缩窄性心包炎

    C. 心脏压塞

    D. 心包肿瘤

4. 最恰当的治疗方法是什么？

    A. 抗生素

    B. 心包剥离

    C. 心包穿刺

    D. 放疗

病例 102

缩窄性心包炎

1.A，B，C 和 D
2.B
3.B
4.B

【参考文献】

[1] Wang ZJ，Reddy GP，Gotway MB，et al.CT and MR imaging of pericar-dial disease，Radiographics，2003，23（Spec No）:S167-S180.

[2] Yared K，Baggish AL，Picard MH，et al .Multimodality imaging of pericardial diseases.JACC Cardiovasc Imaging，2010，3（6）:650-660.

【交叉引用】

Cardiac Imaging : The REQUISITES，ed 3，pp 269-271.

【解析】

1.病因和生理　当舒张期心室充盈受限，致房室压相等，即出现缩窄性 / 限制型的生理功能改变时，出现缩窄性心包炎。患者的症状与充血性心力衰竭患者的症状相似。体格检查会发现典型的库斯莫尔征（Kussmaul 征），是由于吸气时颈静脉压反常升高引起的。导致缩窄性心包炎的原因包括心脏直视手术、放疗、尿毒症性心包炎、病毒感染和结核性心包炎（发达国家少见）。

2.治疗　缩窄性心包炎和限制型心肌病有相似的临床表现，超声心动图和心导管检查结果也相似。但是鉴别这两种疾病很重要，因为缩窄性心包炎患者可以从心包切除术中获益，而限制型心肌病预后差，必须要药物治疗或心脏移植。

3.影像表现　在缩窄性 / 限制型生理的临床背景下，MRI 成像显示心包增厚（≥4mm）能够确立诊断缩窄性心包炎（图 A—D）。舒张期室间隔功能障碍（室间隔抖动征）是电影 MRI 检查的另一项重要发现。辅助诊断检查结果包括下腔静脉、肝静脉和右心房扩张，伴缩窄、管状右心室。在无缩窄性生理的情况下也可出现心包增厚。只有缩窄性 / 限制型的生理功能改变的临床背景下才可是为缩窄性心包炎。

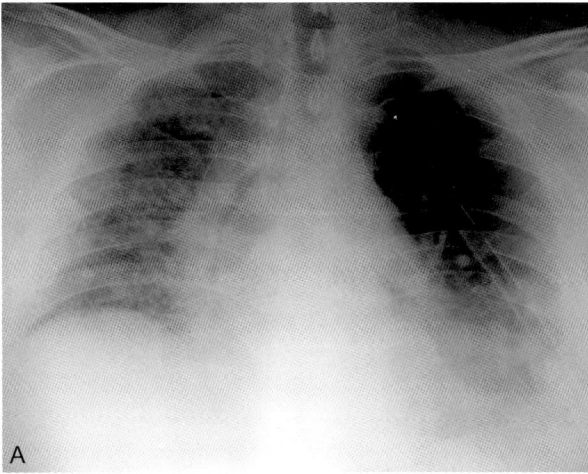

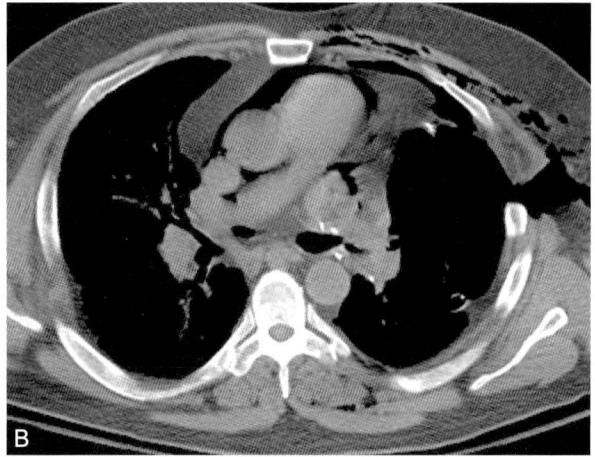

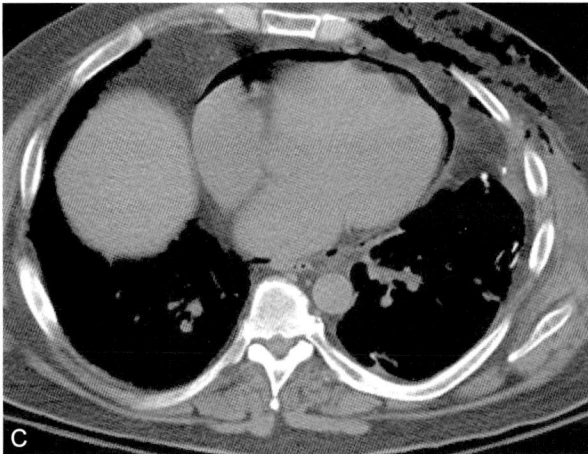

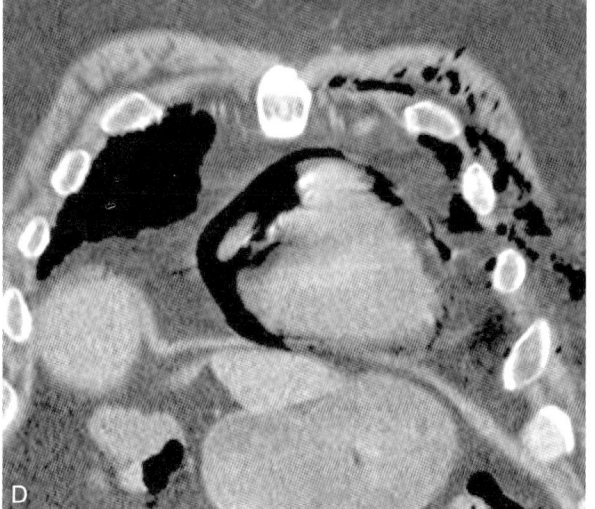

【病史】 某患者处于左肺移植后状态。

1. 导致这种心脏检查结果的病因有哪些？（多选）
   A. 创伤
   B. 心包穿刺
   C. 气压伤
   D. 手术

2. 成人患者导致这种检查结果的最常见原因是什么？
   A. 创伤
   B. 心包穿刺
   C. 气压伤

   D. 恶性肿瘤

3. 该患者有何其他的异常检查结果？
   A. 皮下气肿
   B. 气腹
   C. 心包积液
   D. 心包肿瘤

4. 气压伤如何导致心包积气？
   A. 间质空气沿着肺血管进入
   B. 发生气腹并与心包相通
   C. 发生气胸并与心包相通
   D. 气管与心包间形成瘘

病例 103

心包积气

1.A，B，C 和 D
2.B
3.A
4.A

【参考文献】

Katabathina VS，Restrepo CS，Martinez-Jimenez S，et al.Nonvascular, nontraumatic mediastinal emergencies in adults : a comprehensive review of imaging findings.Radiographics, 2011, 31（4）:1141-1160.

【解析】

1.病因　心包积气是最常见的创伤后或医源性损伤。心包穿刺后，心包内常见少量空气，但是大量心包积气不常见。心脏直视手术是心包积气的另一常见原因。其他胸部手术导致的心包积气较为少见。

气压伤诱导的心包积气最常见于儿童。气压伤成人中罕见，可导致大量心包积气。气压伤导致肺泡破裂，空气沿着肺支气管血管束进入纵隔。最常导致纵隔气肿，但也可能导致心包积气。在这种情况下，心包积气通常是自限性的，且可以自行吸收。

罕见情况下，可以出现食管心包瘘，有时继发于恶性肿瘤。在这种情况下，患者可能出现心包积水充气。

2.影像表现　X 线胸片和 CT 可以显示心包内有空气（图 A—D）。出现血流动力学衰竭时可诊断张力性心包积气。张力性心包积气是致命的。CT 和 MRI 影像检查提示心脏压塞，包括心脏前面受压、下腔静脉扩张和心腔受压或移位。心脏压塞患者需行紧急心包减压以防死亡。

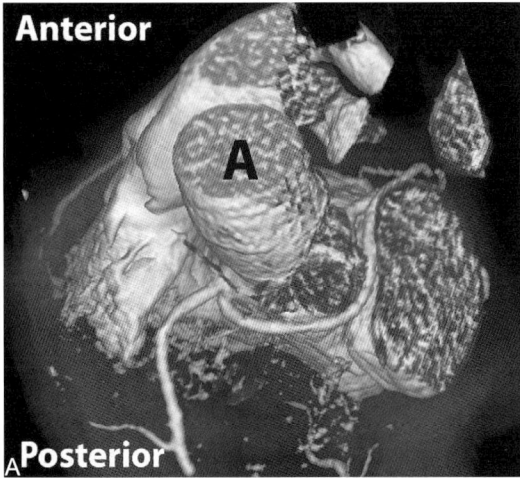

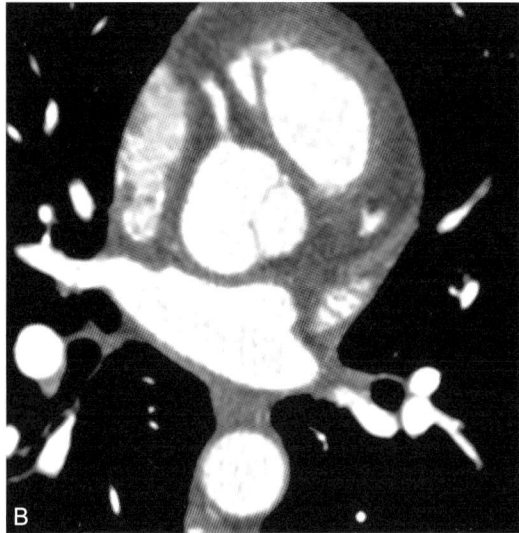

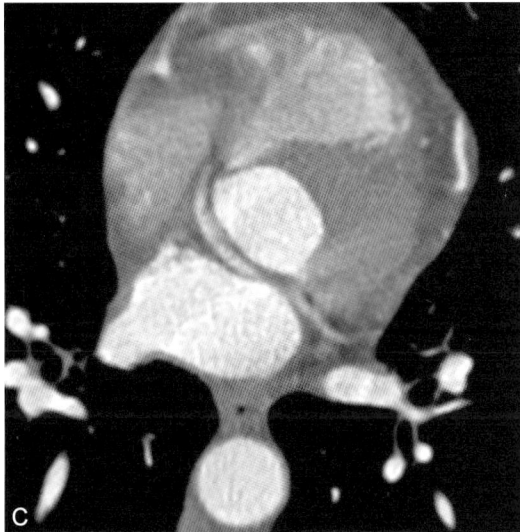

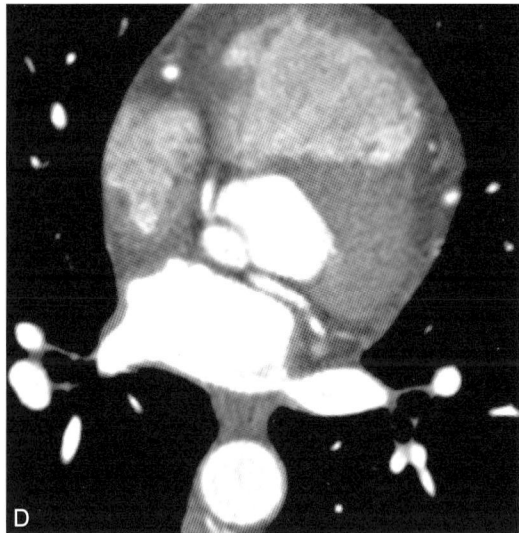

【病史】 年轻患者表现为胸痛。

1. 在年轻患者猝死的原因有哪些？（多选）

    A. 马方综合征

    B. 冠状动脉异常

    C. 肥厚型心肌病

    D. 致心律失常右心室发育不良

2. 左主干冠状动脉（未显示）起源于左主动脉窦。哪一条冠状动脉是异常的？

    A. 左主干

    B. 左前降支

    C. 左回旋支

    D. 右冠状动脉

3. 异常血管的走行是怎样的？

    A. 肺动脉前

    B. 主动脉后

    C. 膈膜

    D. 动脉间

4. 常规治疗或者下一步影像检查方法是什么？

    A. 无进一步评估

    B. 负荷试验

    C. 血管成形术和支架置入

    D. 手术

病例 104

异常左回旋支冠状动脉伴主动脉后途径

1.A，B，C 和 D
2.C
3.B
4.A

【参考文献】

Young PM，Gerber TC，Williamson EE，et al.Cardiac imaging：part 2，normal，variant，and anomalous configurations of the coronary vas-culature.AJR Am J Roentgenol，2011，197（4）:816-826.

【交叉引用】

Cardiac Imaging：The REQUISITES，ed 3，pp 225-228.

【解析】

1.解剖及临床注意事项 异常冠状动脉通常直接起源于主动脉。冠状动脉异常有数种类型。左冠状脉有 4 条途径供应其支配的心肌区域。主动脉后和动脉间途径是最常见的途径。

（1）主动脉后途径：主动脉后途经不会导致症状的出现，被认为是一种正常变异，无须治疗（图 A—D）。

（2）肺动脉前途径：这也是一种良性变异。

这种血管会使动脉粥样硬化的危险性增加，且可能在正中胸骨切开术时受到损伤，尤其是在修复法洛四联症时。

（3）动脉间途径：动脉间途径可导致缺血，并可能出现心绞痛、心律失常、晕厥或猝死，提示需要外科手术纠正。外科纠正手术包括旁路移植术，去顶术，或异常动脉的再置入术。

（4）间隔途径：此途径常与动脉间途径相混淆。然而，在间隔途径中，动脉是穿过室间隔近端的心肌。负荷试验可以帮助判断此种病变的临床意义。患者如出现缺血表现，则需外科手术治疗。

2.影像表现 X 线冠状动脉血管造影可以探测冠状动脉异常，但是常不能明确识别血管行程。心电图门控 CT（图 A—D）可以用来显示异常血管的走行。显示出血管走行可以指导治疗。

3.放射报告 放射报告应该包括以下内容。

（1）每一条冠状动脉的起源（如左回旋支冠状动脉起源于右主动脉窦）。

（2）异常冠状动脉采取的途径到达其所支配的区域（如主动脉后、肺动脉前、间隔或动脉间途径）。

（3）冠状动脉优势型（如右冠优势型、左冠优势型或均衡型）。

（4）由异常冠状动脉支配的心肌区域先前心肌缺血或梗死的证据（如室壁变薄、心内下脂肪沉积，或室壁运动功能减弱）。

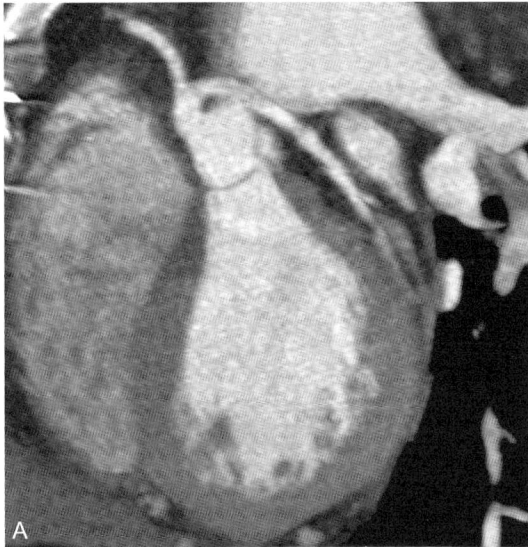

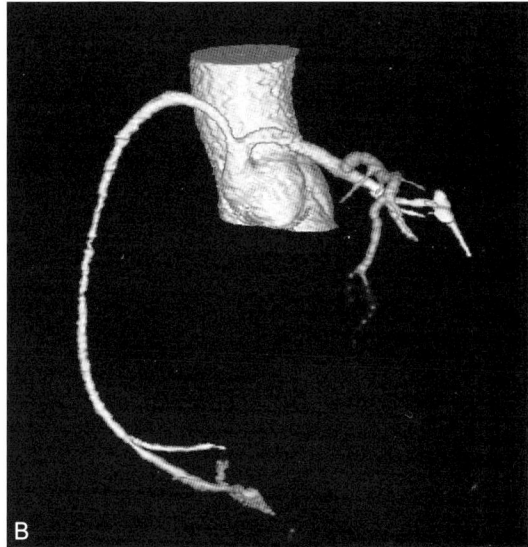

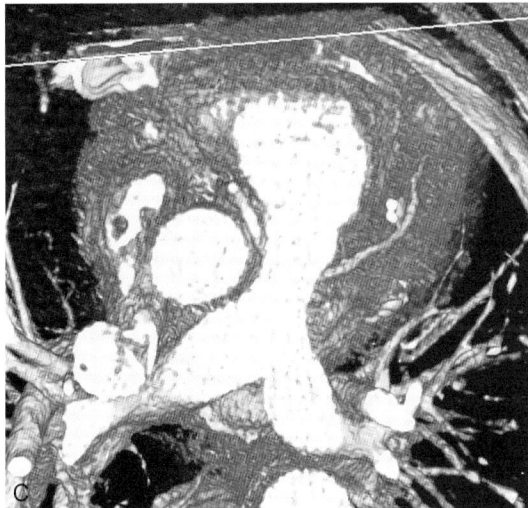

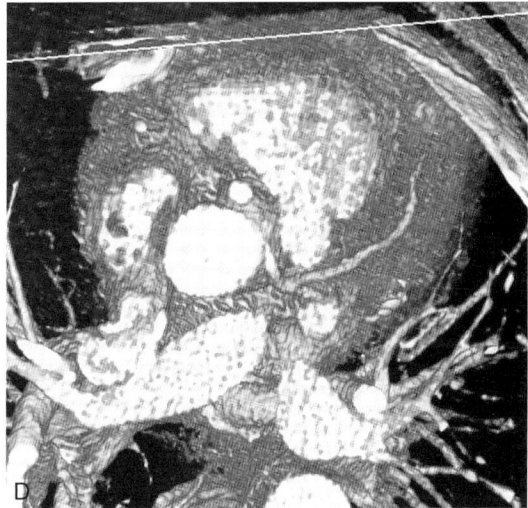

【病史】　年轻患者表现为胸痛，有晕厥史。

1. 冠状动脉异常潜在途径有哪些？（多选）

   A. 主动脉后

   B. 肺动脉前

   C. 间隔

   D. 动脉间

2. 下列哪一项能够最好地描述左前降支冠状动脉行程的特点？

   A. 主动脉后

   B. 肺动脉前

   C. 间隔

   D. 动脉间

3. 最恰当的治疗方法是什么？

   A. 无须治疗

   B. β 受体阻滞药

   C. 血管成形术和支架置入

   D. 手术

4. 在评估冠状动脉异常方面，心电图门控 CT 与冠状动脉造影相比优势是什么？

   A. 更好的时间分辨率

   B. 更高的空间分辨率

   C. 更好地识别血管走行

   D. 更低的放射剂量

病例 105

左前降支冠状动脉异常伴动脉间途径

1. A，B，C 和 D
2. D
3. D
4. C

【参考文献】

[1] Young PM, Gerber TC, Williamson EE, et al. Cardiac imaging : part 2, normal, variant, and anomalous configurations of the coronary vasculature. AJR Am J Roentgenol, 2011, 197 (4) : 816-826.

【交叉引用】

Cardiac Imaging : The REQUISITES, ed 3, pp 225-228.

【解析】

1. 临床特点　冠状动脉异位起源是最常见的冠状动脉畸形。某些类型是良性的，并不增加猝死的危险。左前降支动脉间途径，正如本病例所示，会增加心绞痛、心律失常、心肌缺血和猝死的风险，并且通常需要外科手术纠正。可选用的外科方法有心脏旁路移植手术、去顶术和异常血管的再置入术。冠状动脉造影可以探测到异常血管，但是不能够识别血管的走行及与肺动脉和主动脉的关系。CT血管造影可以指导治疗，因为它可以显示异常血管的走行及其起源。

2. 影像表现　传统的X线冠状动脉造影可以探测到冠状动脉异常，但是常不能够明确识别异常血管的走行。心电图门控CT可以用来显示异常血管的走行（图A—D）。显示出血管走行可以指导治疗。

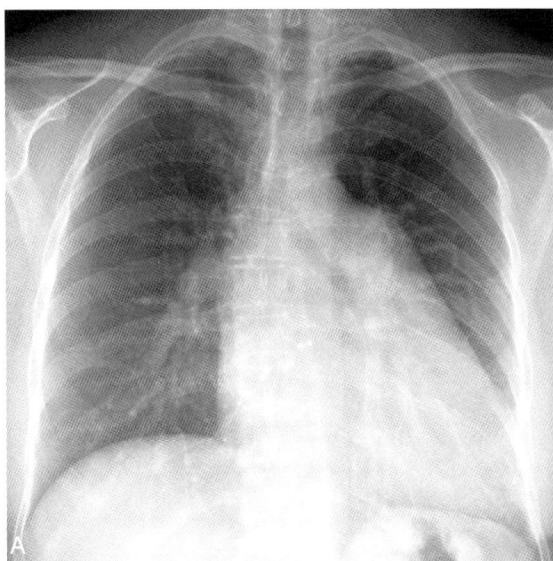

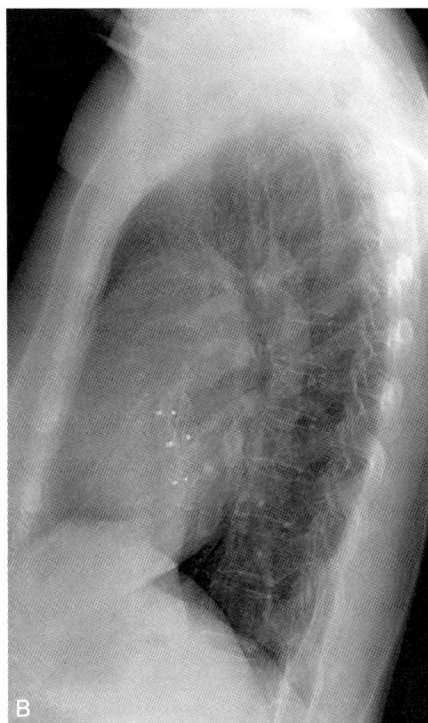

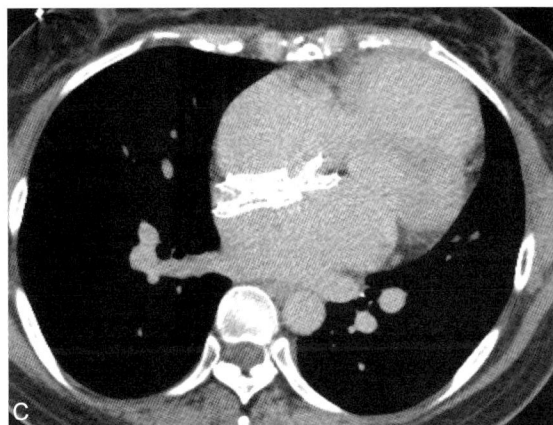

【病史】 *50 岁女性患者，有先天性心脏病。*

1. 下列哪些病变用如图所示的器械治疗？（多选）

    A. 室间隔缺损

    B. 房间隔缺损

    C. 部分性肺静脉异位连接

    D. 卵圆孔未闭

2. 此项操作的哪项并发症最容易在 X 线胸片上显现？

    A. 放置位置不满意

    B. 移位

    C. 心包积液

    D. 血栓形成

3. 关于该患者采用心脏 MRI 检查的限制性，下列哪一项描述是正确的？

    A.MRI 检查是安全的，且没有限制

    B.MRI 检查是安全的，但设备可能会产生伪影

    C.MRI 检查是不安全的，由于可能造成设备发热

    D.MRI 检查是不安全的，因为可能造成设备移位

4. 设备最可能引起下列哪一项 MRI 伪影？

    A. 混叠伪影

    B. 回旋去相伪影

    C. 环状伪影

    D. 磁敏感性伪影

病例 106

房间隔封堵装置

MRIsafety.com (accessed February 8，2013)

1.B 和 D
2.B
3.B
4.D

【参考文献】

[1] Burney K，Thayur N，Husain SA，et al.Imaging of implants on chest radiographs：a radiological perspective.Clin Radiol，2007，62（3）:204-212.

[2] Marie Valente A，Rhodes JF.Current indications and contraindications for transcatheter atrial septal defect and patent foramen ovale device closure.Am Heart J，2007，153（4 suppl）:81-84.

[3] Shellock FG.Patent ductus arteriosus (PDA)，atrial septal defect (ASD)，ventricular septal defect (VSD) occluders，and patent foramen ovale closure devices.

【解析】

1.适应证和并发症 房间隔封堵器可以用于继发孔型房间隔缺损（ASD）的经导管封堵治疗。禁忌证包括轻度分流（肺体循环血流比＜1.5：1），房间隔缺损大于封堵器，非继发孔型的其他ASD、严重的肺动脉高压。并发症包括放置部位不满意、移位、心包积液和血栓形成。封堵装置可以用来关闭卵圆孔未闭，但是关于这个问题尚存争议。

2.影像表现 X线胸片可以识别出封堵装置（图A和图B）且能评估移位的可能性。通过X线胸片其他并发症较难确定。CT（图C）可以用来识别并发症，但是对于此项适应证没有得到广泛的研究。截至2012年，MRI可以安全地使用，但是金属伪影可能限制封堵装置位置的评估。

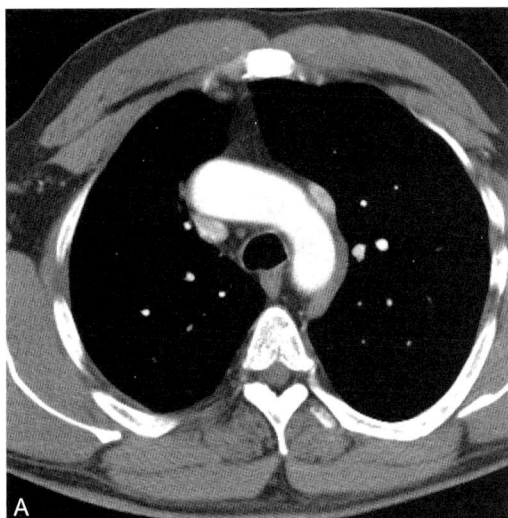

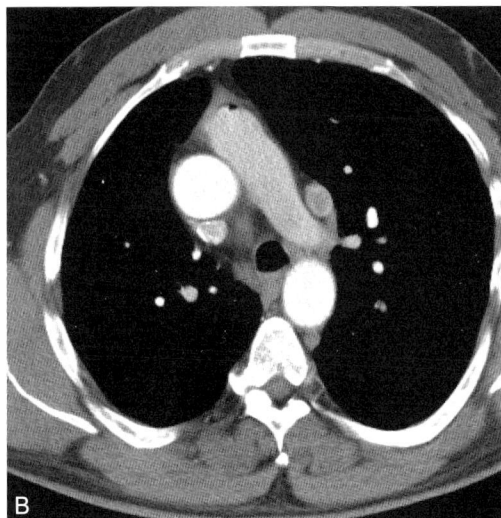

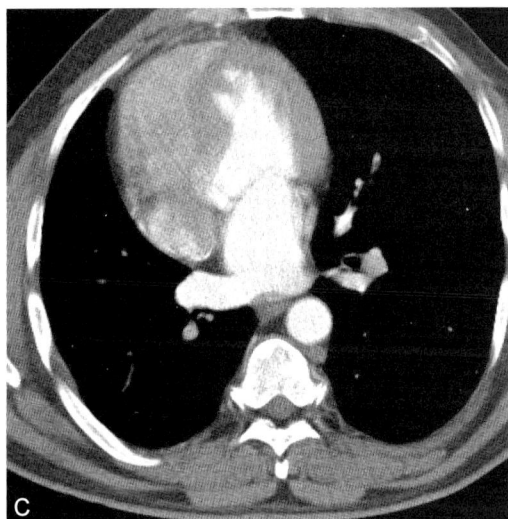

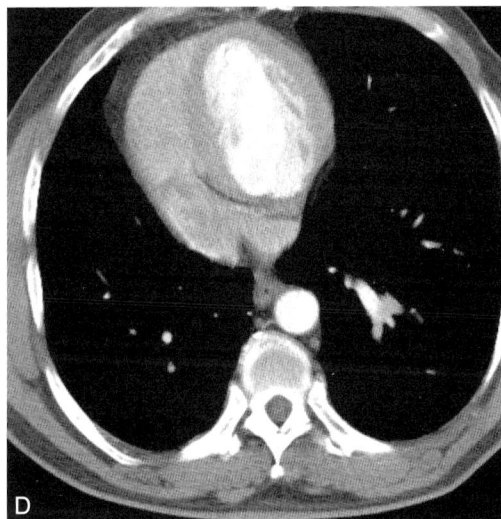

【病史】 患者心脏轮廓异常。

1. 根据图 A 中主动脉弓左侧的血管，鉴别诊断有哪些？（多选）

A. 半奇静脉

B. 永存左上腔静脉（SVC）

C. 垂直静脉

D. 上肋间动脉

2. 结合所有的图像，最可能的诊断是什么？

A. 半奇静脉

B. 垂直静脉

C. 上肋间静脉

D. 永存左上腔静脉（SVC）

3. 连接右上腔静脉和左上腔静脉的最常见结构是什么？

A. 冠状窦

B. 右头臂静脉

C. 桥静脉

D. 右心房

4. 该患者还有什么其他异常？

A. 右位心

B. 心脏右移位

C. 内脏转位

D. 右主动脉弓

病例 107

永存左上腔静脉

1.B 和 C
2.D
3.C
4.B

【参考文献】

Burney K, Young H, Barnard SA, et al.CT appearances of congenital and acquired abnormalities of the superior vena cava.Clin Radiol,2007,62 (9):837-842.

【交叉引用】

Cardiac Imaging : The REQUISITES, ed 3, pp 27-29.

【解析】

1. 病因　左前主静脉在出生后仍然持续存在，则形成永存左上腔静脉（SVC）。左头臂静脉流向左 SVC，其常与冠状窦连接。冠状窦可能会因为血流的增加而扩张，尤其是没有右 SVC 的时候。大多数患者没有症状，且其他解剖正常。大多数永存左 SVC 同时也有右 SVC，因此名为"重复 SVC"。

2. 相关异常　少数情况下，左 SVC 流向左心房。在这种情况下，多种严重心脏异常可能共存，例如共同心房、房室管畸形、单心室、无脾和多脾。永存左 SVC 也可伴有房间隔缺损、法洛四联症和部分性和完全性肺静脉异位连接。

3. 影像表现　永存左 SVC 可能会在中心静脉导管、肺动脉导管和起搏器置入后在 X 线胸片上发现。这种异常可能在 CT 或 MRI 上偶然发现，显示为主动脉弓左侧一圆形或卵圆形血管（图 A）和流向冠状窦（图 B—D）。

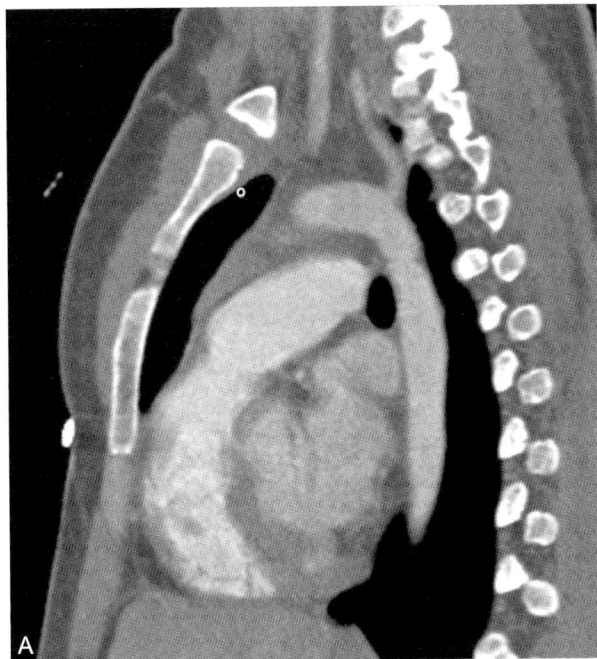

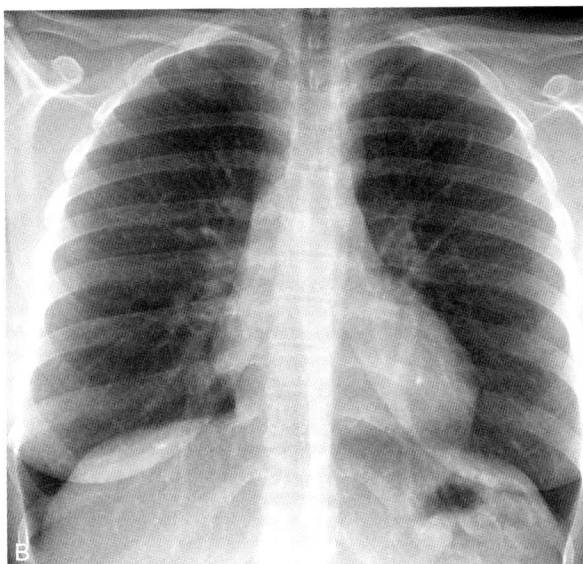

【病史】 29岁女性患者，肺结核皮肤测试异常。

1. 鉴别诊断需考虑的疾病有哪些？（多选）

   A. 主动脉缩窄

   B. 主动脉假性缩窄

   C. 双主动脉弓

   D. 右主动脉弓

2. 患者血压未知。如果该患者血压正常，根据 X线胸片，最可能的诊断是什么？

   A. 主动脉缩窄

   B. 主动脉假性缩窄

   C. 双主动脉弓

   D. 右主动脉弓

3. 结合CT图像，最可能的诊断是什么？

   A. 主动脉缩窄

   B. 主动脉假性缩窄

   C. 双主动脉弓

   D. 右主动脉弓

4. 在评估主动脉缩窄方面，CT与MRI相比的优势在哪里？

   A. 对肾功能不全患者较为安全

   B. 可以判断功能意义

   C. 可以提供更好的空间分辨率

   D. 有更低的放射剂量

病例 109

左心室假性动脉瘤

1.B，C 和 D
2.C
3.A
4.D

【参考文献】

White RD.MR and CT assessment for ischemic cardiac disease.J Magn Reson Imaging,2004,19（6）:659-675.

【交叉引用】

Cardiac Imaging：The REQUISITES，ed 3，pp 236-237.

【解析】

1.病理和病因　左心室壁瘤来源于透壁性心肌梗死。真性室壁瘤局部室壁变薄和运动能力消失，伴收缩期向外膨胀。大多数真性动脉瘤位于左心室心尖前部，且颈部开口较宽。假性动脉瘤代表一包裹的破裂灶。大多数假性动脉瘤位于心室下后壁，且通过狭窄的颈部开口与左心室相连（图 B）。

2.治疗　真性动脉瘤通常是药物治疗，除非出现实质性功能障碍，如心力衰竭、心律失常或周围血栓栓塞。假性动脉瘤通常需外科手术切除，因为破裂的风险高。

3.影像表现和诊断标准　利用 MRI 或 CT，真性和假性动脉瘤可以根据它们的颈部开口来鉴别。它们的部位具有提示作用，但是不能明确鉴别真性动脉瘤和假性动脉瘤。动脉瘤位于心室下后壁且颈部开口狭窄（＜ 50% 的动脉瘤直径）提示为假性动脉瘤（图 A 和图 B）。

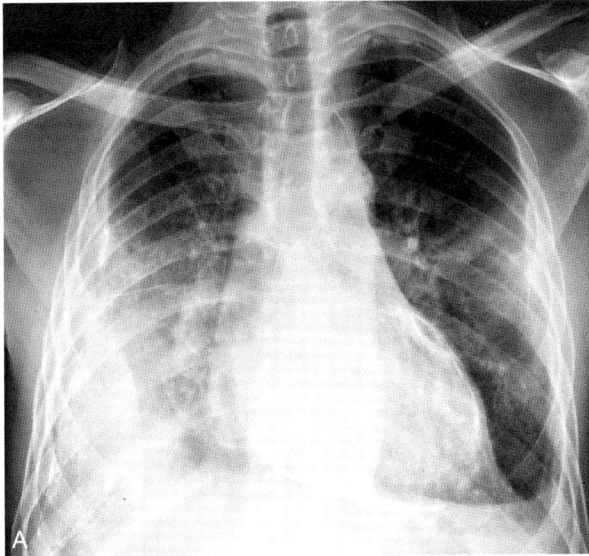

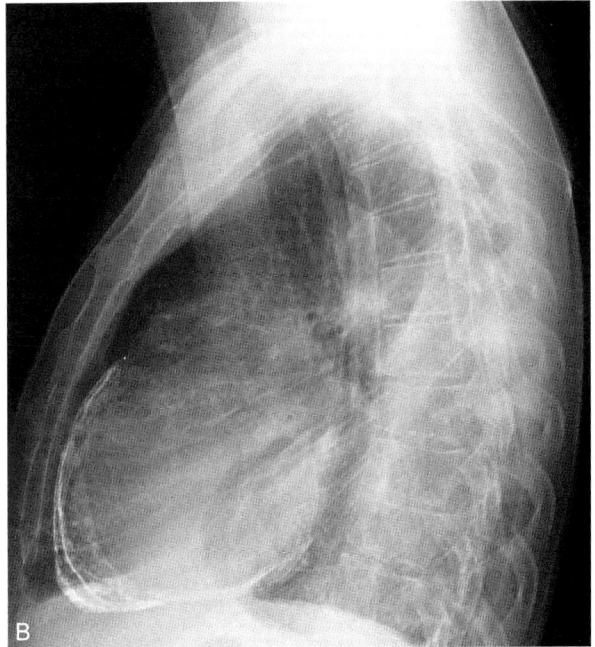

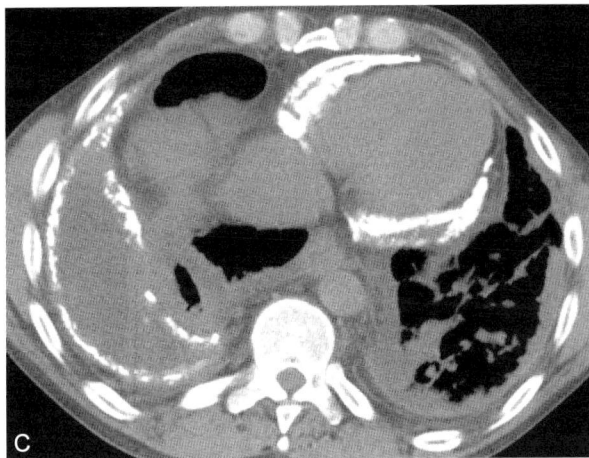

【病史】 患者表现为劳力性呼吸困难。

1. 导致这种心脏检查结果的病因有哪些？（多选）

    A. 结核

    B. 尿毒症

    C. 间皮瘤

    D. 出血

2. 钙化的心脏结构是什么？

    A. 左心室

    B. 心包

    C. 瓣膜

    D. 冠状动脉

3. 结合患者的临床表现，最可能的诊断是什么？

    A. 肿瘤

    B. 心脏压塞

    C. 急性心包炎

    D. 缩窄性心包炎

4. 结合胸部的其他检查结果，心脏异常的最可能结果是什么？

    A. 结核

    B. 尿毒症

    C. 间皮瘤

    D. 出血

病例 110

钙化性心包炎

1.A，B 和 D
2.B
3.D
4.A

【参考文献】

[1] Gowda RM, Boxt LM.Calcifications of the heart. Radiol Clin North Am, 2004, 42 (3) :603-617.

[2] Walker CM, Reddy GP, Steiner RM.Radiology of the heart.In Rosendorff C, editor : Essential Cardiology.ed 3.Boston : Saunders, 2012.

【交叉引用】

Cardiac Imaging : The REQUISITES, ed 3, pp 10, 79-82.

【解析】

1. 钙化性心包炎　慢性心包炎可以发生在尿毒症性心包炎、病毒或结核感染、放射治疗或开放性心脏手术之后。在慢性心包炎中，心包钙化最常来自于结核感染。因为结核性心包炎在发达国家很少见，不超过 20% 的慢性心包炎患者会发生心包钙化（图 A—C）。钙化的心包炎不一定会导致心包缩窄的症状。

2. 缩窄性心包炎　在慢性心包炎的情况下，患者可能会有缩窄性心包炎。缩窄性心包炎难以与限制型心肌病相鉴别。如果某患者有缩窄或限制型生理功能改变的表现，典型表现为呼吸困难、下肢水肿、胸腔积液和腹水，影像学检查可以鉴别缩窄性心包炎与限制型心肌病。这个鉴别诊断具有重要意义，因为它们的治疗方法不同。缩窄性心包炎需心包剥离外科治疗，而限制型心肌病需药物治疗或心脏移植。心包增厚 4mm 以上（最佳见于 MRI 或 CT），心包钙化（图 A—C），或者异常收缩期间隔运动（"室间隔抖动征"）均有助于缩窄性心包炎的诊断。

3. 限制型心肌病　限制型心肌病患者和缩窄性心包炎患者临床症状相似。在影像学检查上，心包厚度和收缩功能通常是正常的。临床症状是由于舒张期功能障碍导致心室充盈受限和心排血量减少引起的。反转恢复序列延迟钆增强成像有助于诊断。限制型心肌病的原因包括淀粉样变性、放疗、结节病和血色沉积病。

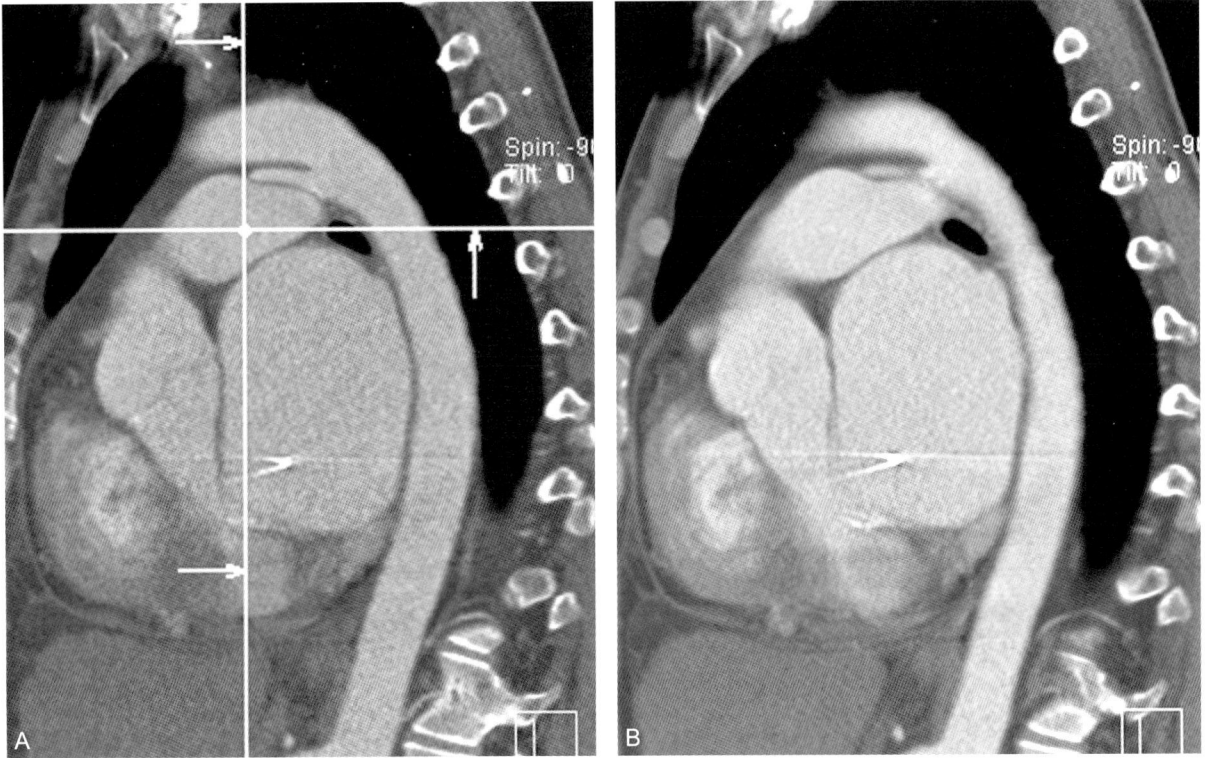

【病史】 一年轻患者表现为先天性心脏病。

1. 在评估先天性心脏病方面，MRI 与 CT 相比的优势是什么？（多选）

   A.MRI 对于肾功能不全患者较安全

   B.MRI 可以判断功能

   C.MRI 提供更好的空间分辨率

   D.MRI 有更低的放射剂量

2. 最可能的诊断是什么？

   A. 主动脉弓畸形或血管环

   B. 主动脉缩窄

   C. 动脉导管未闭

   D. 肺动脉勾索

3. 在婴儿期，下列哪一项症状或并发症最不可能？

   A. 充血性心力衰竭

   B. 心脏杂音

   C. 呼吸急促

   D. 发绀

4. 对该患者而言，下列哪一项治疗不恰当？

   A. 静脉注射吲哚美辛或布洛芬

   B. 弹簧圈栓塞

   C. 经导管封堵器治疗

   D. 外科结扎

病例 111

动脉导管未闭

1. A，B 和 D
2. C
3. D
4. A

【参考文献】

[1] Kilner PJ.Imaging congenital heart disease in adults. Br J Radiol，2011，84（Spec No 3）:S258-S268.

[2] Wang ZJ，Reddy GP，Gotway MB，et al. Cardiovascular shunts：MR imaging evaluation. Radiographics，2003，23（Spec No）:S181-S194.

【交叉引用】

Cardiac Imaging：The REQUISITES，ed 3，pp 345-349.

【解析】

1. 胚胎学、临床特点和治疗 在胎儿期，动脉导管连接降主动脉近端和肺动脉干或左肺动脉，允许右心室供血绕过肺部直接到达体循环。出生后不久因循环血中局部氧分压增高，动脉导管关闭。如果动脉导管没有关闭，可以在出生第一周采用吲哚美辛治疗，尤其是早产儿。如果动脉导管持续开放，则会出现肺动脉高压。如果没有合并其他异常，动脉导管未闭可采取外科结扎或经导管弹簧圈栓塞治疗。

2. 影像表现 X 线胸片可以显示肺血管纹增加和左心房及主动脉弓扩大。超声心动图通常显示病变的部位及大小。在某些患者可使用 MRI 或 CT 更好地显示病变（图 A 和图 B），速度编码电影相位对比 MRI 量化肺体循环血流比（Qp/Qs），Qp/Qs 可以提示分流的严重程度。

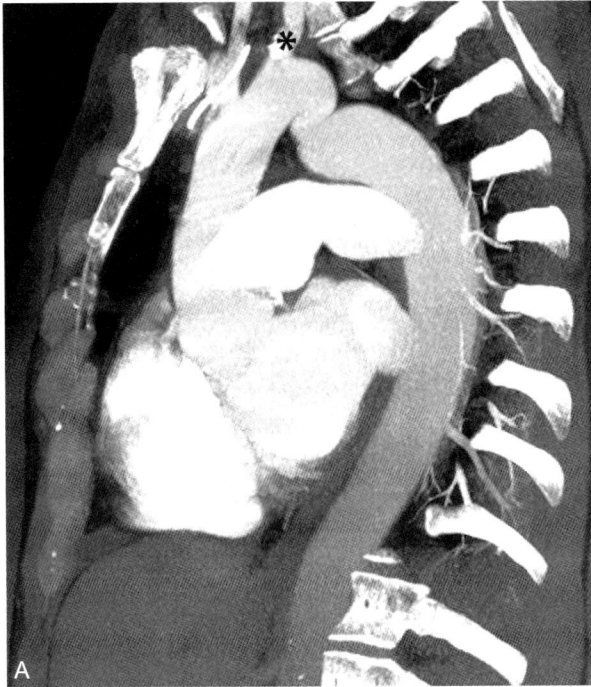

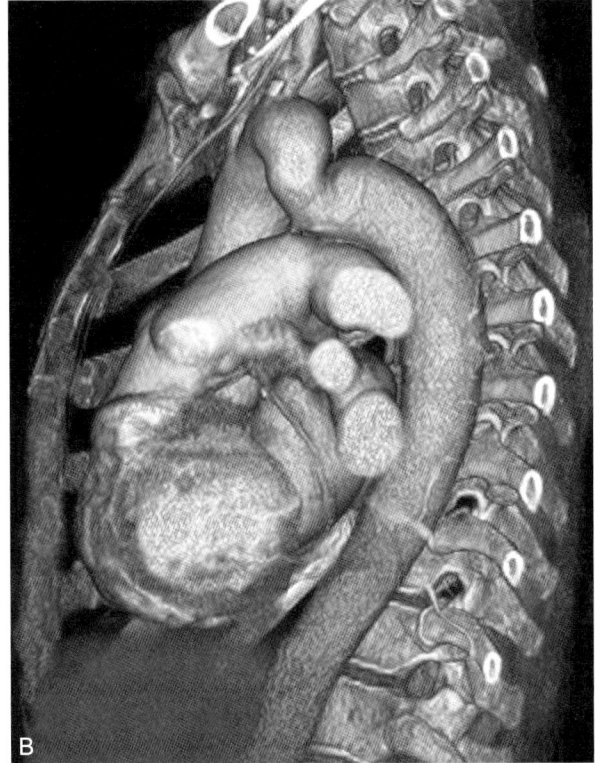

【病史】 53 岁女性先天性二叶主动脉瓣患者，超声心动图显示主动脉异常。

1. 在评估胸主动脉方面，CT 与 MRI 相比的优势是什么？（多选）

    A. 无须心电图门控

    B. 无须钆对比剂

    C. 更好的空间分辨率

    D. 更快的成像时间

2. 下列哪一项是假缩窄的表现？

    A. 主动脉扭曲

    B. 血流动力学上严重的狭窄

    C. 侧支血流

    D. 肋骨切迹

3. 最可能的诊断是什么？

    A. 主动脉缩窄

    B. 假性主动脉缩窄

    C. 双主动脉弓

    D. 右主动脉弓

4. 图 A 中，星号指示的是什么结构？

    A. 左颈总动脉

    B. 左锁骨下动脉

    C. 左椎动脉

    D. 无名动脉（头臂动脉）

病例 113

细菌性动脉瘤

1. A, B, C 和 D
2. B
3. A
4. C

【参考文献】

Reddy GP, Gunn M, Mitsumori LM, et al. Multislice CT and MRI of the thoracic aorta.In Webb WR, Higgins CB.Thoracic imaging : pulmonary and cardiovascular radiology.ed 2.Philadelphia : Lippincott Williams & Wilkins, 2010.

【交叉引用】

Cardiac Imaging : The REQUISITES, ed 3, pp 377-379, 398.

【解析】

1. 病因和病理　主动脉假性动脉瘤的病因包括动脉粥样硬化（穿透性主动脉溃疡）、感染、创伤（减速伤）和医源性损伤。假性动脉瘤以血管壁的一层或多层破裂为特征，然而真性动脉瘤具有完整的血管壁。主动脉壁非梅毒性感染伴动脉瘤形成，称之为细菌性动脉瘤，且最常见于主动脉壁受损患者（如创伤、内膜炎或药物滥用）。最常见的致病因子包括链球菌、金黄色葡萄球菌、肺炎球菌和沙门菌。结核分枝杆菌可以通过受染的淋巴结或脊柱的延续性扩散而影响主动脉。

2. 真性和假性动脉瘤　真性主动脉瘤，主动脉壁三层均是完整的。与此相反，假性动脉瘤是由于主动脉壁一层或多层局部破裂引起的，可能被动脉外膜包裹，外周有纤维组织。

3. 影像表现　CT 和 MRI 是评估胸主动脉瘤的最佳检查方法。动脉壁的破裂难以在影像上识别。然而大多数观察者根据下面的经验来判断真假动脉瘤：颈部开口相对狭小（< 50%的动脉瘤直径）提示假性动脉瘤，颈部开口较宽提示真性动脉瘤。大多数细菌性动脉瘤有一个囊状外观，可能包含外围血栓，且能够迅速增大。可能会出现与炎症相关的主动脉周脂肪浸润。本病例所展示的是一个不典型的细菌性动脉瘤，因为囊状物有一个较宽的颈部开口（图A—C）。

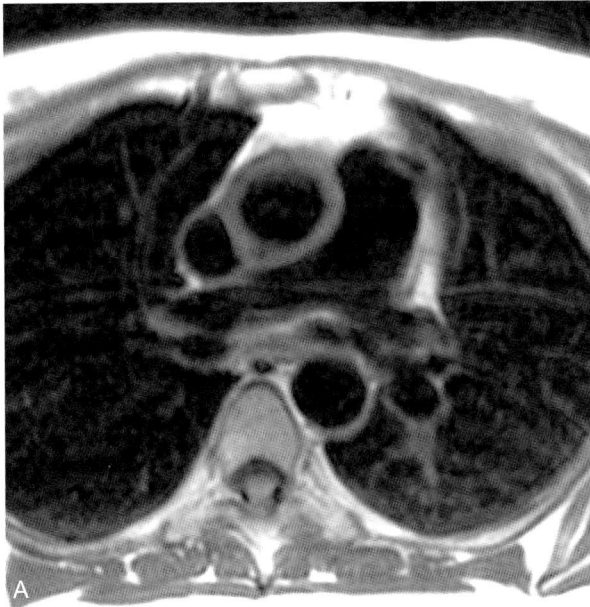

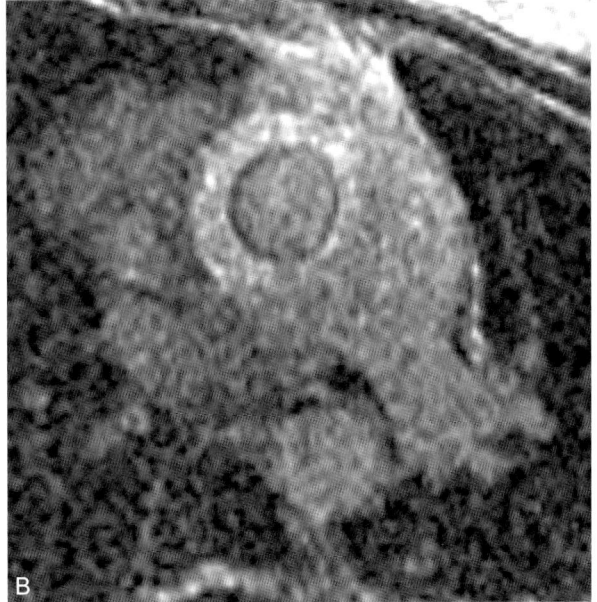

【病史】 51 岁女性患者，表现为胸痛和红细胞沉降率增高。

1. 鉴别诊断需考虑的疾病有哪些？（多选）

   A. 壁内血肿

   B. 动脉粥样硬化

   C. 急性创伤性损伤

   D. 大动脉炎

2. 哪一条动脉壁增厚、强化？

   A. 升主动脉

   B. 降主动脉

   C. 肺动脉干

   D. 左肺动脉

3. 最可能的诊断是什么？

   A. 壁内血肿

   B. 大动脉炎

   C. 马方综合征

   D. 感染性动脉炎

4. 该疾病最常累及的是什么动脉？

   A. 主动脉

   B. 肺动脉

   C. 头臂动脉

   D. 锁骨下动脉

病例114

大动脉炎

1.A 和 D
2.A
3.B
4.A

【参考文献】

[1] Gotway MB, Araoz PA, Macedo TA, et al. Imaging findings in Takayasu.s arteritis, AJR Am J Roentgenol, 2005, 184（6）:1945-1950.

[2] Reddy GP, Gunn M, Mitsumori LM, et al. Multislice CT and MRI of the thoracic aorta.In Webb WR, Higgins CB.Thoracic imaging : pulmonary and cardiovascular radiology.ed 2.Philadelphia : Lippincott Williams & Wilkins, 2010.

【交叉引用】

Cardiac Imaging : The REQUISITES, ed 3, pp 393-394.

【解析】

1.临床特点　大动脉炎（无脉病或马尔托雷利综合征）是一种特发性疾病，以主动脉和（或）主动脉弓壁增厚伴主动脉及其分支狭窄为特征。其他动脉，如肺动脉，亦有可能累及。两类主要大血管动脉炎包括大动脉炎和巨细胞动脉炎。大动脉炎最常见于 10 ～ 40 岁亚洲女性患者，然而巨细胞动脉炎常发生于 50 岁以上患者。通常选择高剂量糖皮质激素治疗。

2.影像表现　在大动脉炎患者中，MRI 和 CT 可以显示主动脉及其分支狭窄、闭塞或扩张病变，或者 3 种病变均同时出现。在钆增强 MRI 成像上，当疾病处于活动期时表现为受累血管壁增厚和增强（图 A 和图 B）。在主动脉弓或腹主动脉严重狭窄或闭塞的情况下，非侵入性检查方法如 MRI 或 CT 可能非常有价值，因为血管造影术难以将造影导管送至胸主动脉。主动脉壁厚度 > 3mm 提议作为早期大动脉炎的标志。晚期大动脉炎患者会出现主动脉壁同心环形钙化。PET 有助于监测大血管炎患者的疾病反应。FDG 活动度降低认为是对治疗的良好反应，可能在主动脉壁厚度降低的解剖显像前就可出现。

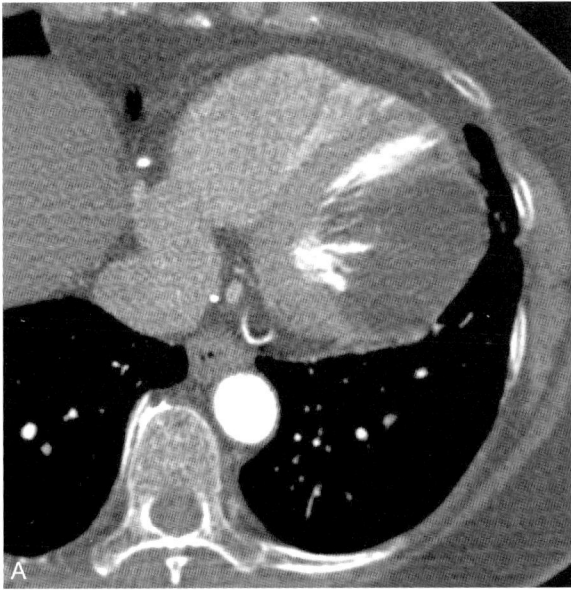

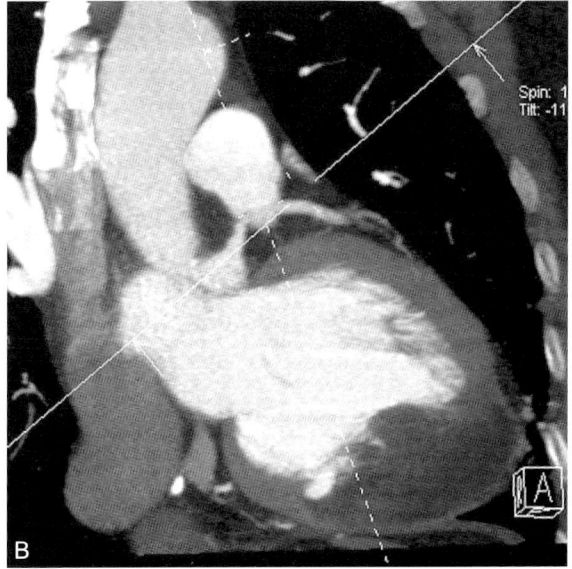

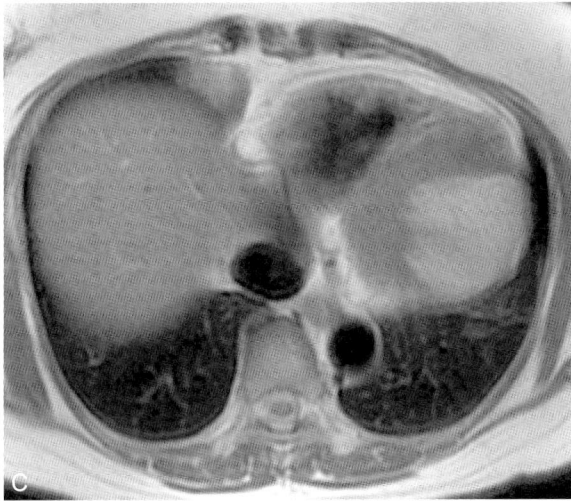

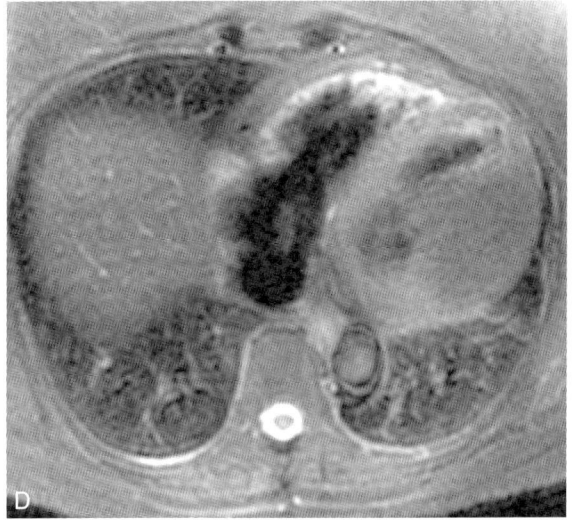

【病史】 64 岁女性患者，有胸痛表现。

1. 鉴别诊断需考虑哪些疾病？（多选）

    A. 囊肿

    B. 血肿

    C. 脂肪瘤

    D. 转移瘤

2. 肿块最可能出现的部位在哪里？

    A. 心包

    B. 心肌

    C. 左心房

    D. 右心房

3. 最可能的诊断是什么？

    A. 囊肿

    B. 血肿

    C. 脂肪瘤

    D. 转移瘤

4. 最恰当的治疗方法是什么？

    A. 无须治疗

    B. 化疗

    C. 放疗

    D. 手术

病例 115

心脏脂肪瘤

1.C 和 D
2.B
3.C
4.D

【参考文献】

[1] Hoey ET, Mankad K, Puppala S, et al.MRI and CT appearances of cardiac tumours in adults, Clin Radiol, 2009, 64 (12) :1214-1230.

[2] O'Donnell DH, Abbara S, Chaithiraphan V, et al.Cardiac tumors：optimal cardiac MR sequences and spectrum of imaging appear-ances.AJR Am J Roentgenol, 2009, 193 (2) :377-387.

【交叉引用】

Cardiac Imaging：The REQUISITES, ed 3, p 281.

【解析】

1.临床特点 心脏脂肪瘤是一种不常见的良性有包膜肿瘤，最常发生于右心房。是第二大常见良性原发性心脏肿瘤，第一为黏液瘤。其他发生部位包括心外膜、心内膜、房间隔和左心室。当脂肪瘤起源于心外膜时可向心包腔生长，当脂肪瘤起源于心内膜时可向心室腔生长。脂肪瘤质软有弹性，即使肿瘤较大也有可能不压迫心脏。通常无症状。如果出现压迫症状，如疼痛或呼吸急促，则需要外科手术切除。

2.影像表现 在CT扫描图像上，心包脂肪瘤表现为均质、低密度影肿块伴负亨氏单位（图A和图B）。通常无强化及侵犯迹象。MRI序列伴和不伴脂肪饱和成像显示肿块是由脂肪构成的（图C和图D）。鉴别心脏脂肪瘤与脂肪性心房间隔肥大症具有重要意义，后者具有二分叶外观且无包膜。心脏脂肪瘤没有高FDG摄取表现，而脂肪性心房间隔肥大症由于棕色脂肪的存在FDG摄取率高。

3.相关性 在结节性硬化症患者中发现心肌内多个富含脂肪肿块已有描述。目前病理学提示这些脂肪病变可能仅仅代表无包膜脂肪细胞团，而不是真正的有包膜心脏脂肪瘤。

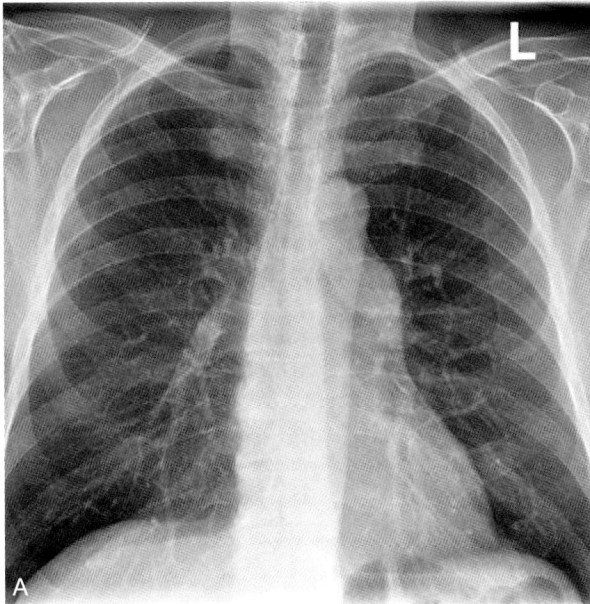

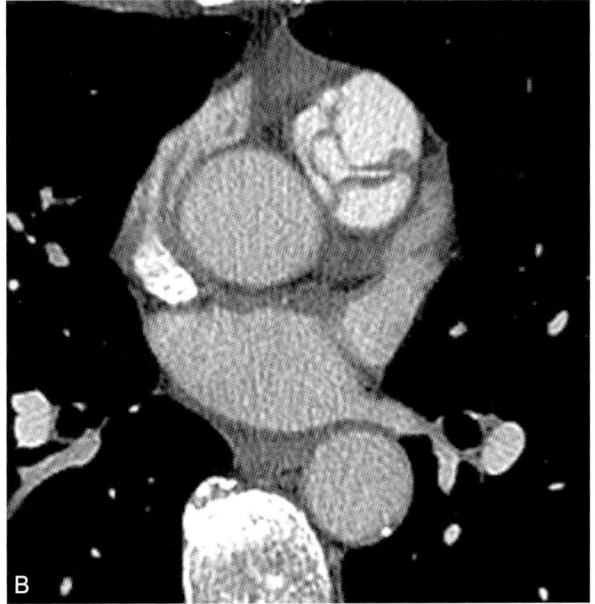

【病史】 患者表现为乏力不适。

1. 可采用哪种影像检查评估 X 线胸片上见到的
   异常？（多选）
   A. 超声心动图
   B. CT
   C. MRI
   D. 压力灌注显像

2. 最可能的诊断是什么？
   A. 二尖瓣狭窄
   B. 二尖瓣反流
   C. 肺动脉狭窄

   D. 肺动脉反流

3. 肺动脉狭窄的最常见原因是什么？
   A. 创伤
   B. 先天性
   C. 风湿性心脏病
   D. 类癌综合征

4. 对该疾病最常使用的介入治疗方法是什么？
   A. 球囊瓣膜成形术
   B. 支架置入
   C. 经导管瓣膜置换
   D. 外科瓣膜置换

病例 116

肺动脉瓣狭窄

1.A，B 和 C
2.C
3.B
4.A

【参考文献】

[1] Kenny D，Hijazi ZM.State-of-the-art percutaneous pulmonary valve therapy.Expert Rev Cardiovasc Ther，2012，10（5）:589-597.

[2] Kilner PJ.Imaging congenital heart disease in adults. Br J Radiol，2011，84（Spec No）:S258-S268.

[3] Walker CM，Reddy GP，Steiner RM.Radiology of the heart.In Rosendorff C.Essential Cardiology.ed 3.Philadelphia：Saunders，2012.

【交叉引用】

Cardiac Imaging：The REQUISITES，ed 3，pp 195-202.

【解析】

1.病因和临床注意事项　肺动脉瓣狭窄最常为先天性，来源于中心带孔瓣膜、二叶瓣或瓣膜发育不全（与努南综合征相关）。获得性病因包括类癌综合征和风湿性心脏病。

2.治疗　球囊瓣膜成形术是这种病变最常使用的介入治疗方法。婴儿和幼儿常使用球囊瓣膜成形术治疗。此种治疗方法的并发症之一是肺动脉反流。大龄儿童和成人通常需要瓣膜置换术。

3.放射学　X 线胸片检查结果多样，取决于患者的年龄和相关异常。在婴儿期，大的胸腺可能会遮盖中央肺动脉，且疾病的唯一征象可能是肺血管纹减少。在大龄儿童和成人，常出现主肺动脉及左肺动脉狭窄后扩张（图 A），右肺动脉正常。心脏大小通常是正常的，除非狭窄足够严重以致于心脏输出受阻。

4.进一步影像学检查　超声心动图显示瓣叶增厚和移动度差，且有跨瓣射流表现。CT 和 MRI 也可以显示瓣叶增厚（图 B）和活动受限。血管造影显示瓣叶凸起，增厚和移动度差。并可见含有对比剂的血流射过瓣膜。

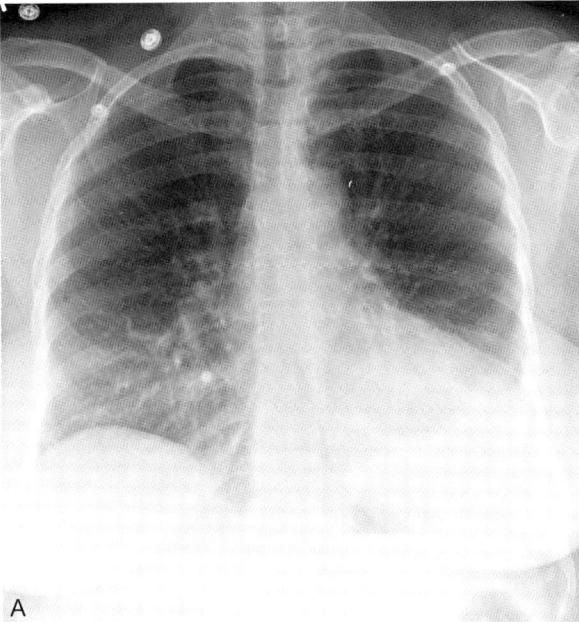

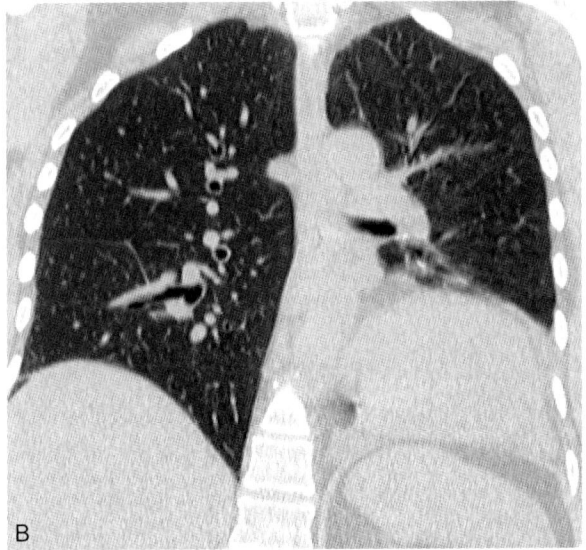

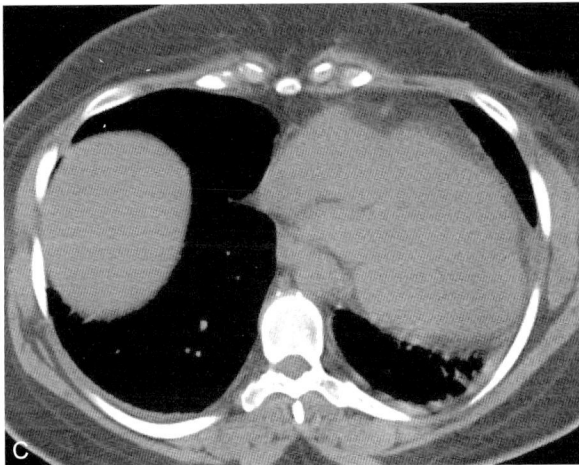

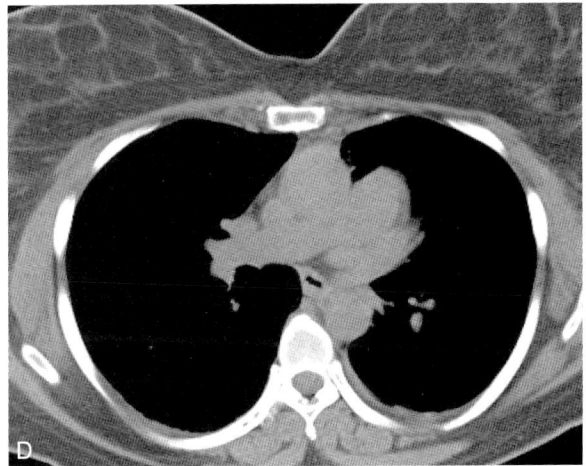

【病史】 计划进行膝关节手术患者行术前评估。

1. 检查结果中出现了以下哪些表现？（多选）
   A. 心脏转位
   B. 心脏肥大
   C. 气管食管偏离
   D. 肺位于主动脉和肺动脉之间

2. 左心边界什么结构膨胀？
   A. 主动脉
   B. 肺动脉
   C. 左心耳
   D. 左心室

3. 最可能的诊断是什么？
   A. 心包缺如
   B. 肺发育不全
   C. 二尖瓣狭窄
   D. 二尖瓣反流

4. 最恰当的处理方法是什么？
   A. 无须进一步评估或治疗
   B. 超声心动图
   C. 心导管
   D. 手术

病例 117

先天性左侧心包缺如

1. A 和 D
2. C
3. A
4. A

【参考文献】

Wang ZJ, Reddy GP, Gotway MB, et al.CT and MR imaging of pericardial disease.Radiographics, 2003, 23 (Spec No) :S167-S180.

【交叉引用】

Cardiac Imaging : The REQUISITES, ed 3, p 78.

【解析】

1. 临床特点 先天性左侧心包缺如通常是无症状的且无须治疗。目前认为是在胚胎发育期心包血管供应不良引起的。如果心包缺损较小,且左心房、左心耳或左心室从中脱出形成绞窄性疝,则患者可能表现为胸痛、晕厥或猝死。出现这种情况时,则需要外科手术以关闭或扩大心包缺损。

2. 类型与相关性 最常见的类型为先天性左侧心包缺如伴右侧心包保留(正如本病例所示)。少数情况下,先天性心包缺如伴发其他先天性心脏缺损,包括房间隔缺损、动脉导管未闭、二尖瓣狭窄或法洛四联症。

3. 影像检查结果和诊断 X线胸片典型表现是心脏向左偏移和旋转,不伴纵隔其他部分的偏移和左心耳的突出(图 A)。这些检查结果也可见于 CT 和 MRI(图 B 和图 C)。在 CT 和 MRI 成像上,肺位于主动脉和肺动脉之间的表现证实了该诊断(图 D)。

三、挑 战 篇

病例 119

急性心肌梗死后无复流区域

1.A，B，C，D 和 E
2.D
3.A
4.C

【参考文献】

[1] Ito H.No-reflow phenomenon and prognosis in patients with acute myocardial infarction, Nat Clin Pract Cardiovasc Med, 2006, 3 (9) :499-506.

[2] Mather AN, Lockie T, Nagel E, et al.Appearance of microvascular obstruction on high resolution first-pass perfusion, early and late gadolinium enhancement CMR in patients with acute myocardial infarction.J Cardiovasc Magn Reson, 2009, 11:33.

【解析】

1.影像表现　无复流区域可以通过首过灌注成像和早期与延迟钆成像探测到。由于微血管阻塞的原因，对比剂不能进入心肌，导致钆增强成像上呈黑色信号（图A和图B）。首过灌注成像能够最准确地预测无复流区域的大小。延迟钆成像可能会低估微血管阻塞的程度，因为对比剂经常弥漫进入无复流区域的边缘。

2.病理生理和预后　急性ST段抬高型心肌梗死后，心脏MRI是一种有用的预测工具，因为它可以直接量化梗死心肌的体积和微血管阻塞的程度。心肌梗死后，无复流区域是由于先前阻塞冠状动脉供应区域的冠状动脉微血管的破裂或阻塞引起的。无复流区域的出现提示预后较差，患者未来发生低射血分数的风险增加，有更多的心室重构和死亡风险较高。

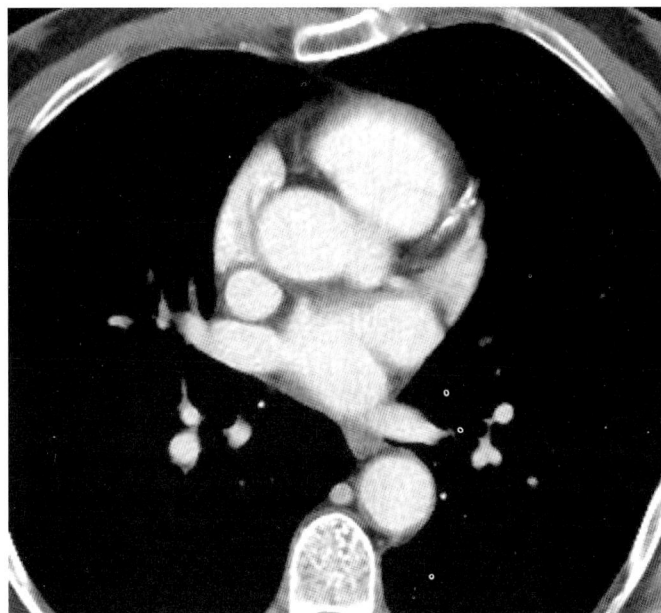

【**病史**】 60岁男性患者，有恶性外周神经鞘膜瘤并累及腰椎，行心电门控CT检查。

1. 血管囊性膨出需考虑的鉴别诊断有哪些？（多选）

   A. 细菌性动脉瘤

   B. 主动脉环扩张

   C. 创伤性假性动脉瘤

   D. 动脉粥样硬化性动脉瘤

2. 最可能的诊断是什么？

   A. 主动脉窦瘤

   B. 动脉粥样硬化性动脉瘤

   C. 创伤性动脉瘤

   D. 主动脉环扩张

3. 此种病变破裂的最常部位是哪里？

   A. 心包

   B. 右侧心腔

   C. 左侧心腔

   D. 胸膜腔

4. 破裂最常见的并发症是什么？

   A. 血胸

   B. 主动脉夹层

   C. 心脏压塞

   D. 充血性心力衰竭

病例 120

主动脉窦瘤

1.A，C 和 D
2.A
3.B
4.D

【参考文献】

Bricker AO，Avutu B，Mohammed TL，et al. Valsalva sinus aneurysms：findings at CT and MR imaging. Radiographics，2010，30（1）:99-110.

【交叉引用】

Cardiac Imaging：The REQUISITES，ed 3，pp 389-392.

【解析】

1.流行病学　主动脉窦瘤是一种罕见的先天性或获得性病变，大量尸检显示发生于 0.09% 的患者。更常见于男性患者和亚洲人种。大多数病例（72%）累及右冠状瓣，其次是无冠状瓣（22%）。当出现症状时，常常是由于冠状动脉、上腔静脉和心室流出道破裂或者占位效应引起的。主动脉窦瘤最常破裂至右心室，其次是右心房。破裂至心腔导致主动脉心脏分流，最终发展为充血性心力衰竭。大的未破裂动脉瘤可能会造成对邻近组织的占位效应或者导致主动脉反流。

2.诊断和治疗　主动脉窦瘤最常通过超声诊断。少数情况下，某些复杂病例行 CT 或 MRI 检查。也有动脉瘤因其他原因行影像学检查偶然发现。影像诊断标准包括囊状外观、动脉瘤起源于主动脉环之上和主动脉根部及升主动脉。治疗方法包括体外循环心脏手术或经皮介入治疗。

3.影像表现　通过主动脉根部水平的对比增强 CT 成像显示囊状膨出起源于左侧主动脉窦（如图）。邻近组织主动脉根部和升主动脉大小正常。未出现与心室相通。这些检查结果符合未破裂的左冠状动脉主动脉窦瘤。

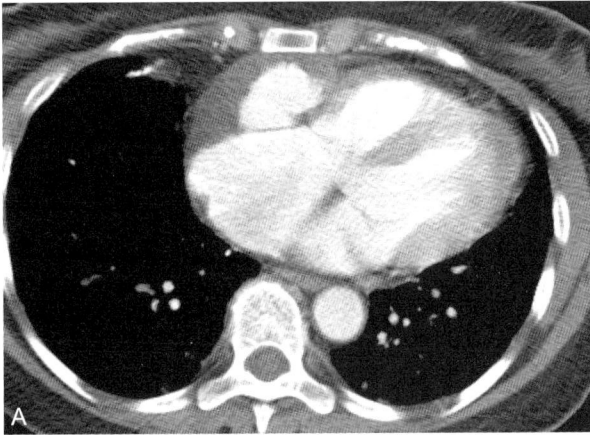

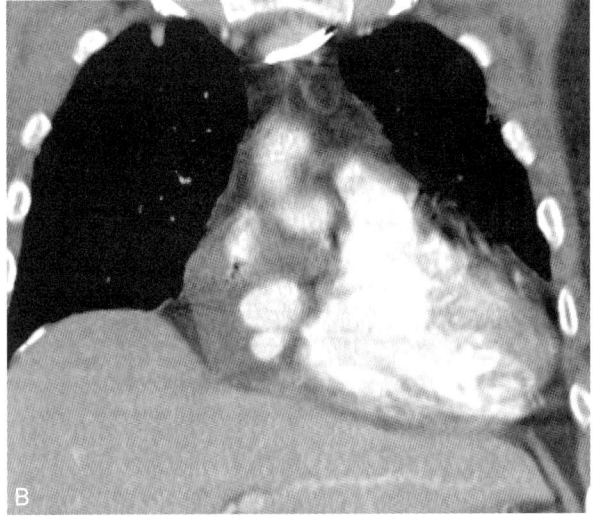

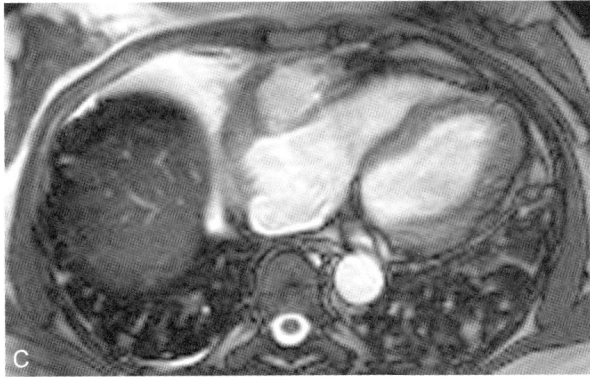

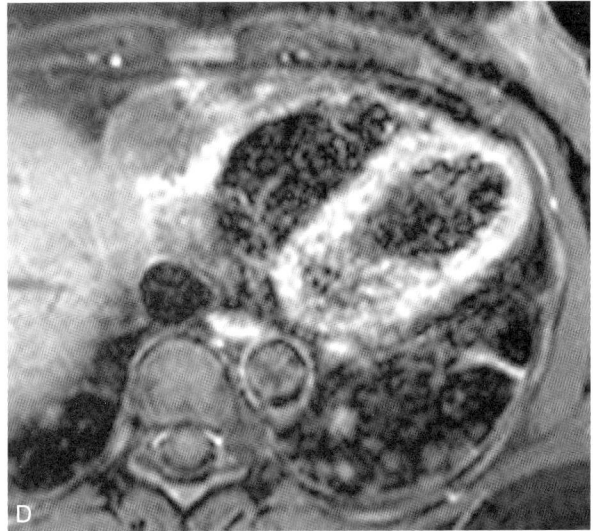

【病史】 65岁女性患者伴胸闷，X线胸片发现异常。

1. 对于心脏肿块，需考虑的鉴别诊断有哪些？
（多选）
   A. 血栓
   B. 血管肉瘤
   C. 黏液瘤
   D. 黑色素瘤转移

2. 最常见的心脏肿块是什么？
   A. 血栓
   B. 良性原发性心脏肿瘤
   C. 恶性原发性心脏肿瘤

   D. 转移瘤

3. 下列哪一项检查结果提示为良性心脏肿瘤？
   A. 浸润性外观
   B. 肺结节
   C. 累及单个心腔
   D. 向心外扩展

4. 考虑到缺乏已知原发性肿瘤，最可能的诊断是什么？
   A. 脂肪肉瘤
   B. 血栓
   C. 黏液瘤
   D. 血管肉瘤

病例 121

心脏血管肉瘤伴右冠状动脉假性动脉瘤

1.A，B，C 和 D
2.A
3.C
4.D

【参考文献】

[1] Berry MF，Williams M，Welsby I，et al.Cardiac angiosarcoma presenting with right coronary artery pseudoaneurysm.J Cardiothorac Vasc Anesth，2010，24（4）:633-635.

[2] Randhawa K，Ganeshan A，Hoey ET.Magnetic resonance imaging of cardiac tumors：part 2，malignant tumors and tumor-like conditions.Curr Probl Diagn Radiol，2011，40（4）:169-179.

【交叉引用】

Cardiac Imaging：The REQUISITES，ed 3，pp 281-282.

【解析】

1.流行病学和预后　大多数心脏肿瘤（98%）是来源于心外原发性肿瘤转移。血管肉瘤是最常见的原发性恶性心脏肿瘤。它通常侵犯右心房游离壁，且经常扩展至心脏外并累及多个心腔。罕见情况下，它可以导致右冠状动脉假性动脉瘤，正如本病例所示。转移瘤患者预后差，中位生存期少于 1 年。

2.影像表现　心脏 CT 成像（图 A 和图 B）显示浸润性肿块侵犯右心房和右心室的游离壁。肿块内是一圆形的对比剂集合区，与心腔分离，位于右心房室沟。轴位鲜血序列成像显示右心房游离壁增厚和右冠状动脉假性动脉瘤（图 C）。注射钆对比剂后黑血序列成像显示右心房游离壁肿块强化。该患者肺部有多个结节，活检诊断为血管肉瘤。

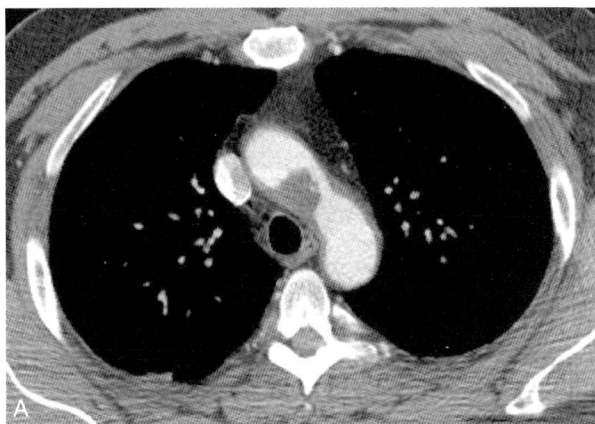

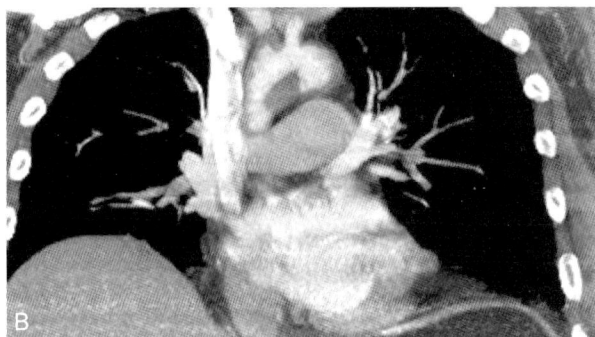

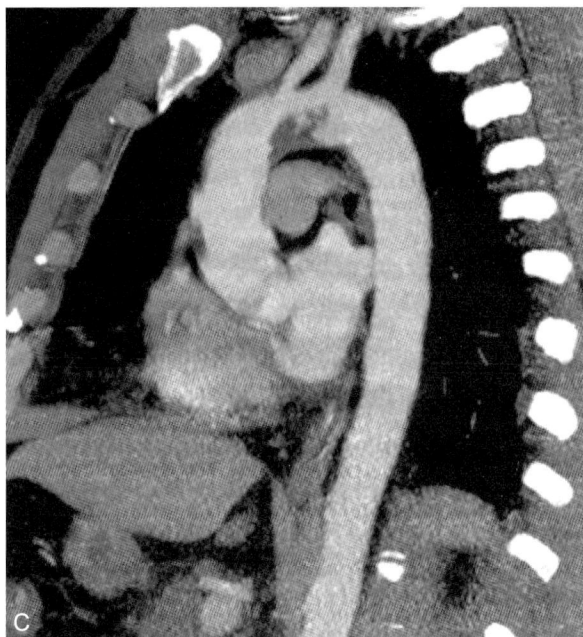

【病史】 35岁男性患者，表现为外周肢体缺血和卒中。

1. 鉴别诊断需考虑哪些疾病？（多选）
   A. 血栓栓塞
   B. 血管炎
   C. 肿瘤
   D. 动脉粥样硬化斑块

2. 下列哪一项可能与此病变相关？
   A. 卒中
   B. 良性临床过程
   C. 肺栓塞
   D. 边缘性脑炎

3. 如果该患者同时有双侧肾上腺肿块不均匀强化表现，则最可能的诊断是什么？
   A. 血管炎
   B. 肿瘤
   C. 动脉粥样硬化斑块
   D. 血栓栓塞

4. 主动脉内膜肉瘤最常发生于什么性别和年龄段？
   A. 老年男性
   B. 老年女性
   C. 没有性别偏向
   D. 儿童

病例 122

主动脉内膜肉瘤

1.C 和 D
2.A
3.B
4.A

【参考文献】

[1] Crone KG, Bhalla S, Pfeifer JD.Aortic intimal sarcoma detected on helical CT.J Thorac Imaging, 2004, 19 (2) :120-122.

[2] Kato W, Usui A, Oshima H, et al.Primary aortic intimal sarcoma.Gen Thorac Cardiovasc Surg, 2008, 56 (5) :236-238.

【解析】

1.流行病学和治疗　主动脉内膜肉瘤是一种异常罕见的血管起源的肿瘤。大多数报道的病例起源于腹主动脉。这种肿瘤常诊断得较晚，因为不管是临床表现还是影像检查结果都与动脉粥样硬化斑块相似。症状通常是由血栓事件引起的，包括间歇性跛行、肠缺血、肾梗死或卒中。预后差，因为肿瘤有早期转移倾向。在无转移性疾病证据的患者，治疗方法为外科切除。

2.影像表现　当不规则形状的病变从主动脉壁长出时，应该考虑到这种病变。图片中无夹层或穿透性溃疡的证据。最有价值的影像检查结果是看到主动脉旁相关肿块与管腔内病变延续。如同本病例，诊断通常是在手术时确立的，因为一开始认为是动脉粥样硬化斑块。

冠状位，轴位和斜矢状位成像（图 A—C）显示不规则形状肿块起源于主动脉弓近端的下壁。本病例患者有大脑额叶梗死和肿瘤栓塞至左肱动脉，致左臂冰凉、缺血。术前诊断为主动脉弓大的动脉粥样硬化斑块。病理诊断为内膜肉瘤。

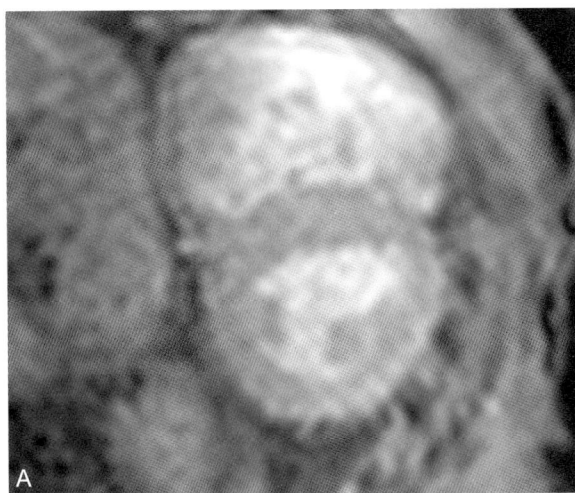

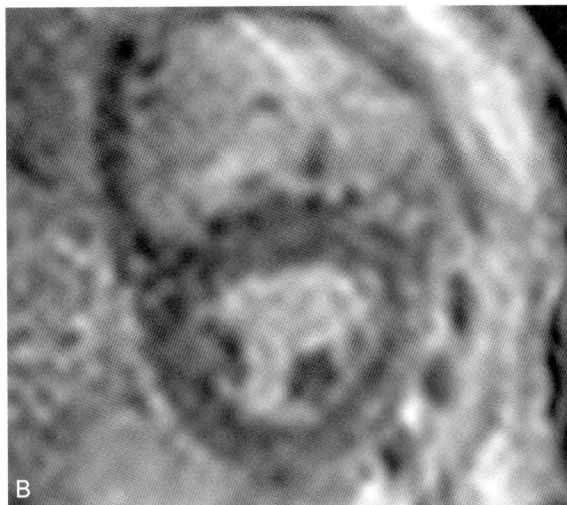

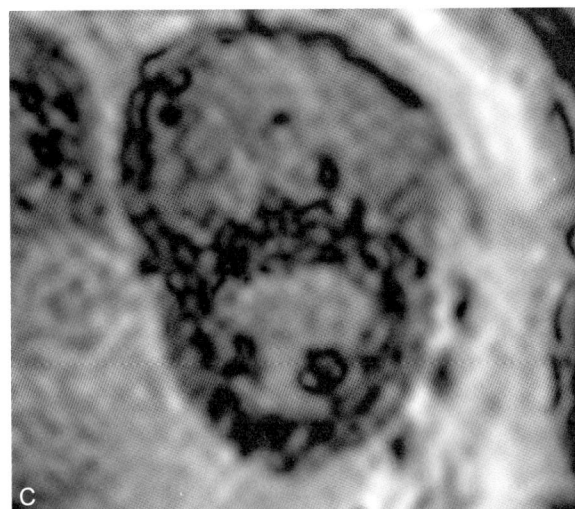

【病史】 50 岁男性患者，表现为下肢水肿和进行性劳力性呼吸困难。

1. 限制型心肌病需考虑的鉴别诊断有哪些？（多选）

    A. 结核感染

    B. 放疗

    C. 淀粉样变性

    D. 多柔比星治疗

    E. 结节病

2. 图 A–C 显示的是什么影像序列？

    A. 稳态自由进动成像（SSFP）

    B. 电影反转恢复序列

    C. 黑血

    D. 相位对比

3. 图像有何异常？

    A. 无异常

    B. 血池相心肌不显影

    C. 心肌内肿块

    D. 图 A 中透壁性延迟钆强化

4. 延迟钆增强 MRI 成像中，哪些发现有助于诊断？

    A. 斑片状强化与动脉分布不一致

    B. 左前降支（LAD）冠状动脉支配的区域透壁性强化

    C. 无延迟钆强化

    D. 弥漫性心内膜下强化

病例 123

心脏淀粉样变性

1. B，C 和 E
2. B
3. B
4. D

【参考文献】

[1] Maceira AM, Joshi J, Prasad SK, et al. Cardiovascular magnetic reso-nance in cardiac amyloidosis.Circulation, 2005, 111 (2) :186-193.

[2] Ordovas KG, Higgins CB.Delayed contrast enhancement on MR images of myocardium : past, present, future.Radiology, 2011, 261 (2) :358-374.

[3] Vogelsberg H, Mahrholdt H, Deluigi CC, et al. Cardiovascular magnetic resonance in clinically suspected cardiac amyloidosis : noninvasive imaging compared to endomyocardial biopsy.J Am Coll Cardiol, 2008, 51 (10) :1022-1030.

【交叉引用】

Cardiac Imaging：The REQUISITES, ed 3, p 286 (figure only) .

【解析】

1. 概述 心脏淀粉样变性是继发性限制型心肌病的常见原因。淀粉样纤维蛋白在心肌沉积，导致心室顺应性和舒张功能降低。患者表现为限制型或缩窄型生理表现。常见症状包括下肢水肿、腹水和呼吸困难。MRI 可以鉴别缩窄性心包炎和限制型心肌病。缩窄性心包炎通常表现为心包增厚≥4mm，而限制型心肌病无此表现。许多导致限制型心肌病的原因，如淀粉样变性，在延迟钆增强成像上有特征性的表现。

2. 评估 在血池相前异常心肌不显影可能继发于心脏淀粉样蛋白沉积。淀粉样沉积物破坏了钆动力学，导致患者在注射对比剂后 8min 或更长时间进行延迟钆增强成像时，在正常心肌和异常心肌之间对比度损失。对可疑心脏淀粉样变性患者，延迟钆增强成像最好是在注射对比剂后 5～8min 执行，以使正常心肌和异常心肌的差异最大化。弥漫性心内膜下强化是心脏淀粉样变性的特征性强化形式。额外检查结果包括受累心肌室壁增厚。

3. 影像表现 短轴位反转恢复序列三组图像（图 A—C）显示心肌弥漫性不显影（黑色信号）先于在血池相不显影。正常心肌不显影通常在血池相不显影之后（黑色信号）（正与本病例相反）。

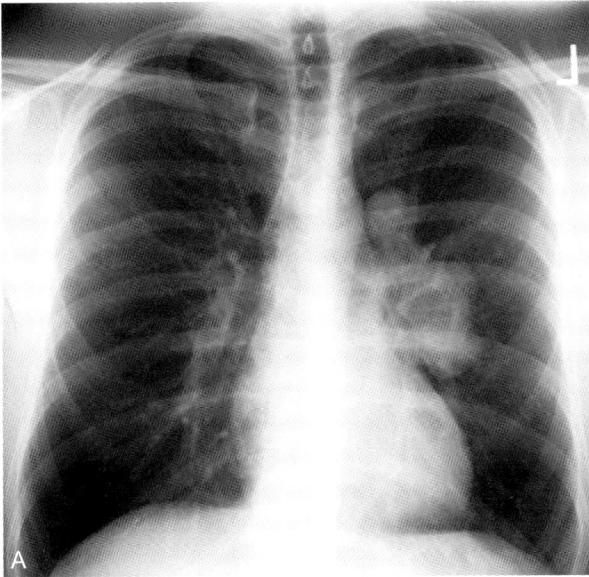

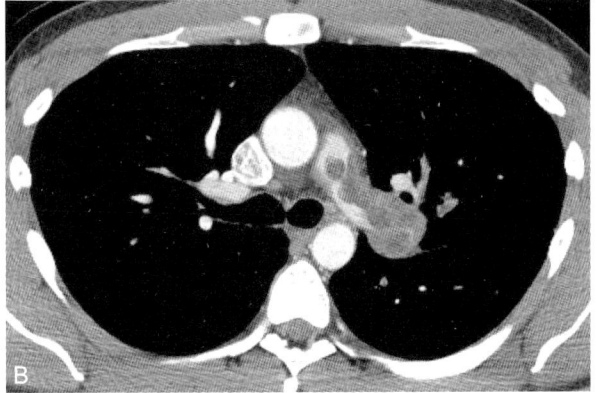

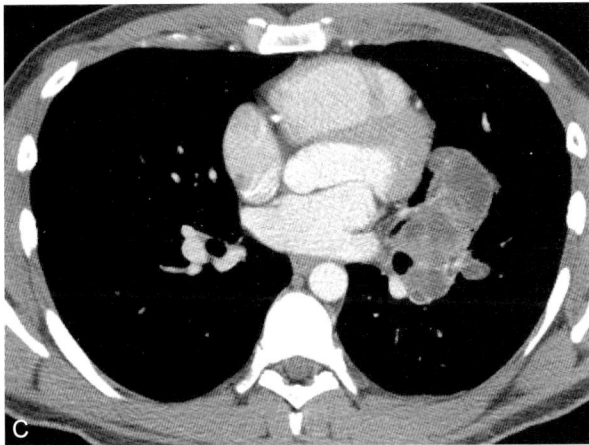

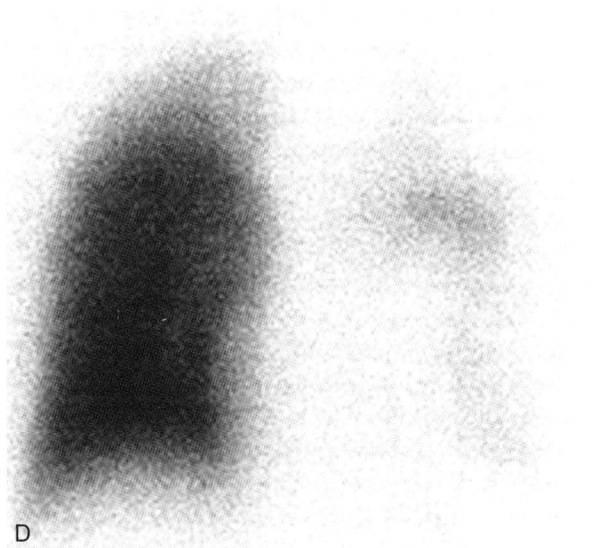

【病史】 患者表现为胸痛。

1. 对于图 D 中灌注异常,需考虑的鉴别诊断有哪些?(多选)

   A. 肺栓塞

   B. 肿瘤

   C. 纤维性纵隔炎

   D. 肺气肿

   E. 肺切除术

2. 最可能的诊断是什么?

   A. 肺栓塞

   B. 肺切除

   C. 肿瘤

D. 结节病

3. 下列哪一项症状或 CT 特征支持肺动脉肉瘤,而不是肺栓塞?

   A. 两侧对称

   B. 肺动脉扩张

   C. 呼吸困难和咳嗽

   D. 肺通气 / 灌注显像上单侧肺灌注不足

4. 单侧肺门肿块的最常见原因是什么?

   A. 肺癌

   B. 结节病

   C. 淋巴结增生症

   D. 支气管源性囊肿

病例 124

肺动脉肉瘤

1.A，B，C 和 E
2.C
3.B
4.A

【参考文献】

Yi CA, Lee KS, Choe YH, et al.Computed tomography in pulmonary artery sarcoma : distinguishing features from pulmonary embolic disease.J Comput Assist Tomogr, 2004, 28 (1) :34-39.

【解析】

1.影像表现　X 线胸片和 CT 扫描显示主肺动脉和左肺动脉内分叶状充盈缺损和大的左肺门肿块（图 A—C）。来自于锝 99m 标记的聚合白蛋白研究的相关灌注成像显示左肺灌注极少（图 D）。

2.鉴别诊断　肺动脉肉瘤非常罕见，且早期诊断困难。主要鉴别诊断是肺血栓。两者均可表现为呼吸困难、咳嗽和胸痛。CT 检查提示肺动脉肉瘤的表现包括主肺动脉或肺动脉近端整个管腔充盈缺损灶，受累动脉的扩张或肿瘤管腔外扩散（图 A—C）。其他诊断线索包括腔内充盈缺损单侧分布和不均匀强化（图 B）。肺动脉肉瘤预后差，出现症状后平均生存期为 12 个月。

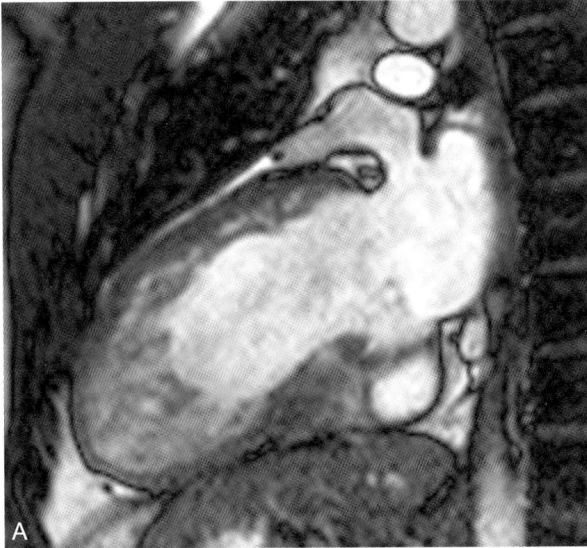

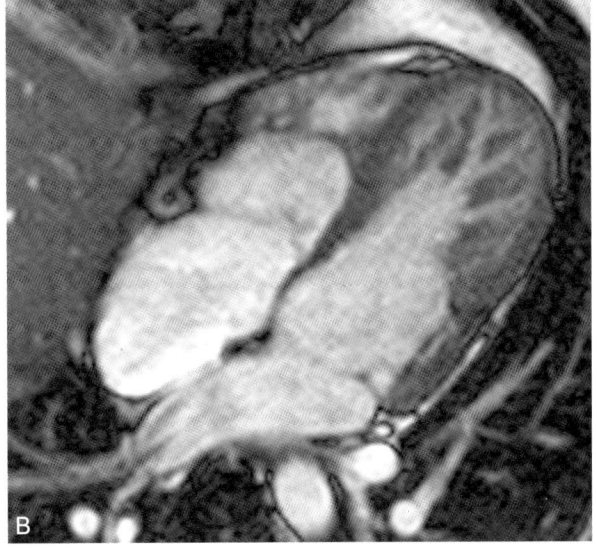

【病史】 无

1. 下列哪些瓣膜可以在 MRI 四腔面成像上评估？（多选）

   A. 二尖瓣

   B. 三尖瓣

   C. 主动脉瓣

   D. 肺动脉瓣

2. 该组图像显示的是什么成像平面？

   A. 垂直长轴位和四腔面

   B. 垂直长轴位和左心室流出道平面

   C. 左心室流出道平面和四腔面

   D. 右心室流出道平面和短轴位

3. 哪一个瓣膜是不正常的？

   A. 二尖瓣

   B. 三尖瓣

   C. 肺动脉瓣

   D. 主动脉瓣

4. 除了瓣膜异常外，其他检查结果是什么？

   A. 致密化不全

   B. 心脏肿块

   C. 心肌梗死

   D. 心包积液

病例 125

左心室心肌致密化不全伴三尖瓣下移畸形

1.A 和 B
2.A
3.B
4.A

【参考文献】

Betrián Blasco P，Gallardo Agromayor E.Ebstein's anomaly and left ventricular noncompaction association.Int J Cardiol，2007，119（2）:264-265.

【交叉引用】

Cardiac Imaging：The REQUISITES，ed 3，p 54.

【解析】

1.临床表现和相关性　心室肌致密化不全近期多认为是一种原发性心肌病。患者可能无症状，也可能表现为心动过速，充血性心力衰竭或心脏血栓栓塞。心室肌致密化不全也可能见于其他心脏异常，包括房间隔缺损、室间隔缺损、肺动脉狭窄、部分性肺静脉异位回流和三尖瓣下移畸形。

2.影像表现　垂直长轴位和四腔面电影稳态自由进动成像（Cine SSFP）显示肌小梁突出和左、右心室心内膜明显的两层表现（图 A 和图 B）。有深陷的小梁间隙，且非致密化和致密化心肌测量比值（NC/C）增高，舒张末期＞2.3。这些表现组成了 MRI 诊断病理性心室肌致密化不全的标准。另一项检查结果是三尖瓣相对于二尖瓣来说向心室移位，与三尖瓣下移畸形相符合（图 B）。

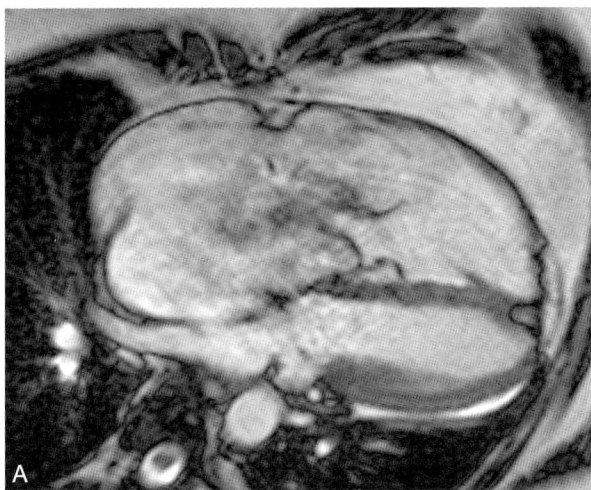

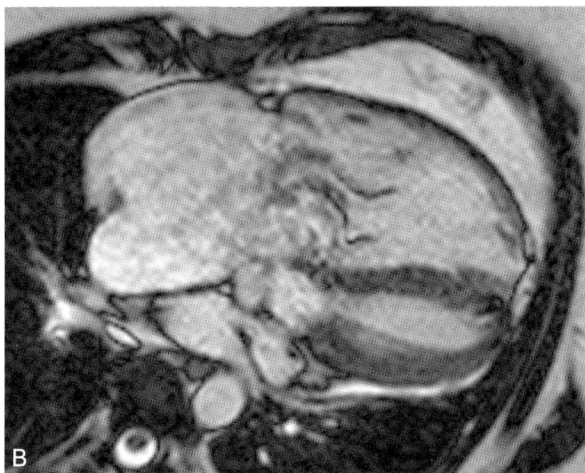

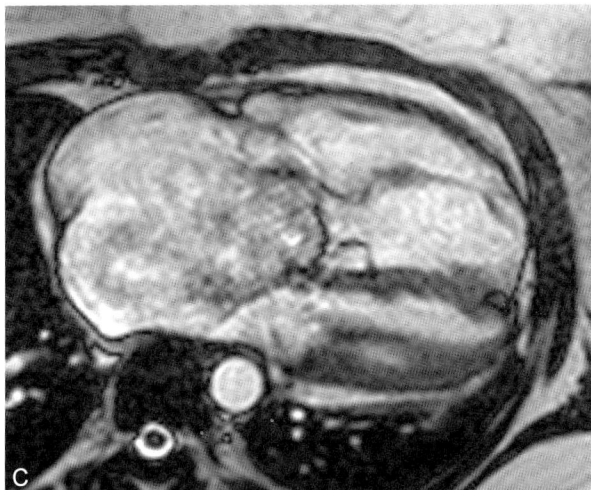

【病史】 39 岁女性患者，表现为进行性增重的运动不耐受、心悸、疲劳和近期经胸超声心动图检查显示瓣膜异常。

1. 右侧心力衰竭的原因有哪些？（多选）
   A. 左侧心力衰竭
   B. 慢性阻塞性肺疾病
   C. 特发性肺纤维化
   D. 慢性肺栓塞
   E. 先天性肺动脉狭窄

2. 关于心腔的主要检查结果是什么？
   A. 右侧心腔扩张
   B. 左侧心腔扩张

C. 4 个心腔扩张
D. 多个心脏肿块

3. 什么瓣膜异常能够解释扩张的心腔？
   A. 二尖瓣反流
   B. 主动脉反流
   C. 三尖瓣反流
   D. 肺动脉反流

4. 最可能的诊断是什么？
   A. 肺动脉高压
   B. 风湿性心脏病
   C. 左心衰竭
   D. 三尖瓣下移畸形

病例 126

三尖瓣下移畸形（成人患者）

1.A，B，C，D 和 E
2.A
3.C
4.D

【参考文献】

Yalonetsky S，Tobler D，Greutmann M，et al.Cardiac magnetic reso-nance imaging and the assessment of Ebstein anomaly in adults.Am J Cardiol，2011，107（5）:767-773.

【交叉引用】

Cardiac Imaging : The REQUISITES，ed 3，pp 206-207.

【解析】

1. 描述　三尖瓣下移畸形是一种罕见的先天性心脏病，常导致早年即出现发绀表现。这种异常以不同程度的三尖瓣叶向心室移位为特征，导致共同房室腔和严重的三尖瓣反流。三尖瓣环没有移位。随着时间的发展，会出现右侧心腔进行性扩大，加重三尖瓣反流和进一步的心腔扩大。少数情况下，三尖瓣叶向心室移位较轻，导致较轻的三尖瓣反流和右心房扩张。这些患者常会在晚年、有时在成年时出现症状。

2. 影像表现　四腔面 Cine SSFP 成像（图 A—C）显示右心房和右心室扩大。三尖瓣叶向右心室移位，及与之相关的重度三尖瓣反流，三尖瓣反流分数为 74%。该患者出现三尖瓣下移畸形的症状较晚。她从 20 几岁开始出现疲劳，逐渐发展为运动不耐受和下肢水肿。

3.MRI 在成人患者中的作用　超声心动图在三尖瓣下移畸形儿童患者可以对右心室进行准确的形态及功能评估。这种评估具有重要意义，因为右心室大小直接与患者的临床转归和预后相关。超声心动图需要声窗对右心房和右心室成像，在成人患者中，这个声窗可能不适当或无法完整地显示心腔。对于声窗受限的患者，MRI 不仅可以提供超声心动图相同的信息，并且信息更可靠、可重复操作。它可以评估右心室大小及功能，且能够准确量化三尖瓣反流容积，对于这些患者瓣膜手术时机有着直接的影响。

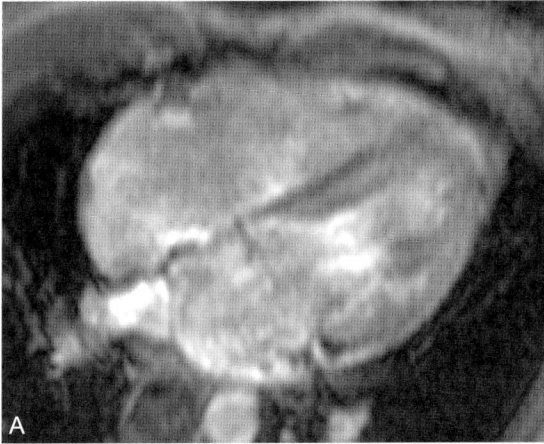

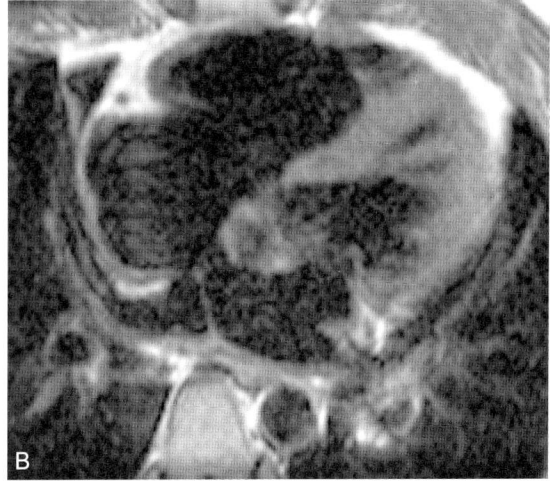

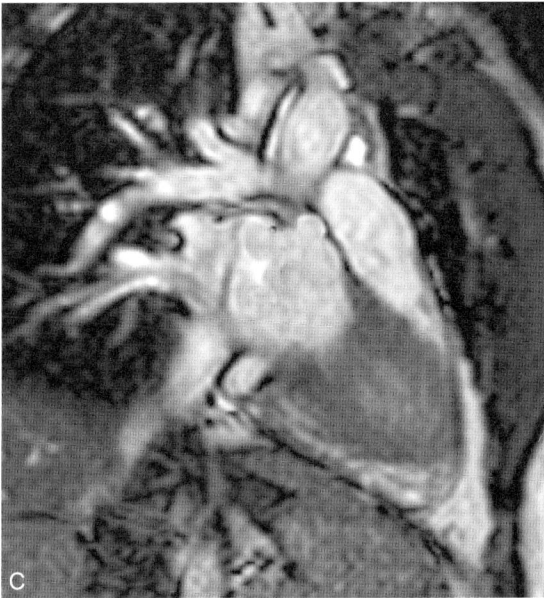

【病史】 34 岁男性患者，超声心动图显示卵圆孔未闭和左心房内薄膜，建议行 MRI 检查。

1. 肺水肿的原因有哪些？（多选）

　　A. 右心衰竭

　　B. 左心衰竭

　　C. 二尖瓣狭窄

　　D. 胸腔穿刺术大量放液

2. 左心房的检查结果是什么？

　　A. 薄膜

　　B. 有蒂肿块起源于房间隔

　　C. 房间隔脂肪浸润

　　D. 浸润性肿块

3. 诊断是什么？

　　A. 三房心

　　B. 黏液瘤

　　C. 脂肪性肥大

　　D. 血管肉瘤

4. 如果这种情况出现在新生儿身上，该如何治疗？

　　A. "无需玛处理"病变

　　B. 降低后负荷药物治疗

　　C. 随访影像检查

　　D. 外科切除

病例 127

三房心

1. B，C 和 D
2. A
3. A
4. D

【参考文献】

[1] Holloway BJ，Agarwal PP.Incidental cor triatriatum discovered on multidetector computed tomography.J Thorac Imaging，2011，26（2）:W45-W47.

[2] Krasemann Z，Scheld HH，Tjan TD，et al.Cor triatriatum：short review of the literature upon ten new cases.Herz，2007，32（6）:506-510.

[3] Su CS，Tsai IC，Lin WW，et al.Usefulness of multidetector-row com-puted tomography in evaluating adult cor triatriatum.Tex Heart Inst J，2008，35（3）:349-351.

【交叉引用】

Cardiac Imaging：The REQUISITES，ed 3，pp 190-191.

【解析】

1. *影像表现* Cine SSFP 和四腔面黑血序列成像显示左心房后侧薄膜延伸至房间隔。薄膜将左心房分为 2 个腔室，即将右肺静脉流入道与左肺静脉流入道分开（图 A 和图 B）。

2. *描述* 三房心是一种先天性心脏畸形，以薄膜分离右心房或左心房为特征。在大多数患者，不管是薄膜单开窗还是多开窗均能够使血流畅通。在成人患者，开窗通常较大，心脏畸形临床意义不大或无，也很少导致症状的出现。如出现症状，则其与二尖瓣狭窄相似。在婴儿和儿童患者，开窗通常较小或无开窗，导致呼吸困难、生长迟缓和发绀。

3. *诊断* 三房心最常是通过超声诊断的，经食管超声比经胸超声更加敏感。借助 CT 或 MRI 检查，这种病变越来越多地被诊断出来。这些检查方法同样可以帮助诊断其他相关先天性心脏畸形。Cine SSFP MRI 有助于评估通过窗口的湍流，作为血流紊乱的标志。

4. *成人患者临床意义* 如果开窗较大，三房心常是偶然发现的，且见于成人。在婴儿和儿童，如果开窗小或者无开窗，可通过外科手术纠正。如果无其他心脏畸形同时存在，患者预后良好。

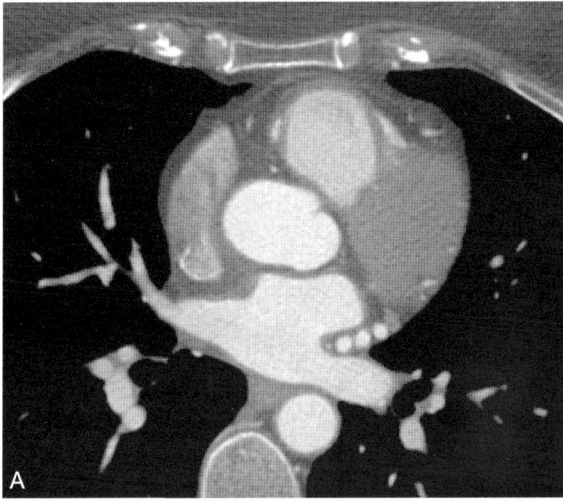

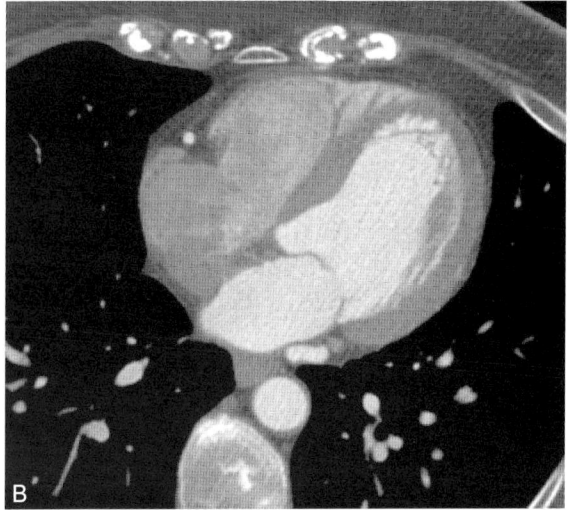

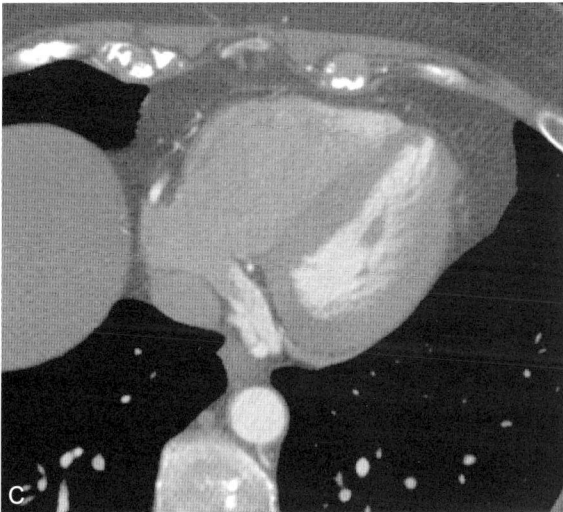

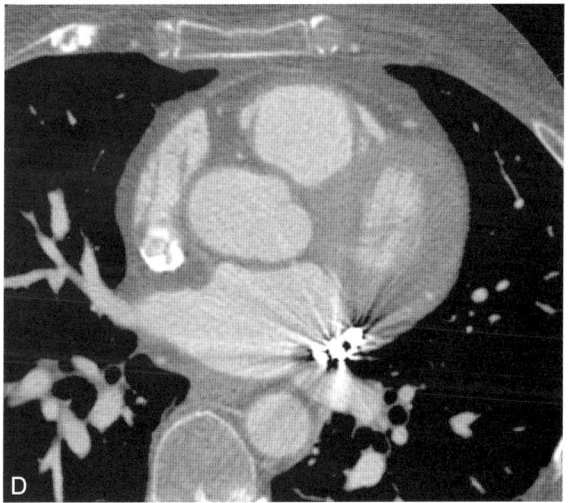

【病史】 54 岁女性患者，有呼吸困难，胸痛和运动性晕厥表现。临床症状已经持续 15 年，且仅仅在劳累时发生。

1. 对于扩张的冠状动脉，需考虑的鉴别诊断有哪些？（多选）
   A. 动脉粥样硬化
   B. 左冠状动脉起源于肺动脉
   C. 瘘管
   D. 大动脉炎

2. 哪一条冠状动脉有扩大？
   A. 右冠状动脉
   B. 左主干
   C. 左前降支

   D. 左回旋支

3. 当左回旋支冠状动脉位于心脏下壁时（图 C），哪个结构显影？
   A. 冠状窦
   B. 心大静脉
   C. 心中静脉
   D. 心小静脉

4. 影响左回旋支冠状动脉的异常是什么？
   A. 夹层
   B. 动脉瘤
   C. 瘘管
   D. 异常途径

病例128

左回旋支冠状动脉与冠状窦之间瘘管形成

1.A，B，C 和 D
2.D
3.A
4.C

【参考文献】

Díaz-Zamudio M，Bacilio-Pérez U，Herrera-Zarza MC，et al.Coronary artery aneurysms and ectasia：role of coronary CT angiography.Radiographics，2009，29（7）:1939-1954.

【交叉引用】

Cardiac Imaging：The REQUISITES，ed 3，pp 228-229，253.

【解析】

1.影像表现　三组冠状动脉CT血管造影轴位成像显示回旋支冠状动脉显著的扩张和纤曲（图A–C）。冠状静脉窦远端对比剂显影（图C）不伴心大静脉近端显影，符合左回旋支冠状动脉与冠状窦之间瘘管形成。该患者出现晕厥症状认为是由于运动时冠状动脉盗血现象引起的，并且成功进行了弹簧圈栓塞回旋支冠状动脉远端治疗（图D）。

2.描述　冠状动脉瘘通常是先天性冠状动脉与心腔或大血管之间的异常连接。冠状动脉瘘在心肌活检或开放性心脏手术后很少发生。右冠状动脉最常受累及（52%），其次是左前降支冠状动脉（30%）和左回旋支冠状动脉（18%）。在大多数患者（90%），瘘管引流入右侧循环，导致左向右分流。

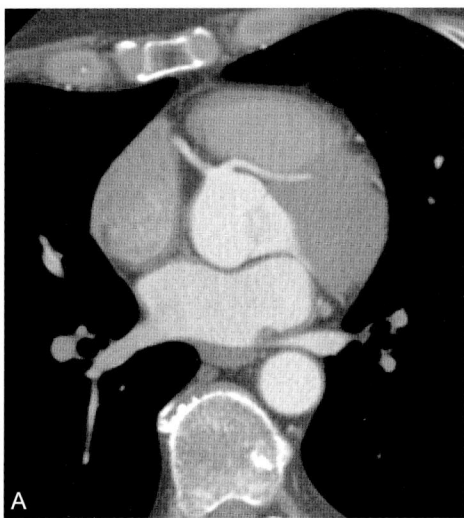

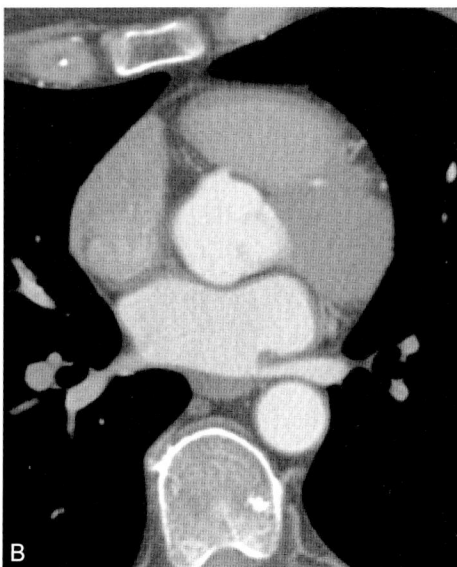

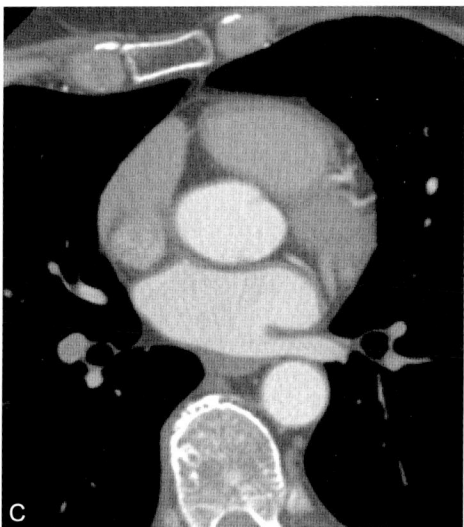

【病史】 54岁四肢瘫痪的男性患者，表现为严重的胸部压迫感。

1. 在青少年和青壮年患者，导致心脏性猝死的原因有哪些？（多选）
   A. 肥厚型心肌病
   B. 左冠状动脉异常
   C. 长QT综合征
   D. 运动员心脏

2. 该病例是什么异常？
   A. 异常左冠状动脉来源于肺动脉
   B. 异常右冠状动脉来源于左主动脉窦
   C. 异常左冠状动脉来源于右主动脉窦

D. 良性异常变异

3. 异常血管的行程途径是什么？
   A. 肺动脉前
   B. 主动脉后
   C. 间隔
   D. 动脉间

4. 对于异常左冠状动脉间隔途径，常用的治疗方法或下一步检查方法是什么？
   A. "不要碰"病变
   B. 负荷试验
   C. 支架置入
   D. 外科手术

病例 129

异常左冠状动脉间隔途径

1.A，B 和 C
2.C
3.C
4.B

【参考文献】

Young PM，Gerber TC，Williamson EE，et al.Cardiac imaging：part 2，normal，variant，and anomalous configurations of the coronary vasculature.AJR Am J Roentgenol，2011，197（4）:816-826.

【交叉引用】

Cardiac Imaging：The REQUISITES，ed 3，pp 225-228.

【解析】

1.影像表现 冠状动脉 CT 血管造影显示异常左冠状动脉起源于右主动脉窦（图 A—C）。动脉行程途径在室间隔上面穿过（图 B）并分为 3 支：回旋支、中间支和左前降支冠状动脉。该患者不能够进行负荷试验或手术，因为临床恶化与异常冠状动脉无关。

2.概述 考虑到某些变异会使心脏性猝死风险增高，识别异常冠状动脉起源具有重要意义。异常血管有 4 条途径供应其支配的心肌区域。

（1）主动脉后途径：这是一种良性变异，不增加心脏性猝死的风险。

（2）肺动脉前途径：这同样是一种良性变异。这种血管会使动脉粥样硬化的危险性增加，且可能在正中胸骨切开术时受到损伤，尤其是在修复法洛四联症时。

（3）动脉间途径：这就是所谓的恶性变异，动脉行走在主动脉和肺动脉之间。患者心脏病猝死风险增加，通常需旁路移植或异常动脉的再置入术等外科治疗。

（4）间隔途径：此途径常与动脉间途径相混淆。然而，在间隔途径中，动脉穿过室间隔近端心肌。负荷试验可以帮助判断此种病变的临床意义。患者如出现缺血表现，则需外科手术治疗。

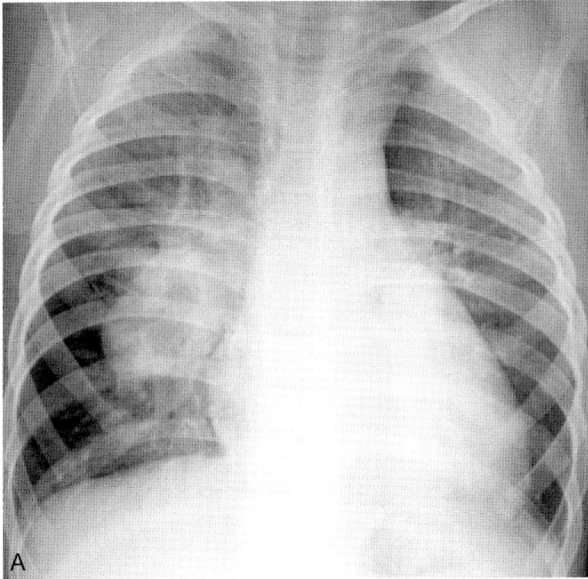

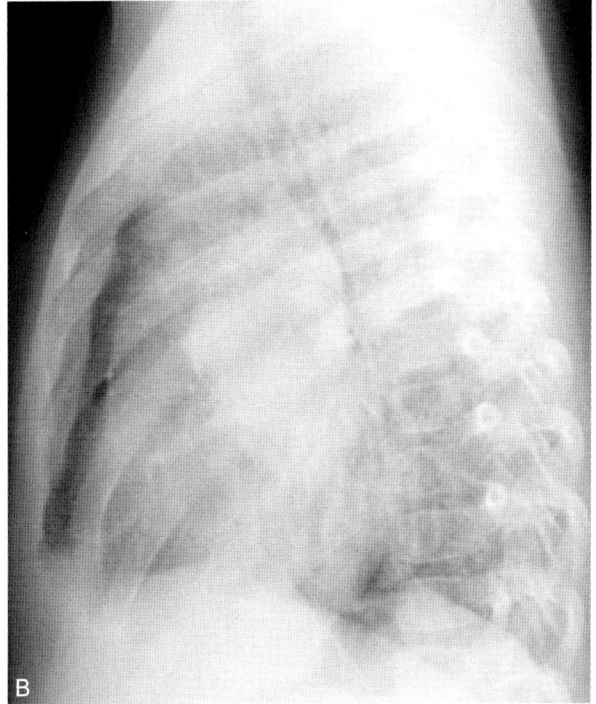

【病史】 儿童患者表现为呼吸急促。

1. 鉴别诊断需考虑哪些疾病？ （多选）

 A. 肺动脉高压

 B. 肺动脉瘤

 C. 法洛四联症伴肺动脉瓣缺如

 D. 肺动脉狭窄

2. 哪一条血管或哪些血管扩大？

 A. 主动脉

 B. 肺动脉

 C. 肺静脉

 D. 上腔静脉

3. 该患者有法洛四联症，最可能的诊断是什么？

 A. 右主动脉弓

 B. "Pink tet"

 C. 冠状动脉异常

 D. 肺动脉瓣缺如

4. 导致该患者肺体积增大的原因是什么？

 A. 慢性阻塞性肺疾病

 B. 支气管扩张

 C. 感染

 D. 气道受压

病例 130

法洛四联症

1.A，B 和 C
2.B
3.D
4.D

【参考文献】

Kirshbom PM，Kogon BE.Tetralogy of Fallot with absent pulmonary valve syndrome.Semin Thorac Cardiovasc Surg.Pediatr Card Surg Annu，2004，7：65-71.

【交叉引用】

Cardiac Imaging：The REQUISITES，ed 3，pp 359-367.

【解析】

1.概述　法洛四联症是儿童及成人中最常见的发绀型先天性心脏病。法洛四联症的病变包括室间隔缺损、肺动脉漏斗部狭窄、右心室肥厚及主动脉骑跨。大多数法洛四联症患者肺部血管纹减少，但是如果肺动脉漏斗部狭窄较轻，肺部血管纹可表现正常。约25%的患者有右主动脉弓。肺动脉狭窄可发生在多个水平，包括瓣膜下或漏斗部（最常见）、瓣膜、瓣膜上及周围肺动脉等。X 线胸片通常表现为肺血管纹减少，肺动脉段凹陷，有时出现心尖上翘。

2.临床特点　法洛四联症伴肺动脉瓣缺如综合征典型表现是肺动脉环发育不全，包括原始瓣膜组织和肺动脉瘤样扩张。法洛四联症的其他病变也出现在该患者中。显著的肺动脉扩张致大气道受压，导致早期出现呼吸窘迫。

3.影像表现　不同于其他类型的法洛四联症，该疾病 X 线胸片通常表现为严重的主肺动脉、左肺动脉和右肺动脉扩张（图 A 和图 B）。肺体积通常较大，是由于气管支气管受压导致的。

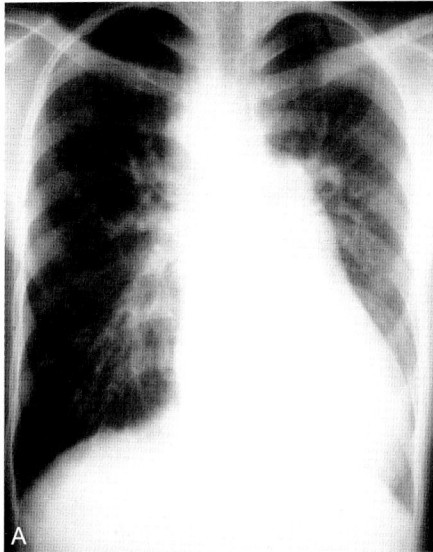

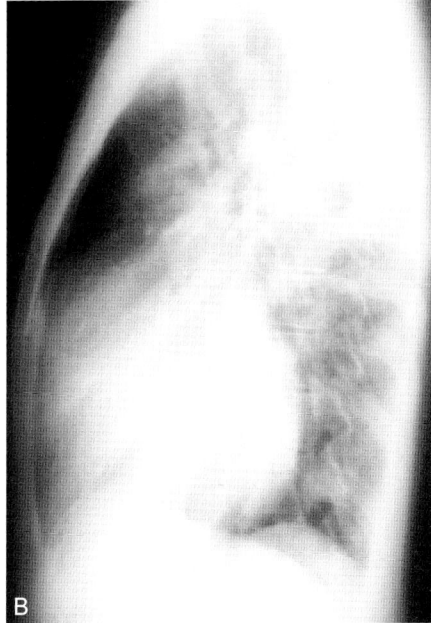

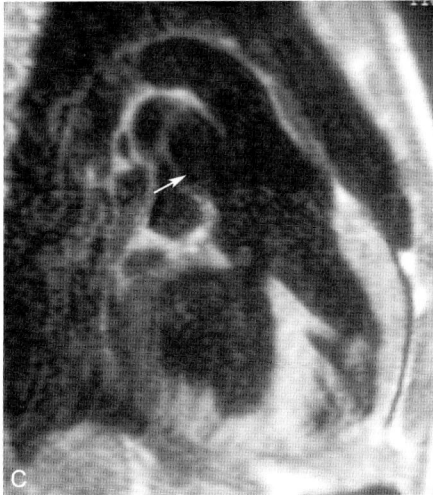

【病史】 患者表现为发绀。

1. 对于发绀及肺血管纹增多患者，需考虑的鉴别诊断有哪些？（多选）
   A. 大动脉转位
   B. 完全性肺静脉异位连接
   C. 法洛四联症
   D. 永存动脉干

2. 图 C 中箭头所指是什么结构？
   A. 肺动脉
   B. 升主动脉
   C. 主动脉弓
   D. 上腔静脉

3. 最可能的诊断是什么？
   A. 大动脉转位
   B. 完全性肺静脉异位连接
   C. 法洛四联症
   D. 永存动脉干

4. 与右主动脉弓联系最紧密的其他发绀型心脏病是什么？
   A. 大动脉转位
   B. 完全性肺静脉异位连接
   C. 法洛四联症
   D. 三尖瓣下移畸形

病例 131

永存动脉干

1.A，B 和 D
2.A
3.D
4.C

【参考文献】

Johnson TR.Conotruncal cardiac defects：a clinical imaging perspective.Pediatr Cardiol，2010，31（3）:430-437.

【交叉引用】

Cardiac Imaging：The REQUISITES，ed 3，pp 324-327.

【解析】

1.解剖和临床特点　永存动脉干是一种发绀型混合病变，肺动脉和主动脉起源于共同动脉干。可能有主肺动脉，但在某些患者右肺动脉和左肺动脉分别起源于共同动脉干。同时存在室间隔缺损。共同动脉干瓣通常是三叶瓣，但也可能是四叶瓣或更多叶。将近 30% ~ 35% 的患者有镜像右主动脉弓。

2.影像表现　X 线胸片常显示分流型血管分布，心脏肥大和右主动脉弓（图 A 和图 B）。MRI 检查可以说明解剖情况（图 C）。速度编码电影 MRI 可以评估血流量。

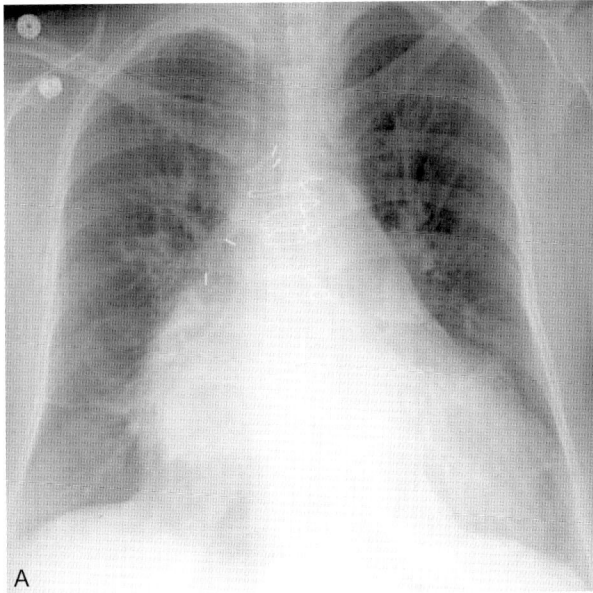

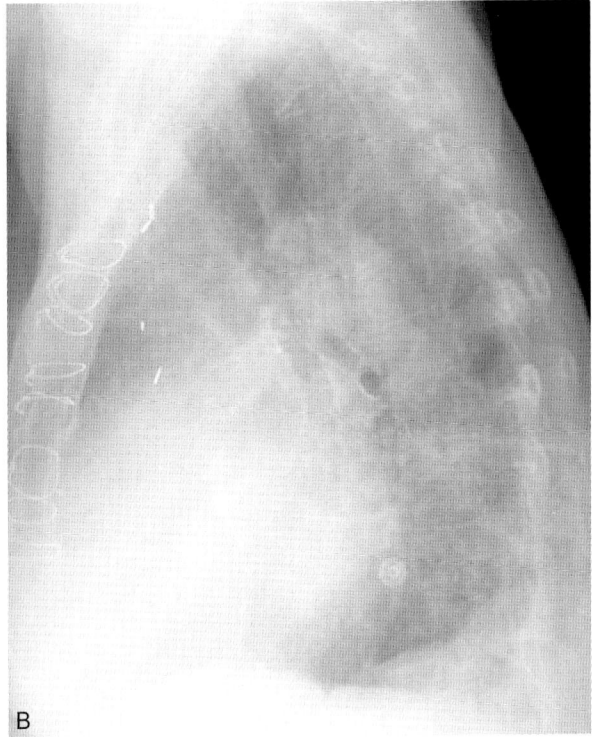

【病史】 患者表现为呼吸急促。

1. 鉴别诊断需考虑哪些疾病？（多选）

   A. 二尖瓣狭窄

   B. 二尖瓣反流

   C. 二尖瓣脱垂

   D. 二尖瓣环钙化

2. 下列哪项疾病与二尖瓣脱垂无关？

   A. 梅毒

   B. 马方综合征

   C. 埃勒斯 - 当洛斯综合征

   D. 多囊性肾病

3. 在这种临床情况下，腱索断裂的最常见原因是什么？

   A. 腱索延长

   B. 心肌梗死

   C. 风湿性心脏病

   D. 医源性损伤

4. 下一步最恰当的影像检查方法是什么？

   A. 超声心动图

   B. CT

   C. MRI

   D. 血管造影

病例 132

二尖瓣脱垂

1.B 和 C

2.A

3.A

4.A

【参考文献】

[1] Bonow RO, Cheitlin MD, Crawford MH, et al. Task Force 3 : valvular heart disease.J Am Coll Cardiol, 2005, 45:1334-1340.

[2] Enriquez-Sarano M, Akins CW, Vahanian A.Mitral regurgitation.Lancet,2009,373（9672）:1382-1394.

【交叉引用】

Cardiac Imaging : The REQUISITES, ed 3, pp 192-193.

【解析】

1.病理和病因　二尖瓣脱垂可累及二尖瓣装置的所有构成部分。二尖瓣脱垂发生率占总人口的 5%。在马方综合征患者，先天性脱垂发生在二尖瓣及三尖瓣，因为瓣叶冗长。如果脱垂程度较轻，心脏可能是正常的。更严重的脱垂会导致心脏重度反流、亚急性细菌性心内膜炎、胸痛、罕见死亡。左心室结构异常也有可能导致中度的二尖瓣脱垂。

2.影像检查结果　X 线胸片上二尖瓣脱垂的检查结果与其他原因导致的二尖瓣反流的检查结果相似：左心房及左心室扩大（图 A 和图 B）。二尖瓣脱垂可以被超声心动图识别，而且超声心动图可以用来对脱垂的严重程度及二尖瓣反流的严重程度进行分级。尽管血管造影不常用于诊断，但二尖瓣脱垂血管造影的特点是二尖瓣叶通过二尖瓣环脱入左心房。

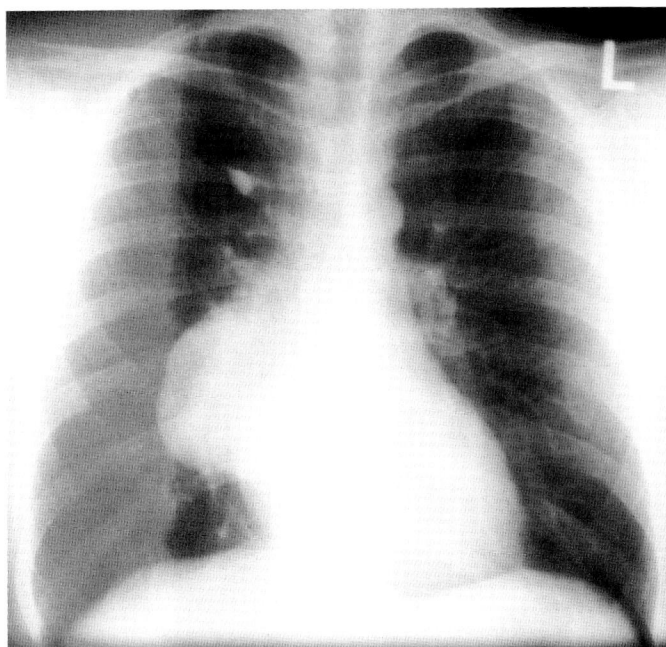

【病史】 无

1. 鉴别诊断需考虑哪些疾病？（多选）

　A. 淋巴结病

　B. 支气管源性囊肿

　C. 主动脉瘤

　D. 主动脉窦瘤

2. 孤立主动脉窦瘤的最常见原因是什么？

　A. 动脉粥样硬化

　B. 梅毒

　C. 主动脉及瓣膜连接处薄弱

　D. 风湿性心脏病

3. 与主动脉窦瘤联系最紧密的瓣膜病变是什么？

　A. 主动脉反流

　B. 主动脉狭窄

　C. 二叶主动脉瓣

　D. 四叶主动脉瓣

4. 哪一类室间隔缺损（VSD）与孤立性主动脉窦瘤相关？

　A. 肌部 VSD

　B. 膜周部 VSD

　C. 房室间隔 VSD

　D. 嵴上型 VSD

病例133

主动脉窦瘤

1. A，B，C 和 D
2. C
3. B
4. D

【参考文献】

[1] Hoey ET, Kanagasingam A, Sivananthan MU. Sinus of Valsalva aneurysms：assessment with cardiovascular MRI.AJR Am J Roentgenol，2010，194（6）:W495-W504.

[2] Moustafa S, Mookadam F, Cooper L, et al. Sinus of Valsalva aneurysms—47 years of a single center experience and systematic overview of published reports.Am J Cardiol，2007，99（8）:1159-1164.

【交叉引用】

Cardiac Imaging：The REQUISITES，ed 3，pp 389-392.

【解析】

1. *病因和病理*　孤立性主动脉窦瘤通常是由于先天性主动脉中膜与瓣膜纤维环连接处薄弱引起的。这些动脉瘤最常起源于右冠状窦或无冠状窦。右冠状窦动脉瘤破裂至右心房和右心室，无冠状窦动脉瘤破裂至右心房。主动脉窦瘤与主动脉反流相关。它们可以发生于嵴上型室间隔缺损（VSD）。

2. *影像表现*　X线胸片表现可能正常，或者显示一肿块起源于右侧纵隔（如图）。在横断层面成像上，孤立性主动脉窦瘤表现为其中一个主动脉窦局部扩张，与主动脉环扩张主动脉根部普遍扩张形成对比。

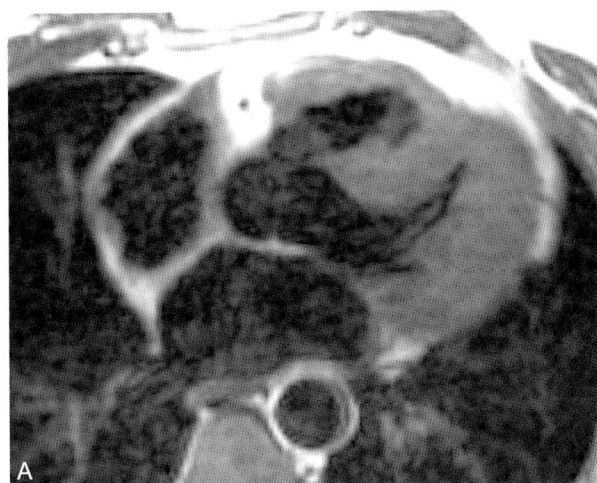

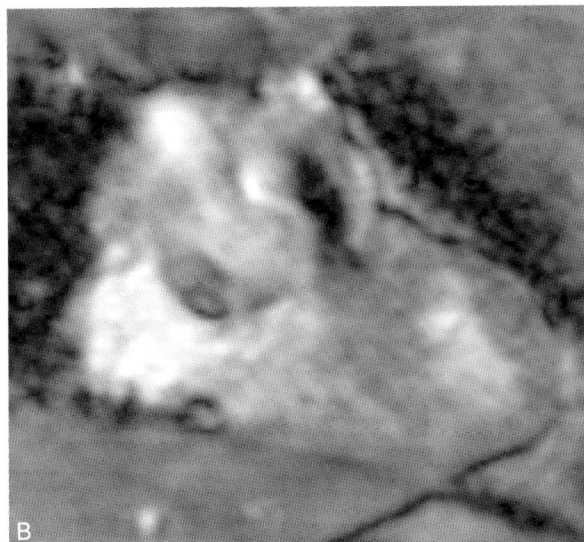

【病史】 发绀患者，体检发现心脏杂音。

1. 根据病史，考虑的鉴别诊断有哪些？（多选）

    A. 房间隔缺损

    B. 室间隔缺损

    C. 动脉导管未闭

    D. 大动脉转位

2. 该组图像显示的是什么类型的 VSD？

    A. 肌部 VSD

    B. 膜周部 VSD

    C. 房室间隔 VSD

    D. 嵴上型 VSD

3. 图 B 中黑色喷流代表什么？

    A. 左向右分流

    B. 右向左分流

    C. 主动脉反流

    D. 主动脉狭窄

4. 下列哪种异常与嵴上型 VSD 无关？

    A. 主动脉反流

    B. 主动脉狭窄

    C. 主动脉窦瘤

    D. 主动脉窦下垂

病例 134

嵴上型室间隔缺损

1. A，B 和 C
2. D
3. A
4. B

【参考文献】

Bremerich J，Reddy GP，Higgins CB. MRI of supracristal ventricular septal defects. J Comput Assist Tomogr，1999，23（1）:13-15.

【交叉引用】

Cardiac Imaging : The REQUISITES，ed 3，p 60.

【解析】

1. 描述　嵴上型室间隔缺损亦称为双动脉瓣下室间隔缺损，因为缺损位于主动脉及肺动脉瓣下。

2. 影像表现　超声心动图是评估心内分流的主要检查方法。然而，由于嵴上型 VSD 的位置特殊，超声心动图难以做出评估。MRI 显示主动脉根部和右心室流出道之间连接的特征性表现（图 A）。稳态自由进动成像显示一自旋移相伪影（黑色血流）直接通过 VSD 进入肺动脉流出道，提示左向右分流（图 B）。

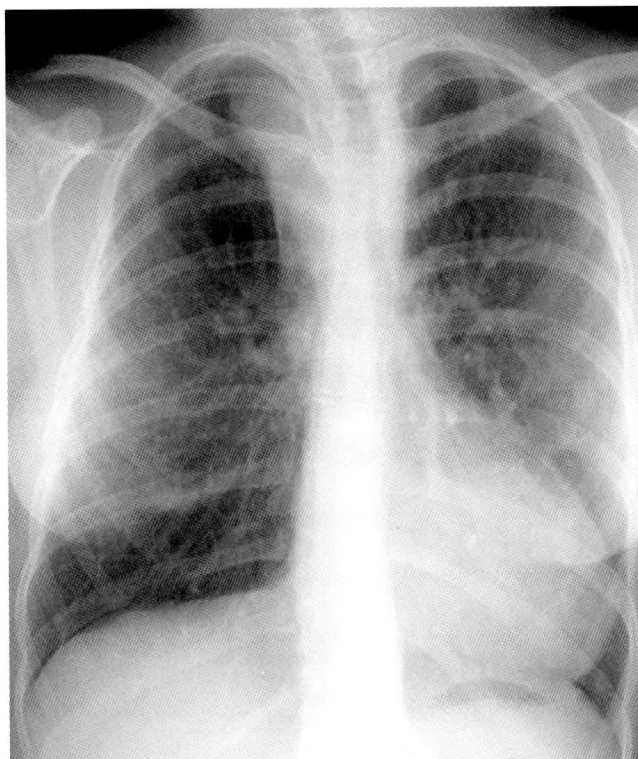

【病史】 患者表现为锁骨上搏动性肿块。

1. 鉴别诊断需考虑哪些疾病？（多选）

    A. 右主动脉弓动脉瘤

    B. 颈主动脉弓

    C. 右锁骨下动脉瘤

    D. 淋巴结病

2. 下列哪对咽弓形成正常主动脉弓？

    A. 第三对

    B. 第四对

    C. 第五对

    D. 第六对

3. 以下哪项变异来源于右侧第三对咽弓？

    A. 颈主动脉弓

    B. 镜像右主动脉弓

    C. 左主动脉弓伴异常右锁骨下动脉

    D. 双主动脉弓

4. 下一步评估最不恰当的是下列哪一项？

    A. 经皮活检

    B. MRI

    C. CT

    D. 超声心动图

病例 135

颈主动脉弓

1.A，B 和 C
2.B
3.A
4.A

【参考文献】

[1] Caputo S，Villanacci R，Ciampi Q，et al. Cervical aortic arch：echocardiographic and three-dimensional computed tomography view. Echocardiography，2010，27（4）:E44-E45.

[2] Poellinger A，Lembcke AE，Elgeti T，et al.Images in cardiovascular medicine.The cervical aortic arch：a rare vascular anomaly.Circulation，2008，117（20）:2716-2717.

【交叉引用】

Cardiac Imaging：The REQUISITES，ed 3，p 427.

【解析】

1.病因和临床特点　颈主动脉弓是一种罕见异常，其起源于原始第三咽弓，而不是第四咽弓。更常发生于右侧。报告称同侧颈内动脉、颈外动脉和椎动脉直接起源于动脉弓。颈主动脉弓通常无症状，但可表现为锁骨上窝或颈部搏动性肿块，若出现扭曲可能出现梗阻，或者表现为动脉瘤。

2.影像表现和诊断标准　诊断是在颈部基底部附近出现主动脉弓的基础上成立的(如图)。一些学者认为诊断的成立取决于颈内动脉和颈外动脉分别直接起源于动脉弓。MRI 和 CT 容易描述这种解剖结构。

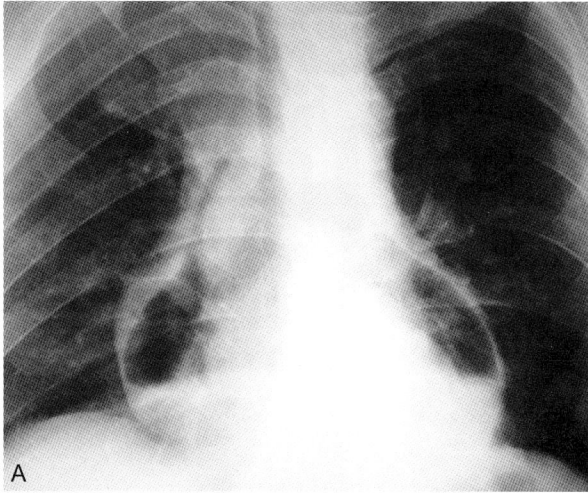

A

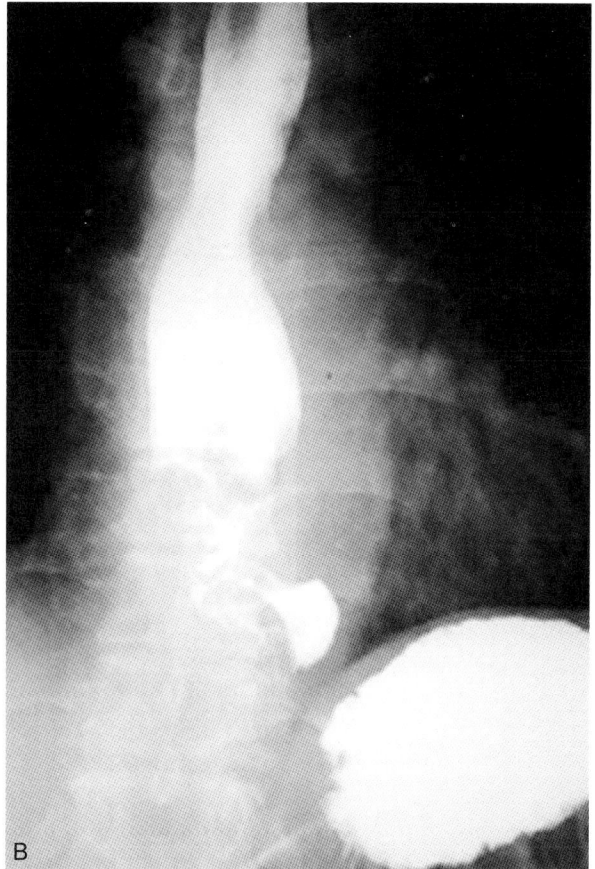

B

【病史】 患者表现为发热和胸痛。

1. 导致图 A 中检查结果的病因有哪些？（多选）

   A. 创伤

   B. 心包穿刺

   C. 气压伤

   D. 恶性肿瘤

2. 上消化道（GI）检查（图 B）的结果是什么？

   A. 贲门失弛缓症

   B. 食管穿孔

   C. 食管肿块

   D. 食管憩室

3. 如果该患者无器械操作史，则导致图 A 中检查结果的最可能原因是什么？

   A. 创伤

   B. 心包食管瘘

   C. 心包支气管瘘

   D. 心包主动脉瘘

4. 患者发热的最可能原因是什么？

   A. 误吸

   B. 肺炎

   C. 囊肿

   D. 心包炎

病例 136

心包积液积气

1.A，B，C 和 D
2.C
3.B
4.D

【参考文献】

[1] Kaufman J, Thongsuwan N, Stern E, et al. Esophageal-pericardial fistula with purulent pericarditis secondary to esophageal carcinoma presenting with tamponade.Ann Thorac Surg, 2003, 75（1）:288-289.

[2] Meltzer P, Elkayam U, Parsons K, et al. Esophageal-pericardial fistula presenting as pericarditis.Am Heart J, 1983, 105（1）:148-150.

【解析】

1.病因　心包积液积气常发生于心包穿刺或者心包引流管放置后。其他原因如瘘管，是罕见的。侵犯心包的肿瘤包括乳腺癌、肺癌、淋巴瘤和食管癌。恶性食管心包瘘患者通常在身体其他地方有转移性肿瘤的存在。

2.影像表现　X线胸片可以显示心包积液积气（图A），CT、MRI和超声心动图也可以。食管对比造影或内镜检查在可疑恶性瘘管患者有助于食管癌的诊断（图B）。恶性或非恶性食管心包瘘患者通常会有受感染的心包腔。恶性食管心包瘘的治疗通常需要胸腔开放引流术和清创术，然后在内镜下放置食管支架。因为心包广泛粘连致经皮引流通常不够充分。非恶性瘘管最好也需外科切除治疗。

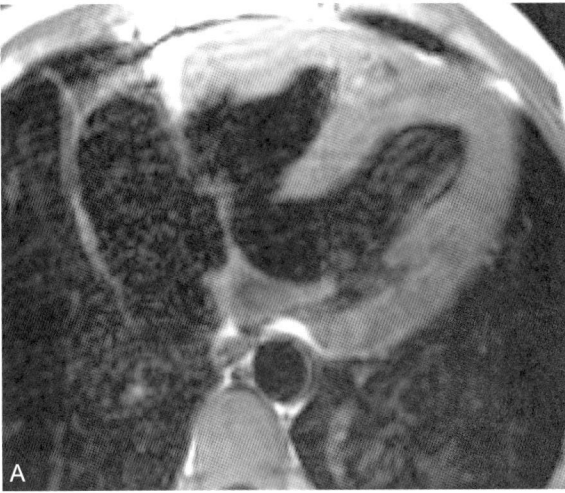

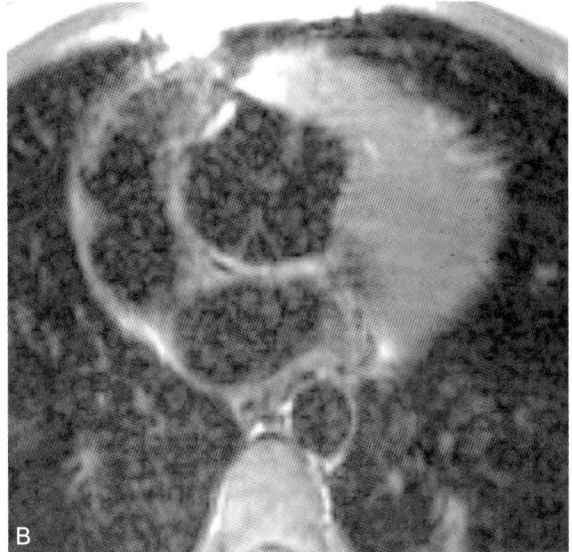

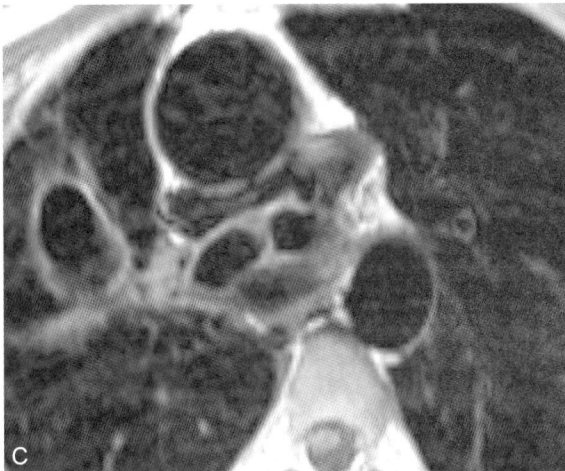

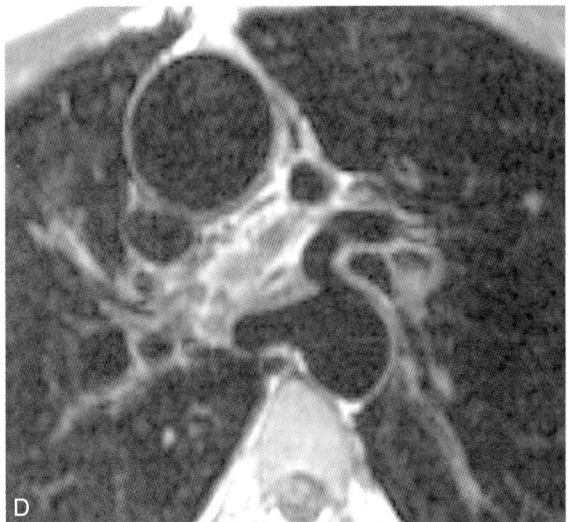

【病史】 *患者表现为劳力性呼吸困难。*

1. 可见哪些检查结果？（多选）

   A. 右心室肥厚

   B. 主动脉骑跨

   C. 肺动脉漏斗部狭窄

   D. 室间隔缺损（VSD）

2. 最可能的诊断是什么？

   A. 房室间隔缺损

   B. 法洛四联症

   C. 大动脉转位

   D. 肺动脉闭锁伴室间隔缺损（VSD）

3. 肺是如何得到血液供应的？

   A. 主动脉到肺动脉的侧支循环

   B. 支气管动脉

   C. 通过肺静脉逆流

   D. 动静脉畸形

4. 该组图像显示的成像序列是什么？

   A. 反转恢复序列

   B. 双反转恢复序列

   C. 三重反转恢复序列

   D. 延迟增强反转恢复序列

病例 137

肺动脉闭锁伴室间隔缺损

1.A，B 和 D
2.D
3.A
4.B

【参考文献】

Reddy GP，Higgins CB.Magnetic resonance imaging of congenital heart disease：evaluation of morphology and function.Semin Roentgenol，2003，38（4）：342-351.

【交叉引用】

Cardiac Imaging：The REQUISITES，ed 3，pp 362-363.

【解析】

1.法洛四联症畸形　肺动脉闭锁伴室间隔缺损是法洛四联症的严重变异类型。过去有时候称之为"假性动脉干"，但是这种异常并不是动脉干的一种形式。中央肺动脉常发育不全，外周肺动脉常狭窄。

2.MRI　MRI 是评估肺动脉的最佳检查方法，因为它比超声心动图更容易评估心上结构。同时，MRI 不依赖对比剂强化显示血管，而是血管荧光电影造影术显示血管（图 A—D），这是非常有价值的，因为当出现肺动脉闭锁时，肺动脉常显影不良。

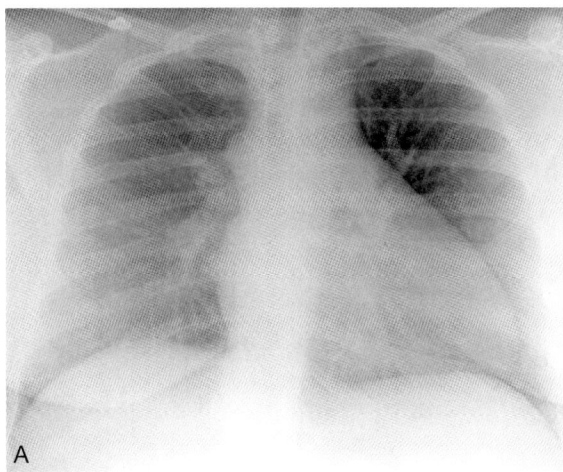

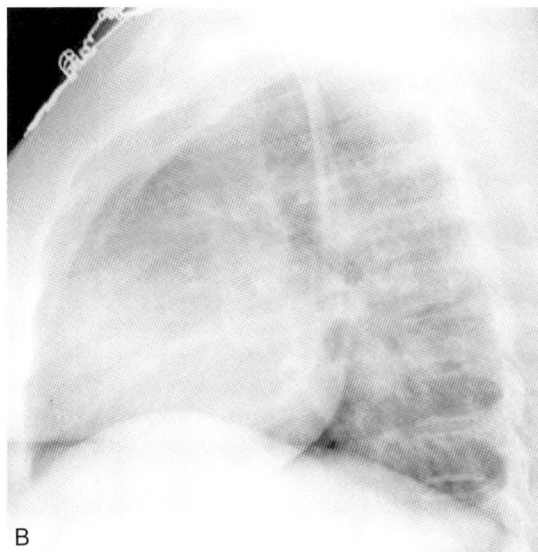

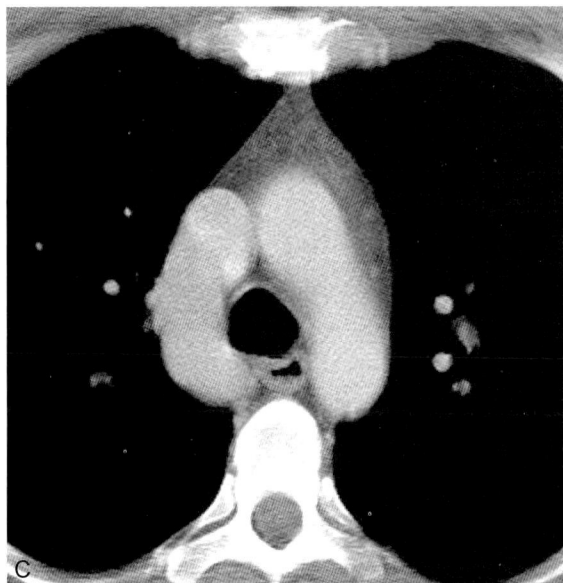

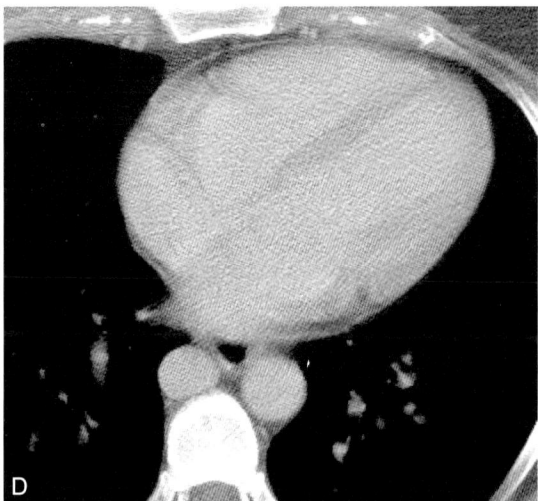

【病史】 无

1. 奇静脉扩张需考虑的鉴别诊断有哪些?（多选）

 A. 充血性心力衰竭

 B. 下腔静脉连续性中断

 C. 缩窄性心包炎

 D. 上腔静脉阻塞

2. 最可能的诊断是什么?

 A. 充血性心力衰竭

 B. 下腔静脉连续性中断

 C. 缩窄性心包炎

 D. 上腔静脉阻塞

3. 下列哪项异常与该组图像检查结果相关?

 A. 多脾

 B. 无脾

 C. 全内脏反位

 D. 内脏正位伴左位心

4. 多脾综合征与下列特征高度相关，哪一项除外?

 A. 多脾序列征

 B. 复杂先天性心脏病

 C. 多脾

 D. 共同心房

病例 138

下腔静脉连续性中断伴奇静脉连续性正常

1.A，B，C 和 D
2.B
3.A
4.B

【参考文献】

[1] Bass JE，Redwine MD，Kramer LA，et al.Spectrum of congenital anomalies of the inferior vena cava：cross-sectional imaging findings.Radiographics，2000，20（3）:639-652.

[2] Jelinek JS，Stuart PL，Done SL，et al.MRI of polysplenia syndrome.Magn Reson Imaging，1989，7（6）:681-686.

【交叉引用】

Cardiac Imaging：The REQUISITES，ed 3，pp 307-309.

【解析】

1.解剖　在这种异常中，下腔静脉肝段连续性中断。血液通常经过侧支循环进入奇静脉或半奇静脉。肝静脉分别进入右心房。这种异常可能是孤立的（正如本病例所示），也有可能与多脾综合征相关，多脾综合征是内脏异位的一种类型。

2.影像表现　X线胸片通常显示严重的奇静脉扩张（图 A）。侧面观可能显示横膈上无下腔静脉影（图 B）。CT 和 MRI 可以用来评估血管异常和识别相关异常（图 C 和图 D）。

3.心脾综合征　心脾综合征有两种类型：无脾综合征和多脾综合征。无脾综合征患者通常早年即表现为发绀和复杂先天性心脏病（如大动脉转位、右心室双出口、共同房室瓣）。多脾综合征患者晚年表现为较轻的先天性心脏病（如房间隔缺损，部分性肺静脉异位连接）。超过 70% 的多脾综合征患者有奇静脉或半奇静脉与下腔静脉相连接。

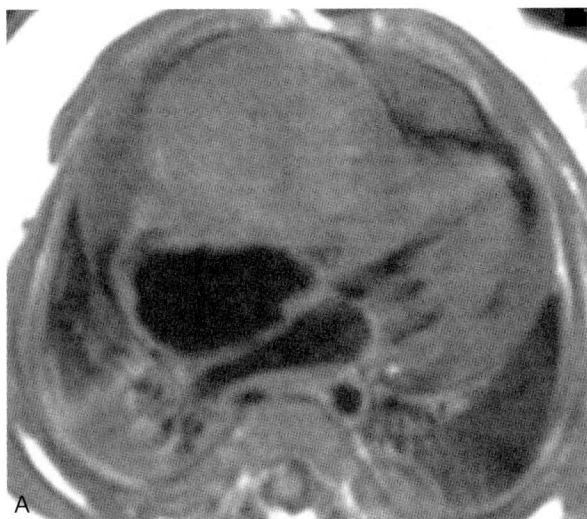

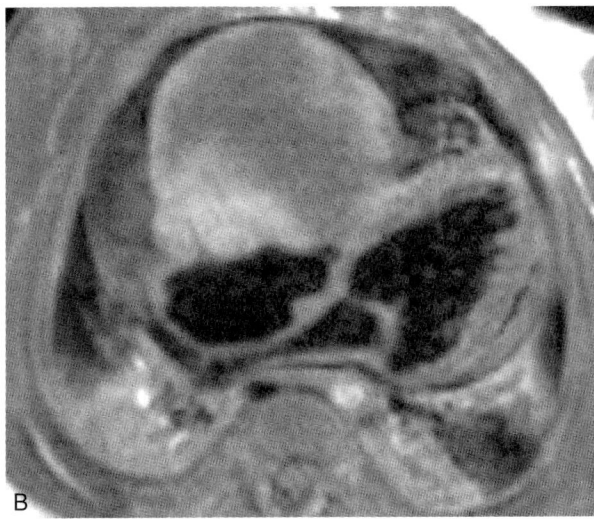

【病史】 一婴儿表现为呕吐和脱水。

1. 鉴别诊断需考虑哪些疾病？（多选）

　　A. 横纹肌瘤

　　B. 脂肪瘤

　　C. 黏液瘤

　　D. 纤维瘤

2. 心脏最常见的肿块是什么？

　　A. 血栓

　　B. 黏液瘤

　　C. 转移瘤

　　D. 血管肉瘤

3. 哪一个心腔受累？

　　A. 左心房

　　B. 左心室

　　C. 右心房

　　D. 右心室

4. 最可能的诊断是什么？

　　A. 横纹肌瘤

　　B. 脂肪瘤

　　C. 黏液瘤

　　D. 纤维瘤

病例 139

心脏纤维瘤

1.A 和 D

2.A

3.D

4.D

【参考文献】

Fujita N, Caputo GR, Higgins CB.Diagnosis and characterization of intracardiac masses by magnetic resonance imaging.Am J Card Imaging, 1994, 8 (1):69-80.

【交叉引用】

Cardiac Imaging : The REQUISITES, ed 3, p 278.

【解析】

1.临床信息和组织学　心脏纤维瘤是一种罕见、良性肿瘤，将近 90% 发生于儿童。纤维瘤边界清楚，主要由梭形细胞和胶原蛋白构成。将近 50% 的肿瘤出现微小钙化。

2.MRI 和诊断特点　MRI 显示肿瘤大小和部位，以及心脏功能（图 A）。对比剂增强 MRI 可以显示肿瘤边界和对邻近组织的累及与延伸。然而，强化不一定代表恶性。提示心脏原发性恶性肿瘤的特点包括侵袭性，向心外延伸，累及多个心室，中心坏死或形成空洞和大量心包积液。若无这些检查结果则提示为良性。在自旋回波 T_1 加权成像和电影 MRI 成像上纤维瘤外观多样。因为纤维瘤常与心肌等密度，有必要采用对比剂以明确纤维瘤的累及范围。报告指出，纤维瘤会出现不规则边缘强化或不均一强化，伴黑色信号（钙化区域）（图 B）。因为钆螯合物对比剂能够快速进入细胞外液达到平衡，边缘强化模式提示纤维组织中央血管贫乏。肿块边缘血管供应较好且有较大的细胞外间隙。因为这种强化模式与迅速增长的肿瘤伴中央坏死的强化相似，所以不能诊断为纤维瘤。明确诊断需要心肌活检或开胸活检，但是 MRI 检查可以用来提示纤维瘤诊断。如果肿块导致血流动力学紊乱则需外科切除治疗。

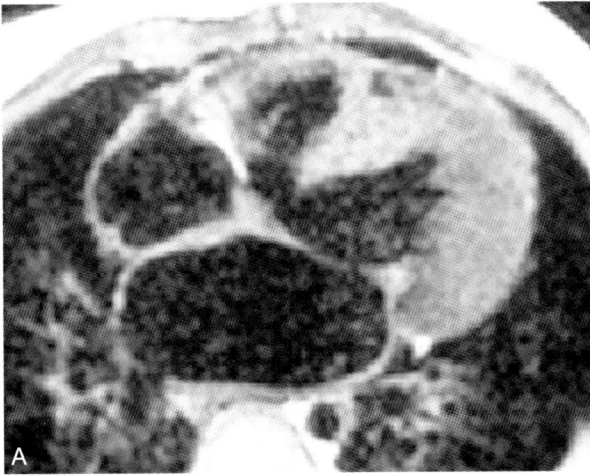

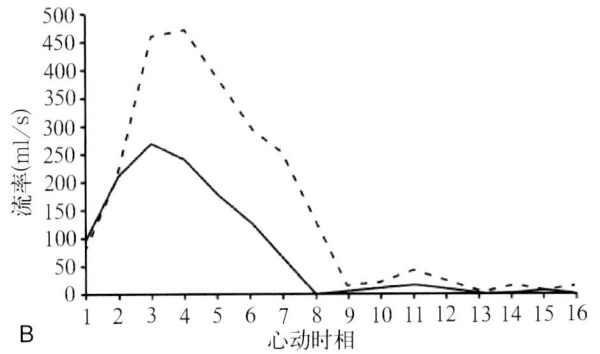

【病史】 发绀患者，体检发现心脏杂音。

1. 结合病史，需考虑的鉴别诊断有哪些？（多选）

    A. 房间隔缺损

    B. 室间隔缺损（VSD）

    C. 动脉导管未闭

    D. 大动脉转位

2. 诊断是什么？

    A. 房间隔缺损

    B. 室间隔缺损

    C. 动脉导管未闭

    D. 大动脉转位

3. 图 B 表现了什么？

    A. 肺动脉反流

    B. 主动脉狭窄

    C. 侧支循环

    D. 肺体循环血流比值（Qp/Qs）

4. 较大的肺循环血流（虚线）与体循环血流（实线）相比代表什么？

    A. 左向右分流

    B. 右向左分流

    C. 肺动脉高压

    D. 艾森门格综合征

病例 140

室间隔缺损及分流定量化

1.A，B 和 C

2.B

3.D

4.A

【参考文献】

[1] Debl K，Djavidani B，Buchner S，et al. Quantification of left-to-right shunting in adult congenital heart disease：phase-contrast cine MRI compared with invasive oximetry.Br J Radiol，2009，82（977）:386-391.

[2] Varaprasathan GA，Araoz PA，Higgins CB，et al. Quantification of flow dynamics in congenital heart disease：applications of velocityencoded cine MR imaging.Radiographics，2002，22（4）:895-905；discussion 905-906.

[3] Wang ZJ，Reddy GP，Gotway MB，et al. Cardiovascular shunts：MR imaging evaluation. Radiographics，2003，23（Spec No）:S181-S194.

【交叉引用】

Cardiac Imaging：The REQUISITES，ed 3，pp 72，340-342.

【解析】

1.超声心动图　超声心动图是评估心脏分流的主要检查方法，它可以描绘解剖结构及评估分流严重程度。

2.MRI　MRI 在评估诸如嵴上型 VSD 和部分性肺静脉异位回流等病变方面扮演着重要的角色，因为超声心动图评估可能受限（图 A）。MRI 在分流量化方面也具有重要意义。速度编码电影 MRI 可以用来量化心内分流，准确度高且重复性好。速度编码电影 MRI 可以用来测量肺动脉内血流（肺循环血流）和升主动脉内血流（体循环血流）。图 B 是流量曲线，且整合曲线后可获得单位时间血流量。在正常个体，肺 / 体循环血流比值为 1：1。然而，在左向右分流患者，比值大于 1。当比值超过 1.7：1 时，手术修复可能对患者有益。

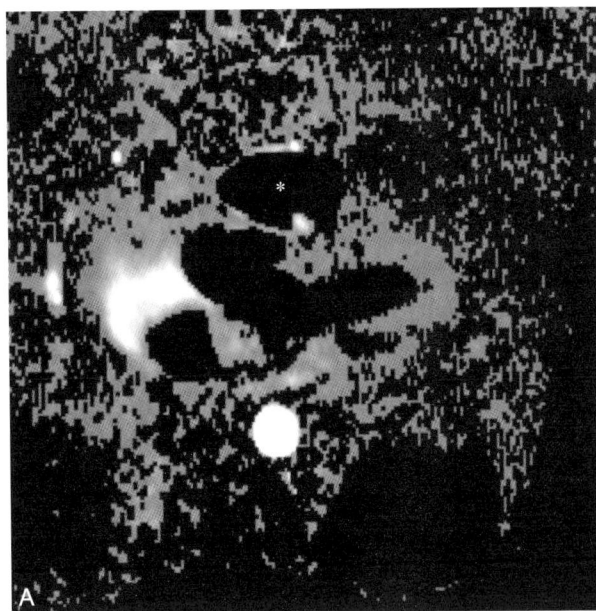

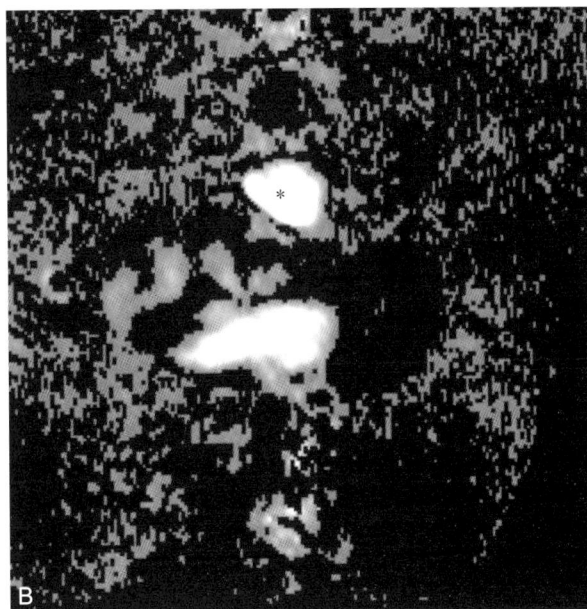

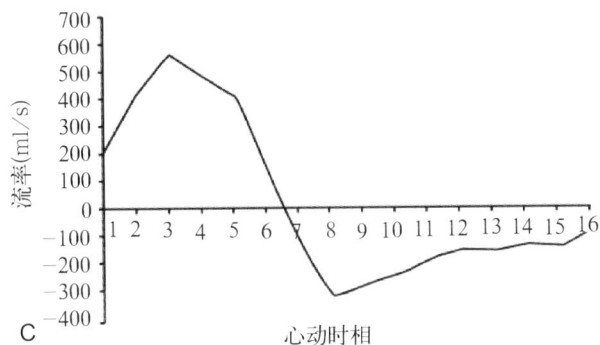

【病史】 法洛四联症患者术后出现呼吸困难和心脏杂音。

1. 法洛四联症修复术有哪些并发症？（多选）

　　A. 右心室扩大

　　B. 右心室补片动脉瘤

　　C. 肺动脉狭窄

　　D. 肺动脉反流

2. 星号标记的结构是什么？

　　A. 肺动脉

　　B. 主动脉

　　C. 右心室

　　D. 左心室

3. 图像显示了什么并发症（图 A–C）？

　　A. 右心室扩大

　　B. 右心室补片动脉瘤

　　C. 肺动脉狭窄

　　D. 肺动脉反流

4. 描绘流量曲线的是什么 MRI 序列？

　　A. 稳态自由进动成像

　　B. 速度编码电影 MRI

　　C. 延迟钆增强反转恢复序列

　　D. 心肌标记

病例 141

法洛四联症修复术后肺动脉反流

1.A，B 和 D
2.A
3.D
4.B

【参考文献】

Varaprasathan GA，Araoz PA，Higgins CB，et al. Quantification of flow dynamics in congenital heart disease：applications of velocityencoded cine MR imaging.Radiographics，2002，22（4）:895-905；discussion 905-906.

【交叉引用】

Cardiac Imaging：The REQUISITES，ed 3，pp 72，363-367.

【解析】

1.*法洛四联症修复* 法洛四联症患者通常在婴儿期或幼儿期进行手术修复。肺动脉漏斗部狭窄通常在右心室成形术后得到缓解。右心室成形术会导致长期肺动脉瓣关闭不全。肺动脉反流患者可能需要瓣膜置换术。

2.MRI 速度编码电影相位对比成像可以用来量化术后肺动脉反流（图 A—C）。MRI 是评估肺动脉反流的理想方法，因为它是非侵入性的、无电离辐射、比超声心动图更易评估右心室及准确量化肺动脉反流和右心室容积。电影 MRI 用于术后右心室功能的定量评价。

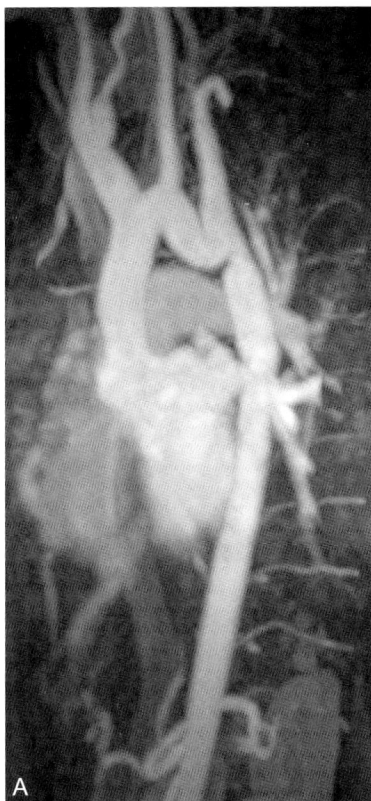

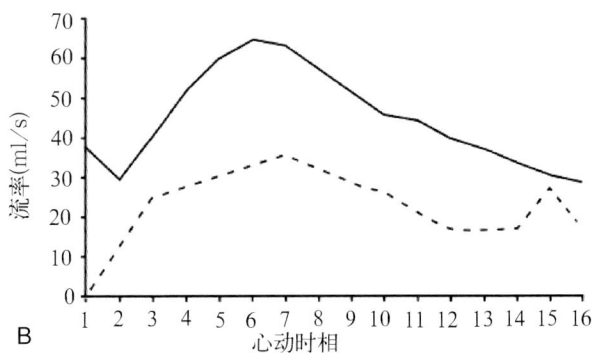

【病史】 患者有高血压病史。

1. 主动脉缩窄如何测量压力梯度？ （多选）

    A. 超声心动图

    B. CT

    C. MRI

    D. 血管造影

2. 下列哪种方法可以用来测量主动脉缩窄的侧支循环血流？

    A. 经胸超声心动图

    B. 经食管超声心动图

    C. CT

    D. MRI

3. 图 B 代表什么？

    A. 通过缩窄区的峰速度

    B. 压力梯度

    C. 侧支循环

    D. 肺 / 体循环血流比值 （Qp/Qs）

4. 在年轻患者，最恰当的治疗是什么？

    A. 无须治疗

    B. 抗高血压药物治疗

    C. 血管成形术和支架置入

    D. 外科手术

病例 142

主动脉缩窄伴侧支循环形成

1.A，C 和 D
2.D
3.C
4.C

【参考文献】

Hom JJ，Ordovas K，Reddy GP.Velocity-encoded cine MR imaging in aortic coarctation：functional assessment of hemodynamic events.Radiographics，2008，28（2）:407-416.

【交叉引用】

Cardiac Imaging：The REQUISITES，ed 3，pp 72，420.

【解析】

1.临床特点　先天性主动脉缩窄最常见为孤立性，且位于导管旁区（图 A）。高血压是常见临床表现。

2.侧支循环的测量　速度编码电影 MRI 是唯一能够准确量化主动脉缩窄侧支循环的非侵入性检查方法（图 B）。在正常个体，胸主动脉远端血流量轻度低于升主动脉近端血流量，因为肋间动脉和其他主动脉分支从主动脉内带走了部分血流量。然而在功能上严重缩窄患者，侧支血管将血流带入胸降主动脉，致远端血流量多于近端血流量。即使无可见的侧支血管，侧支循环血流的出现表示病变区域具有血流动力学意义。

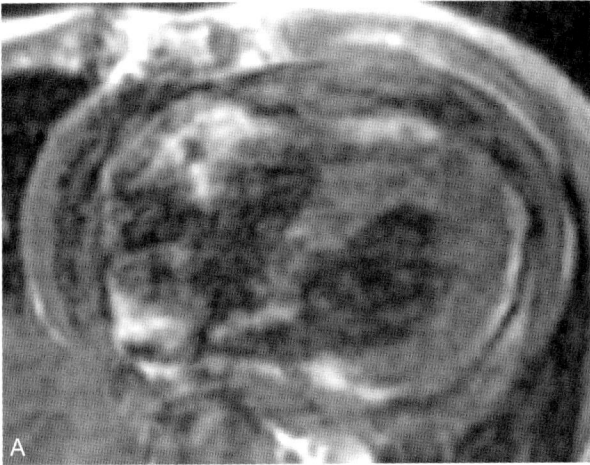

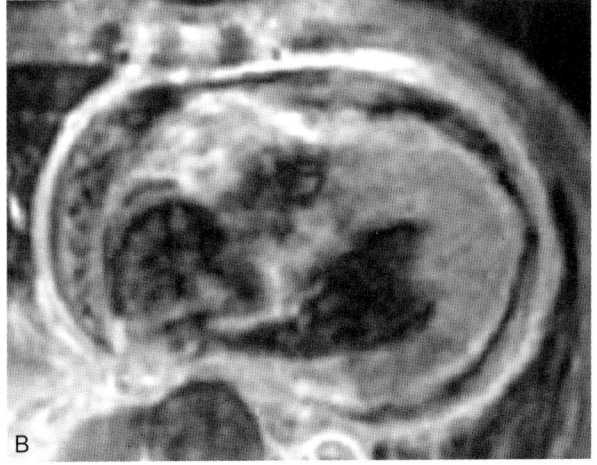

【病史】 患者表现为劳力性呼吸困难，胸腔积液和腹水。

1. 心包有何发现？（多选）

    A. 积液

    B. 增厚

    C. 钙化

    D. 强化

2. 最可能的诊断是什么？

    A. 真菌感染

    B. 细菌感染

    C. 病毒感染

    D. 结核感染

3. 结合临床症状和 MRI 检查图像，最可能的诊断是什么？

    A. 急性心包炎

    B. 心脏压塞

    C. 渗出性缩窄性心包炎

    D. 心包肿瘤

4. 下列哪项不属于缩窄性心包炎的 MRI 检查结果？

    A. 心包增厚 > 4mm

    B. 弥漫性心内膜下延迟钆强化

    C. 室间隔抖动征

    D. 右心房和下腔静脉扩张

病例 143

渗出型缩窄性心包炎

1.A，B 和 D
2.D
3.C
4.B

【参考文献】

[1] Syed FF，Ntsekhe M，Mayosi BM，et al.Effusive-constrictive pericarditis.Heart Fail Rev，2012，Mar 16[Epub ahead of print].

[2] Wang ZJ，Reddy GP，Gotway MB，et al.CT and MR imaging of pericardial disease.Radiographics，2003，23（Spec No）:S167-S180.

【交叉引用】

Cardiac Imaging：The REQUISITES，ed 3，p 269.

【解析】

1.病因和典型特点　渗出型缩窄性心包炎最常见于结核感染。心包积液和心包增厚是典型表现。出现缩窄性 / 限制型生理功能改变，可诊断为渗出型缩窄性心包炎。心包穿刺术可以缓解急性期症状和辅助诊断，但是慢性缩窄性心包炎会进展加重。

2.影像表现　CT 或 MRI 可以显示复杂的心包积液和心包增厚及强化（图 A 和图 B）。如果患者有心包缩窄性症状，渗出型缩窄性心包炎的诊断可以成立。

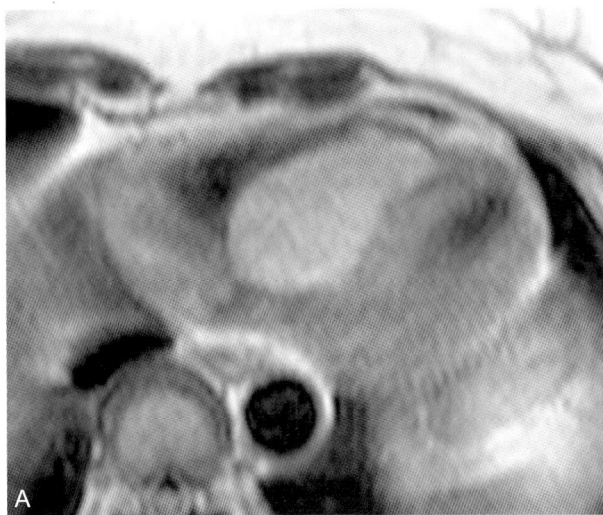

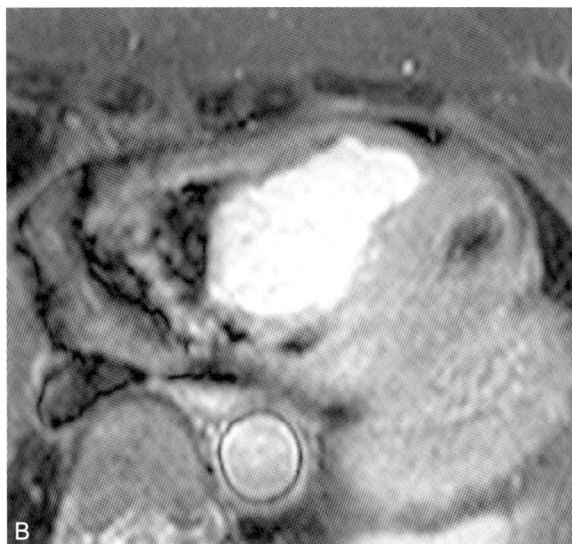

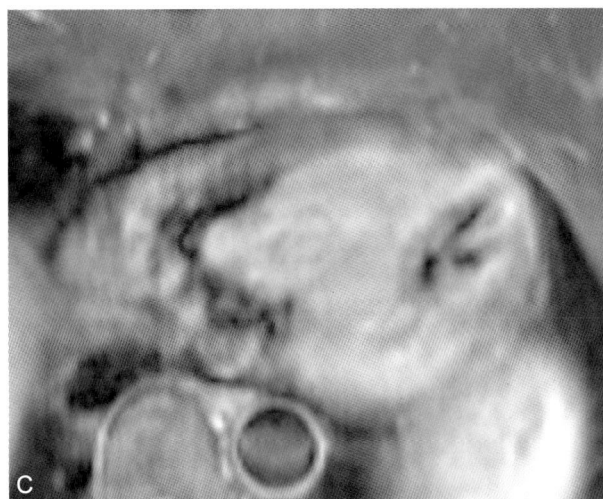

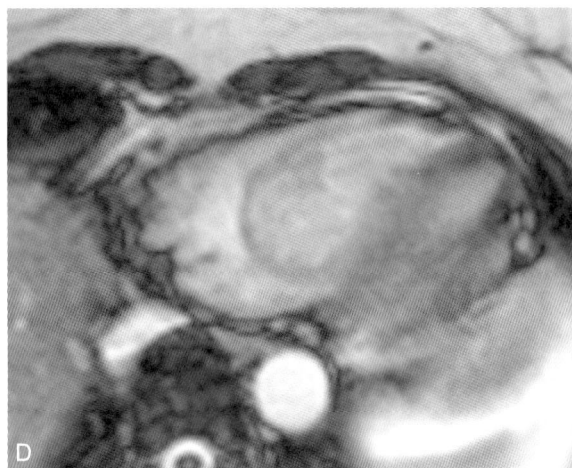

【病史】 患者表现为呼吸急促。

1. 恶性心脏肿瘤的典型特征有哪些？（多选）

　　A. 浸润性表现

　　B. 累及两个或以上心腔

　　C. 向心外扩展

　　D. 中心坏死

2. 心脏最常见的肿瘤是什么？

　　A. 纤维瘤

　　B. 黏液瘤

　　C. 转移瘤

　　D. 血管瘤

3. 哪个心腔受累？

　　A. 左心房

　　B. 左心室

　　C. 右心房

　　D. 右心室

4. 最可能的诊断是什么？

　　A. 血管瘤

　　B. 脂肪瘤

　　C. 黏液瘤

　　D. 纤维瘤

病例 144

心脏血管瘤

1. A，B，C 和 D
2. C
3. D
4. A

【参考文献】

[1] Moniotte S，Geva T，Perez-Atayde A，et al.Images in cardiovascular medicine.Cardiac hemangioma. Circulation，2005，112（8）:E103-E104.

[2] Randhawa K，Ganeshan A，Hoey ET.Magnetic resonance imaging of cardiac tumors : part 1, sequences，protocols，and benign tumors.Curr Probl Diagn Radiol，2011，40（4）:158-168.

【交叉引用】

Cardiac Imaging : The REQUISITES，ed 3，p 280.

【解析】

1. 组织与生理　血管瘤是内皮细胞和血管的良性增殖。这些肿块可以分为海绵状血管瘤，毛细血管瘤或动静脉血管瘤等亚型，取决于主要的血管通道。血管瘤可以含有钙化、脂肪和纤维组织。心脏血管瘤罕见，可以位于壁内或位于心腔内。

临床症状和体征包括劳力性呼吸困难、心律失常、心绞痛和右心衰竭。右心室流出道梗阻是血管瘤患者呼吸困难的常见原因。

2. CT 和 MRI　CT 可以用来显示肿块的部位，大小及范围。在 CT 成像上，血管瘤通常是多相不均一的，常有钙化表现。碘对比剂有助于显示这种血管团块显著强化。MRI 可以为心脏肿块提供最佳的评估方法（图 A—D）。血管瘤在 T_1 加权成像上表现为低中信号，在 T_2 加权成像上表现为高信号，但是偶尔也会在 T_1 加权成像上表现为高信号。当 T_1 加构成像上出现高信号肿块时，除了考虑血管瘤之外，还应考虑脂肪瘤和黑色素瘤的可能性。血管瘤在脂肪抑制成像上不会丢失信号，可以与脂肪瘤相鉴别。黑色素转移瘤和其他恶性肿瘤呈浸润性表现，与血管瘤表现不同。

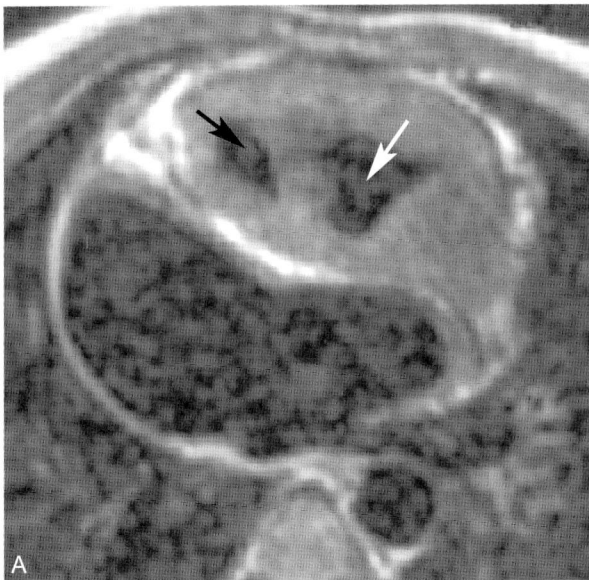

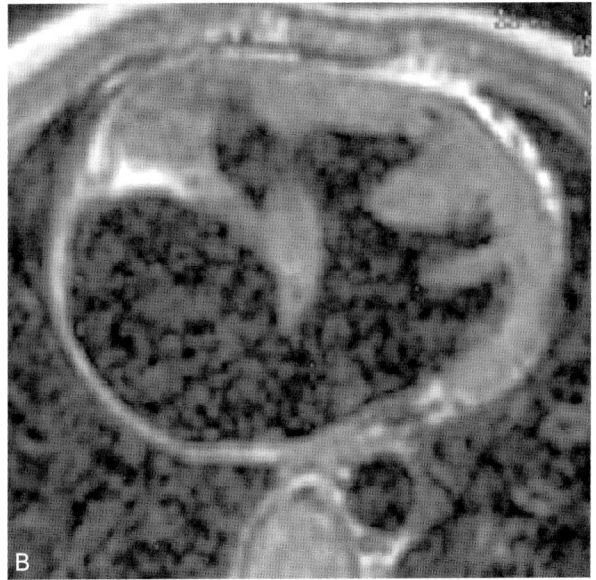

【病史】 患者表现为发绀。

1. 对于发绀和肺血管纹增多患者，需考虑的鉴别诊断有哪些？（多选）

    A. 大动脉转位

    B. 完全性肺静脉异位连接

    C. 右心室双出口

    D. 永存动脉干

2. 图 A 中黑色箭头指示的是什么结构？

    A. 肺动脉

    B. 升主动脉

    C. 降主动脉

    D. 上腔静脉

3. 图 A 中白色箭头指示的是什么结构？

    A. 肺动脉

    B. 升主动脉

    C. 降主动脉

    D. 上腔静脉

4. 最可能的诊断是什么？

    A. 大动脉转位

    B. 完全性肺静脉异位连接

    C. 右心室双出口

    D. 永存动脉干

病例145

右心室双出口

1.A，B，C和D
2.B
3.A
4.C

【参考文献】

Reddy GP，Higgins CB.Magnetic resonance imaging of congenital heart disease：evaluation of morphology and function.Semin Roentgenol,2003,38(4):342-351.

【交叉引用】

Cardiac Imaging：The REQUISITES，ed 3，pp 322-324.

【解析】

1.解剖与相关异常　右心室双出口是一种罕见的复合型病变，导致分流型血管分布及发绀表现。房间隔缺损和室间隔缺损常与这种异常共存，且75%的患者有一定程度的肺动脉狭窄或闭塞。一些冠状动脉异常可能与右心室双出口共存，包括右冠状动脉异常起源于左冠状动脉，左冠状动脉异常起源于右冠状动脉和重复左前降支冠状动脉。

2.影像表现　X线胸片通常显示分流型血管分布和心脏肥大。确诊通过两条大动脉均起源于肌漏斗部——提示右心室源性。在大多数患者，主动脉位于主肺动脉的右侧（所谓的D型错位）。大多数患者可以通过超声心动图做出诊断。在疑难病例中，MRI能够容易地显示病理解剖结构，且有助于右心室双出口的诊断（图A和图B）。MRI还可以准确地显示室间隔缺损的大小及分流方向，有利于指导外科手术治疗。

3.治疗　治疗的主要目标是恢复两个心室的功能，通常是在一周岁前采取手术。外科手术方法的不同取决于室间隔缺损的分流方向。手术并发症包括主动脉瓣下狭窄，重度肺动脉反流伴右心室功能障碍和肺流出道梗阻。并发症的不同取决于手术方式的选择。

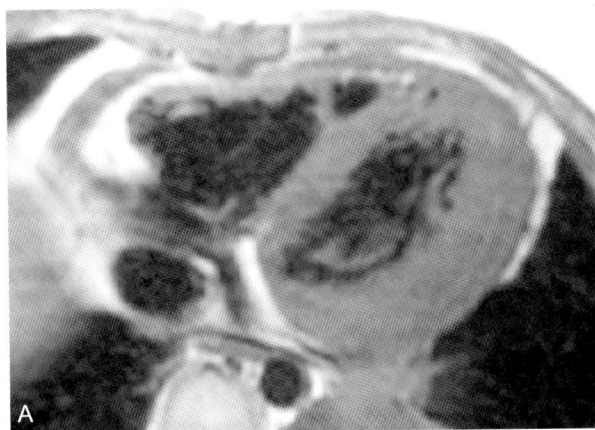

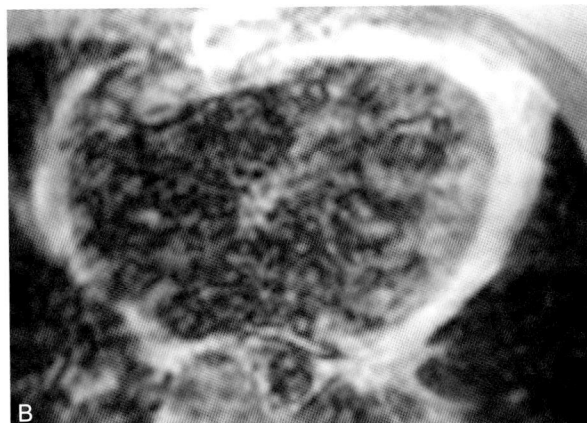

【病史】 房间隔缺损患者手术修复后出现疲劳，进行性劳力性呼吸困难和下肢肿胀。

1. 导致这种检查结果的病因有哪些？（多选）

 A. 开放性心脏手术

 B. 放疗

 C. 病毒感染

 D. 结核感染

2. 图 A 中心包有何异常？

 A. 积液

 B. 增厚

 C. 钙化

 D. 结节

3. 结合临床症状和影像表现，最可能的诊断是什么？

 A. 急性心包炎

 B. 炎症性缩窄性心包炎

 C. 渗出性缩窄性心包炎

 D. 心包肿瘤

4. 最恰当的治疗方法是什么？

 A. 抗生素

 B. 心包剥离

 C. 心包穿刺

 D. 放疗

病例 146

炎症型缩窄性心包炎

1. A，B，C 和 D
2. B
3. B
4. B

【参考文献】

Wang ZJ，Reddy GP，Gotway MB，et al.CT and MR imaging of pericardial disease.Radiographics，2003，23（Spec No）:S167-S180.

【交叉引用】

Cardiac Imaging：The REQUISITES，ed 3，pp 269-271.

【解析】

1. 病因和生理　舒张期心室充盈受限，致房室压相等，即出现缩窄性／限制型的生理功能改变时，出现缩窄性心包炎。患者的症状与充血性心力衰竭患者的症状相似。体格检查会发现典型的库斯莫尔征（Kussmaul sign），是由于吸气时颈静脉压反常升高引起的。导致缩窄性心包炎的原因包括心脏直视手术、放疗、尿毒症性心包炎、病毒感染和结核性心包炎（发达国家少见）。

2. 治疗　缩窄性心包炎和限制型心肌病有相似的临床表现，超声心动图和心导管检查结果也相似。但是鉴别这两种疾病很重要，因为缩窄性心包炎患者可以从心包切除术中获益，而限制型心肌病预后差，必须要药物治疗或心脏移植。缩窄性心包炎，无论是急性还是慢性，均可以通过心包剥离治疗。

3. 影像表现　在缩窄性／限制型生理的临床背景下，MRI 成像显示心包增厚（≥4mm）能够确立诊断缩窄性心包炎（图 A 和图 B）。心包增厚可能是弥漫性的，也可能局限于右心室或者房室沟。舒张期室间隔功能障碍（室间隔抖动征）是电影 MRI 检查的另一项重要发现。辅助诊断检查结果包括下腔静脉、肝静脉和右心房扩张，伴缩窄、管状右心室。需注意的是，在无缩窄性生理的情况下也可出现心包增厚，也不是所有的缩窄性心包炎都有心包增厚。缩窄性心包炎的诊断只有在恰当的缩窄性／限制型生理的临床背景下才可建立。结合显著的心包增厚和强化，炎症性缩窄性心包炎诊断可以成立。

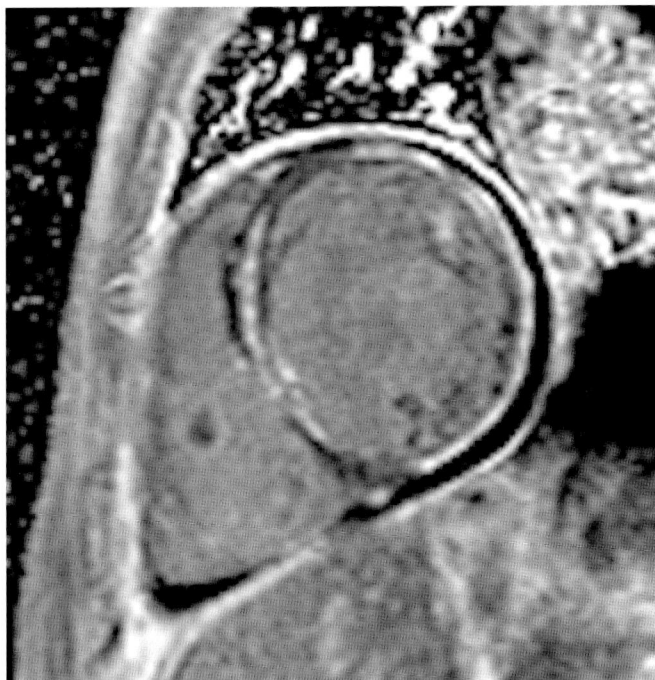

【病史】 24岁男性患者，表现为呼吸急促和胸痛。

1. 鉴别诊断需考虑哪些疾病？（多选）

   A. 肥厚型心肌病

   B. 结节病

   C. 缩窄性心包炎

   D. 心肌炎

2. 延迟钆增强显像钆螯合物对比剂的合适剂量是多少？

   A. 0.01mmol/kg

   B. 0.05mmol/kg

   C. 0.15mmol/kg

   D. 0.5mmol/kg

3. 如果该患者X线胸片正常，胸痛是在病毒感染性疾病之后出现，则最可能的诊断是什么？

   A. 淀粉样变性

   B. 心肌炎

   C. 心肌梗死

   D. 结节病

4. 在采用钆螯合物对比剂和获得反转恢复序列之间合适的延迟时间是多少？

   A. 10s

   B. 2s

   C. 10min

   D. 30min

病例 147

急性心肌炎

1.B 和 D
2.C
3.B
4.C

【参考文献】

[1] Feldman AM, McNamara D.Myocarditis, N Engl J Med, 2000, 343 (19) :1388-1398.

[2] Ordovas KG, Higgins CB.Delayed contrast enhancement on MR images of myocardium : past, present, future, Radiology, 2011, 261 (2) :358-374.

【交叉引用】

Cardiac Imaging : The REQUISITES, ed 3, pp 91-92, 292-294.

【解析】

1.临床特点　心肌炎代表心肌组织的炎症，最常见于病毒性感染。在年轻患者它是导致猝死的重要原因。心内膜活检是诊断心肌炎的金标准，但它是一项侵入性检查，且有可能因样本的原因导致结果阴性，即有一定的假阴性。

心肌炎常是自限性的，可采用支持疗法。

2.MRI　MRI 常用于诊断心肌炎。一些 MRI 序列可以采用，但最有用的是反转恢复延迟钆增强序列。非缺血性延迟钆强化（通常是心肌中层）有助于诊断心肌炎（如图）。在 30% 的胸痛、肌钙蛋白升高和冠状动脉正常患者中，MRI 检查可以识别出心肌炎。有 3 种检查结果发生在心肌炎中。

（1）T_2 高信号（局部或弥漫）提示炎症和水肿。在没有延迟钆增强的情况下，此病变是可逆的。

（2）在钆对比剂注射数分钟后出现早期钆增强（局部或弥漫）提示充血和毛细血管漏。

（3）延迟钆增强呈斑片状，且与血管分布不一致，提示不可逆性病变，伴坏死和纤维化。

阳性检查结果（如 T_2 高信号、早期钆增强和延迟钆增强）越多则诊断心肌炎的敏感性和特异性越大。

3.预后　急性发作后，心肌延迟钆增强持续 4 周，预示着功能上及临床上后果较差。射血分数降低和右心室受累是心脏性猝死危险性增加和未来需要心脏移植的超声心动图标志。心肌炎患者通常是支持治疗，及对心力衰竭和心律失常的管理。当心肌炎是由自身免疫性疾病引起的时候，可采用免疫抑制药治疗。

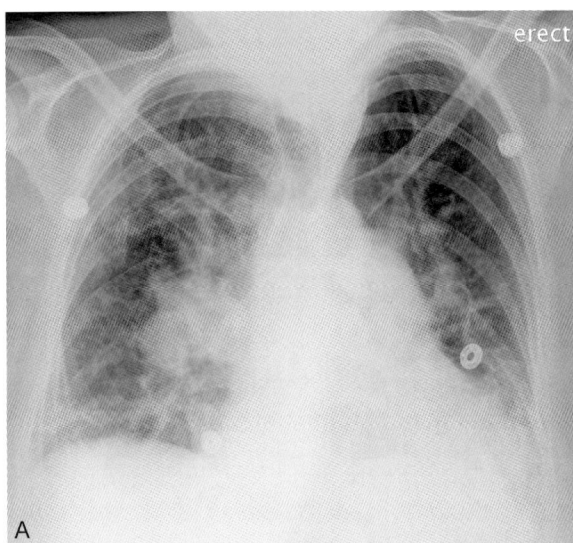

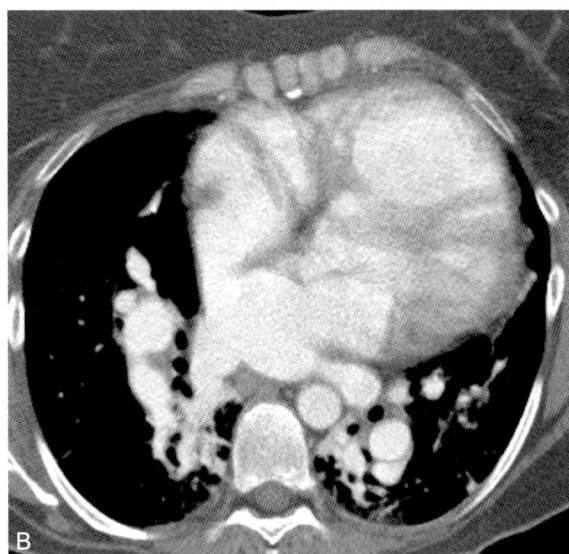

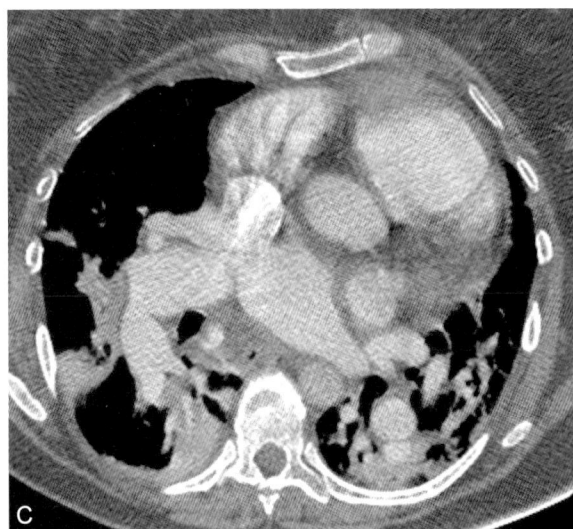

【病史】 发绀患者表现为呼吸急促和体检时有心脏杂音。

1. 鉴别诊断学考虑哪些疾病？（多选）

A. 室间隔缺损

B. 房间隔缺损（ASD）

C. 部分性肺静脉异位连接（PAPVC）

D. 法洛四联症

2. 下列哪项间隔缺损最常与 PAPVC 相联系？

A. 继发孔型 ASD

B. 原发孔型 ASD

C. 静脉窦型 ASD

D. 室间隔缺损

3. 该患者可见哪类间隔缺损？

A. 继发孔型 ASD

B. 原发孔型 ASD

C. 静脉窦型 ASD

D. 室间隔缺损

4. 长期 ASD，最常出现下列哪种情况？

A. 系统性高血压

B. 肺动脉高压

C. 反常血栓

D. 肺栓塞

病例 148

静脉窦型房间隔缺损伴部分性肺静脉异位连接

1.A，B 和 C
2.C
3.C
4.B

【参考文献】

Higgins CB.Radiography of congenital heart disease.In Webb WR，Higgins CB.Thoracic imaging；pulmonary and cardiovascular radiology.ed 2.Philadelphia：Lippincott Williams & Wilkins，2010.

【交叉引用】

Cardiac Imaging：The REQUISITES，ed 3，pp 335-338.

【解析】

1.ASD 类型　房间隔缺损的类型包括继发孔型、原发孔型和静脉窦型 ASD。继发孔型房间隔缺损是成人患者中最常见的类型及最常诊断为左向右分流。原发孔型房间隔缺损表现为房室间隔缺损（以前称之为心内膜垫缺损）。静脉窦型房间隔缺损（图 B）发生在室间隔的侧上部分及上腔静脉的后壁，经常与 PAPVC 相关。同时有 PAPVC 和 ASD 的患者可能无症状，也可能表现为呼吸困难、运动不耐受、肺动脉高压或晕厥，其取决于分流的严重程度。

2.影像检查结果　尽管当分流量小时 X 线胸片可能表现正常，但肺血管纹通常会增多（分流型血管分布）（图 A）。PAPVC 是另一心房水平的分流，生理学方面与 ASD 相似，且 X 线胸片表现也与 ASD 相似。超声心动图可以显示 ASD 的部位及大小。若超声不能发现可疑 ASD，可以采用 MRI 或 CT 检查（图 B），且可用来识别异常肺静脉（图 C）。MRI 可以量化分流分数，帮助决定手术的最佳时机。手术适应证包括有症状，或者大的反流（即肺循环血流是体循环血流的 2 倍）。

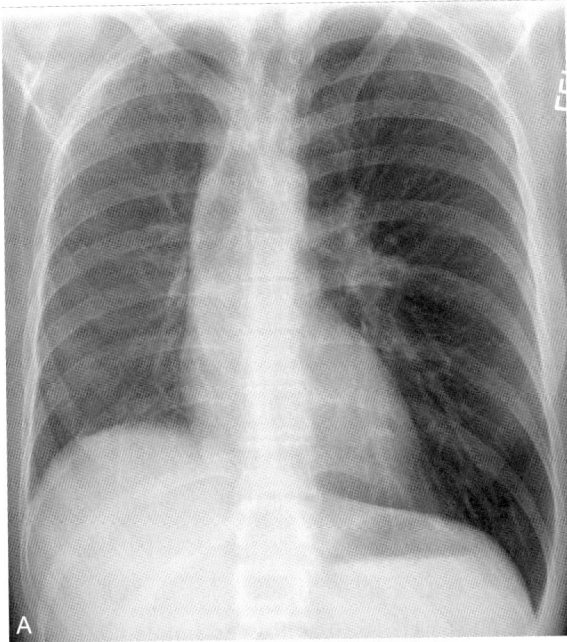

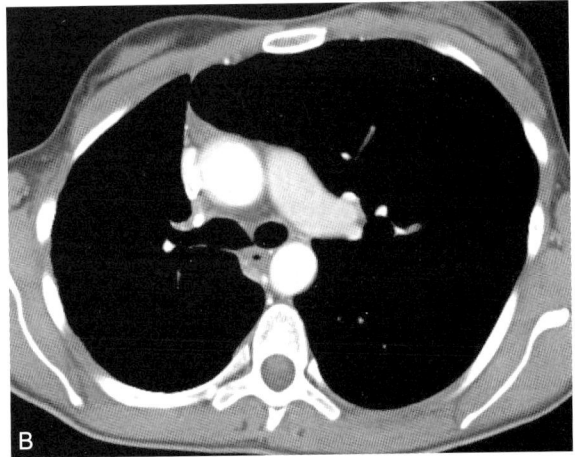

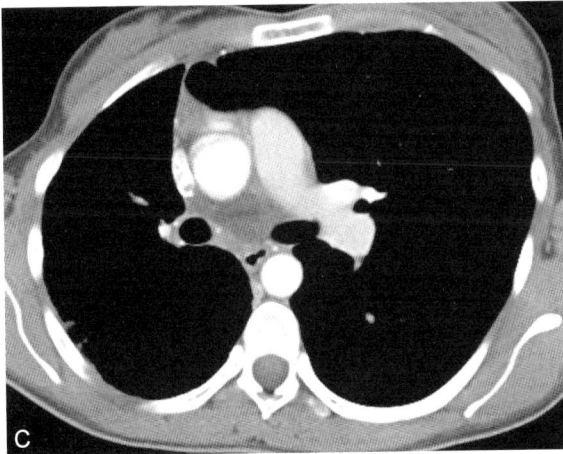

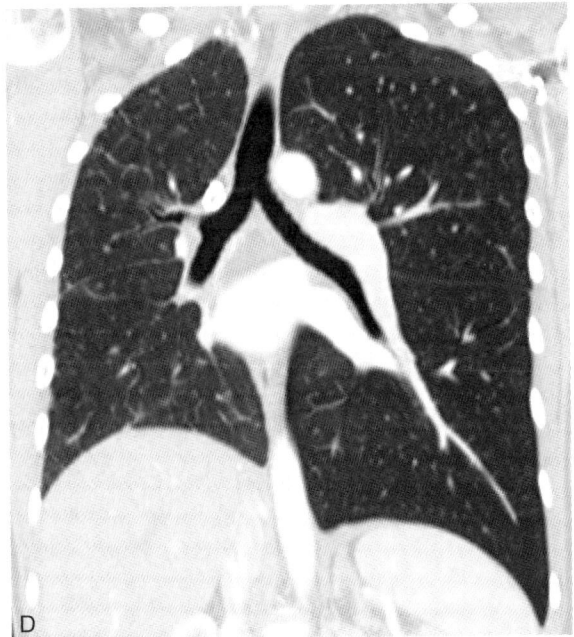

【病史】 患者表现为劳力性呼吸困难。

1. X 线胸片可见什么异常？（多选）

    A. 右肺发育不良

    B. 膈疝

    C. 镰刀状静脉

    D. 小的右侧肺门

2. 在 CT 扫描上，哪个结构缺损？

    A. 主动脉弓

    B. 气管

    C. 食管

    D. 右肺动脉

3. 最可能的诊断是什么？

    A. 肺动脉吊带

    B. 肺动脉闭锁

    C. 肺动脉瓣狭窄

    D. 右肺动脉近端中断

4. 右肺动脉系统如何得到血液供应？

    A. 右肺动脉重建

    B. 支气管动脉

    C. 体肺动脉侧支循环

    D. 肺静脉

病例 150

主动脉窦瘤

1.A，B，C 和 D
2.C
3.A
4.D

【参考文献】

[1] Hoey ET, Kanagasingam A, Sivananthan MU.Sinus of Valsalva aneurysms：assessment with cardiovascular MRI.AJR Am J Roentgenol, 2010, 194（6）:W495-W504.

[2] Moustafa S, Mookadam F, Cooper L, et al.Sinus of Valsalva aneurysms—47 years of a single center experience and systematic overview of published reports.Am J Cardiol, 2007, 99（8）:1159-1164.

【交叉引用】

Cardiac Imaging：The REQUISITES, ed 3, pp 389-392.

【解析】

1.病因和病理　孤立性主动脉窦瘤通常是由于先天性主动脉中膜与瓣膜纤维环连接处薄弱引起的。这些动脉瘤最常起源于右冠状窦或无冠状窦。右冠状窦动脉瘤破裂至右心房和右心室，无冠状窦动脉瘤破裂至右心房。主动脉窦瘤与主动脉反流相关。它们可以发生于嵴上型室间隔缺损（VSD）。

2.影像表现　X 线胸片表现可能正常，或者显示一肿块起源于右侧纵隔（图 A 和图 B）。在横断层面成像上，孤立性主动脉窦瘤表现为其中一个主动脉窦局部扩张，与主动脉环扩张主动脉根部普遍扩张形成对比。在这些病变中可见钙化（图 A 和图 B）。

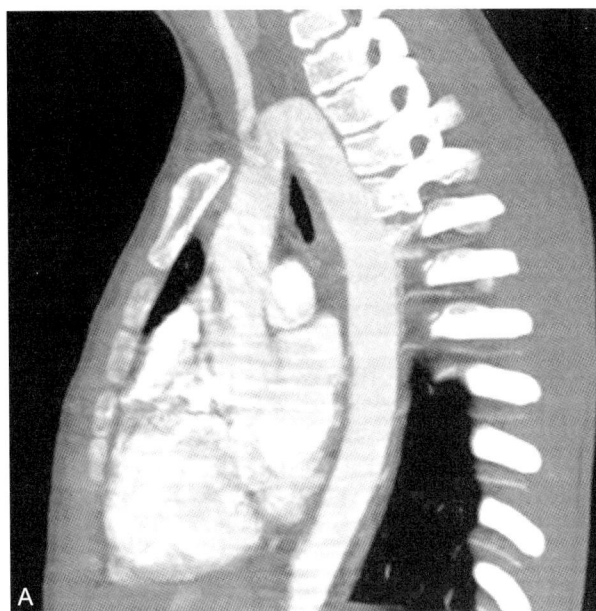

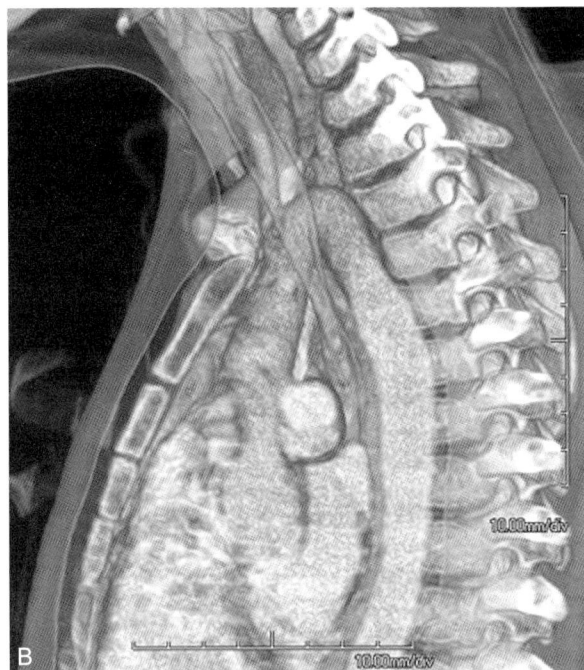

【病史】 11岁男孩，表现为右侧颈基底部搏动性肿块。

1. 哪些异常可以导致颈基底部出现搏动性肿块？（多选）

   A. 淋巴结病变

   B. 颈主动脉弓

   C. 右锁骨下动脉瘤

   D. 右主动脉弓动脉瘤

2. 哪一对咽弓形成正常主动脉弓？

   A. 第三对

   B. 第四对

   C. 第五对

   D. 第六对

3. 右侧第三对咽弓可以形成下列哪种异常？

   A. 双主动脉弓

   B. 颈主动脉弓

   C. 左主动脉弓伴异常右锁骨下动脉

   D. 镜像右主动脉弓

4. 结合CT扫描，最可能的诊断是什么？

   A. 淋巴结病变

   B. 颈主动脉弓

   C. 右锁骨下动脉瘤

   D. 右主动脉弓动脉瘤

病例 151

颈主动脉弓

1.B，C 和 D
2.B
3.B
4.B

【参考文献】

[1] Caputo S，Villanacci R，Ciampi Q，et al. Cervical aortic arch：echocardiographic and three-dimensional computed tomography view. Echocardiography，2010，27（4）:E44-E45.

[2] Poellinger A，Lembcke AE，Elgeti T，et al.Images in cardiovascular medicine.The cervical aortic arch：a rare vascular anomaly.Circulation，2008，117（20）:2716-2717.

【交叉引用】

Cardiac Imaging：The REQUISITES，ed 3，p 427.

【解析】

1.病因和临床特点　颈主动脉弓是一种罕见异常，其起源于原始第三咽弓，而不是第四咽弓。更常发生于右侧。有报道称同侧颈内动脉、颈外动脉和椎动脉直接起源于动脉弓。颈主动脉弓通常无症状，但可表现为锁骨上窝或颈部搏动性肿块，若出现扭曲可能出现梗阻，或者表现为动脉瘤。其他症状包括喘鸣、反复呼吸道感染和劳力性呼吸困难。颈主动脉弓患者通常不需要治疗，除非患者有动脉瘤或是出现呼吸系统症状。

2.影像表现和诊断　诊断是在颈部基底部附近出现主动脉弓的基础上成立的。一些学者认为诊断的成立取决于颈内动脉和颈外动脉分别直接起源于动脉弓。MRI 和 CT 容易显示这种解剖结构（图 A 和图 B）。颈主动脉弓延伸至锁骨和胸骨柄水平以上，且可能延伸至 C_2 椎体水平。

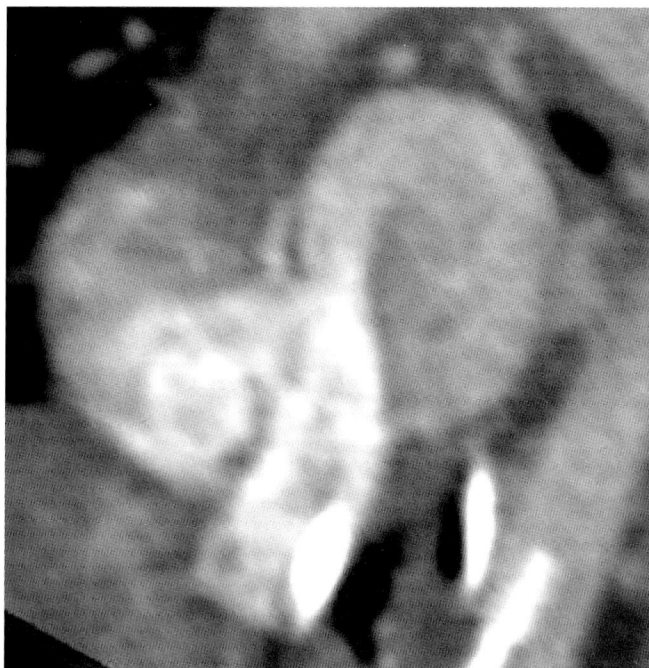

【病史】 一新生儿患者进行了对比剂经脐静脉导管注射的 CT 扫描。

1. 结合该患者的心腔显影，需考虑的鉴别诊断有哪些？（多选）

   A. 室间隔缺损

   B. 房间隔缺损

   C. 部分性肺静脉异位连接

   D. 卵圆孔未闭

2. 对比剂经脐静脉导管注射后，最先显影的是哪个心腔？

   A. 左心房

   B. 左心室

   C. 右心房

   D. 右心室

3. 卵圆孔的用途是什么？

   A. 在胎儿期允许右向左分流

   B. 在胎儿期允许左向右分流

   C. 在产后允许右向左分流

   D. 在产后允许左向右分流

4. 如果卵圆孔保持未闭，最主要的并发症是什么？

   A. 发绀

   B. 肺动脉高压

   C. 反常血栓

   D. 肺栓塞

病例 152

卵圆孔未闭

1. B 和 D
2. C
3. A
4. C

【参考文献】

[1] Berko NS, Haramati LB.Simple cardiac shunts in adults, Semin Roentgenol, 2012, 47 (3) :277-288.

[2] Kim YJ, Hur J, Shim CY, et al.Patent foramen ovale ; diagnosis with multidetector CT–comparison with transesophageal echocardiography.Radiology, 2009, 250 (1) :61-67.

[3] Kutty S, Sengupta PP, Khandheria BK.Patent foramen ovale ; the known and the to be known.J Am Coll Cardiol, 2012, 59 (19) :1665-1671.

【交叉引用】

Cardiac Imaging ; The REQUISITES, ed 3, p 335.

【解析】

1. 临床特点　在胎儿期，卵圆孔未闭为脐静脉提供一个通道，使之绕过肺脏直接进入体循环。卵圆孔被一膜片覆盖，在出生后会关闭。然而，在少数人群中膜片不关闭，将近 25% 的成人有卵圆孔未闭。这种疾病的最重要并发症是反常血栓，可导致一个或多个器官缺血或梗死，包括大脑。一些患者进行了经导管间隔封堵治疗。

2. 影像检查结果　超声心动图、偶尔 CT（如图）和 MRI 可以显示血流通过卵圆孔。分流方向在大多数人群是从左向右的，或者当在咳嗽或 Valsalva 动作时右心房压力超过左心房压力会出现右向左分流（正如本病例所示）。卵圆孔未闭在 CT 或 MRI 成像上通常有一个小的隧道样外观。在 CT 成像上要做一个明确的诊断，房间隔隧道样外观和含有对比剂的血流通过房间隔必须同时观察到。参考标准，经食管超声心动图是检测卵圆孔未闭的标准检查，检查时做 Valsalva 激发动作，观察微小气泡通过房间隔进入左心房。许多临床医生认为超声心动图检查会漏诊大量卵圆孔未闭患者，尤其是那些不能正确配合做 Valsalva 动作的患者。

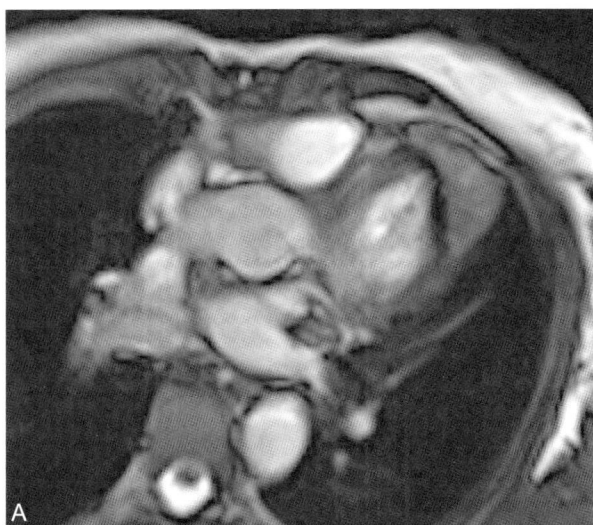

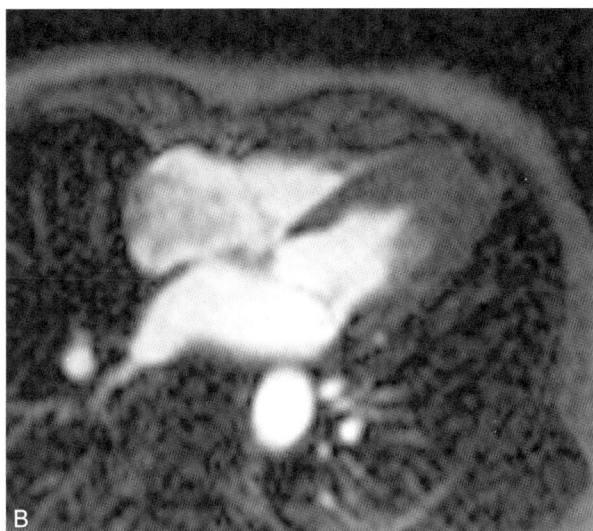

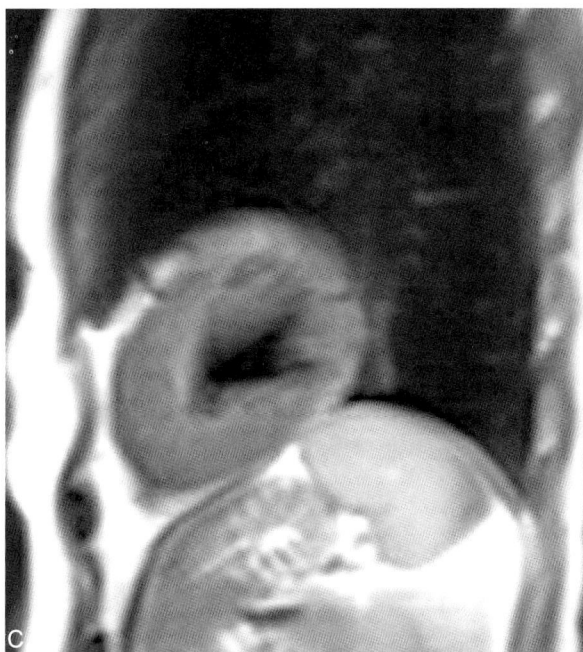

【病史】 患者为左肺移植术后状态。

1. 肥厚型心肌病（HCM）可能的分布有哪些?
   （多选）
   A. 间隔部肥厚
   B. 向心性肥厚
   C. 心室中部肥厚
   D. 心尖部肥厚

2. 该患者的肥厚分布是怎样的?
   A. 间隔部肥厚
   B. 向心性肥厚
   C. 心室中部肥厚
   D. 心尖部肥厚

3. 哪一个国家心尖肥厚型心肌病的患病率最高?
   A. 美国
   B. 南非
   C. 日本
   D. 巴西

4. HCM 的病因是什么?
   A. 结节病
   B. 高血压
   C. 缺血
   D. 遗传

病例 153

心尖肥厚型心肌病

1.A，B，C 和 D
2.D
3.C
4.D

【参考文献】

Harris SR，Glockner J，Misselt AJ，et al.Cardiac MR imaging of nonischemic cardiomyopathies.Magn Reson Imaging Clin N Am，2008，16（2）:165-183.

【交叉引用】

Cardiac Imaging：The REQUISITES，ed 3，pp 53，284-288.

【解析】

1.病因和临床特点　HCM 是一种常染色体显性遗传性疾病，有可变的外显率。患者有各种各样的临床表现。可能无症状，可能为心房颤动、心力衰竭、晕厥或心脏性猝死，心脏性猝死是这些患者的主要致死原因。90% 的 HCM 患者会出现室间隔的不对称性肥厚。其他肥厚类型包括右心室、左心室、间隔、心尖、心室中部或向心性肥厚。心尖部肥厚形式在日本见于 25% 的患者，但是在其他地方不常见。继发于严重室间隔肥厚的心力衰竭患者可以通过室间隔部分心肌切除术治疗。

2.影像表现　MRI（图 A—C）可以对 HCM 提供结构和功能方面的信息，当诊断有疑问，需考虑侵入性治疗或者临床方面的忧虑需要比超声提供的评估更彻底的评估时，MRI 可能是最有价值的。MRI 可以识别肥厚心肌的分布，评估二尖瓣收缩期前向运动及计算左心室心肌质量。治疗取决于肥厚的分布情况。MRI 同样可以用来对左心室流出道梗阻和心肌灌注及生存能力进行功能评估。

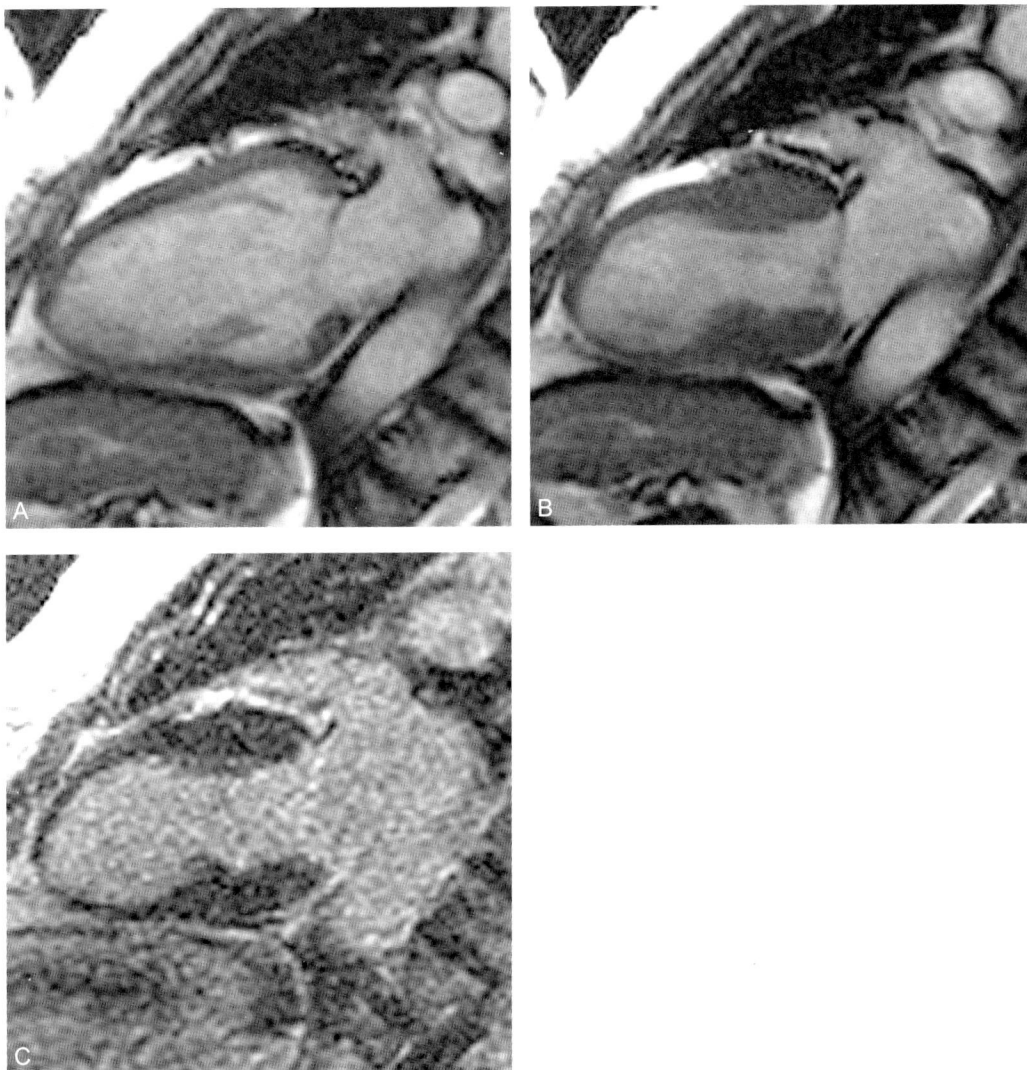

【病史】 72 岁女性患者，有系统性高血压和癫痫发作病史，表现为胸闷，心率加速和恐惧感。

1. 结合病史和稳态自由进动成像（SSFP），需考虑的鉴别诊断有哪些？（多选）

    A. 心肌梗死

    B. 心肌致密化不全

    C. 应激性心肌病

    D. 肥厚性心肌病

2. 延迟钆增强成像显示的结果是什么？

    A. 无延迟钆增强

    B. 心肌中部延迟钆增强

    C. 心内膜下延迟钆增强

    D. 透壁性延迟钆增强

3. 结合病史和图像，最可能的诊断是什么？

    A. 心肌梗死

    B. 心肌致密化不全

    C. 应激性心肌病

    D. 肥厚型心肌病

4. 在这些序列中采用的成像平面是什么？

    A. 短轴位

    B. 垂直长轴位

    C. 水平长轴位

    D. 左心室流出道

病例 154

应激性心肌病

1.A 和 C
2.A
3.C
4.B

【参考文献】

[1] Fernández-Pérez GC，Aguilar-Arjona JA，de la Fuente GT，et al.Takotsubo cardiomyopathy：assessment with cardiac MRI.AJR Am J Roentgenol，2010，195（2）:W139-W145.

[2] Neil CJ，Nguyen TH，Sverdlov AL，et al.Can we make sense of takotsubo cardiomyopathy? An update on pathogenesis，diagnosis and natural history. Expert Rev Cardiovasc Ther,2012,10（2）:215-221.

【交叉引用】

Cardiac Imaging：The REQUISITES，ed 3，pp 294-295.

【解析】

1.病因和临床特点　应激性心肌病（其他同义词包括心尖气球样变性和伤心综合征）是一种可逆性心脏功能紊乱，由应激过度引起的。应激性心肌病通常影响绝经后妇女。诱发事件包括爱人的死亡、经济损失或者恋人分手。患者通常有新的心电图改变（如ST段抬高或T波倒置）和心肌酶标志物增高，类似心肌梗死。症状也可能与心肌炎症状重叠。应激性心肌病的治疗是支持疗法，大多数患者会在首发症状出现后数月内左心室功能完全恢复。

2.影像表现　超声心动图、导管心室造影术和MRI可以显示左心室中部和心尖部运动功能障碍，不累及基底段。心脏可以呈现出类似应激性外观，如同捕捉章鱼的球状日本壶。T_2加权MRI成像可以显示信号增强，与水肿相符合，与血管分布不对应。不同于急性心肌梗死，T_2高信号和左心室收缩功能异常在首发症状出现后几周内恢复正常（图A和图B）。延迟钆增强成像通常显示无心肌强化（图C）。为做出诊断，需先排除阻塞性冠状动脉疾病、心肌炎和嗜铬细胞瘤。

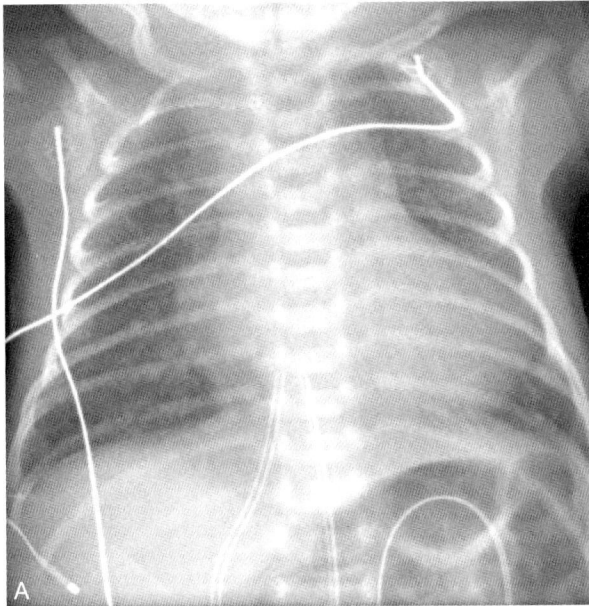

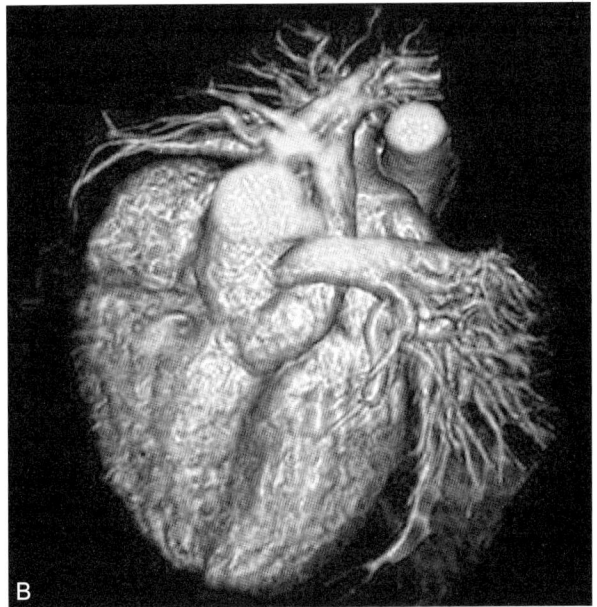

【病史】 6d 龄婴儿表现为发绀和呼吸窘迫。

1. 鉴别诊断需考虑哪些疾病？ （多选）

    A. 大动脉转位

    B. 法洛四联症

    C. 永存动脉干

    D. 室间隔缺损

2. 结合 X 线胸片，最可能的诊断是什么？

    A. 大动脉转位

    B. 法洛四联症

    C. 永存动脉干

    D. 室间隔缺损

3. 与此异常相关的最常见右主动脉弓分支是什么？

    A. 镜像改变

    B. 异常头臂动脉

    C. 异常左锁骨下动脉

    D. 孤立左锁骨下动脉

4. 下列哪一项CT检查技术可以减少放射剂量？

    A. 回顾性心电门控

    B. 增加 Z 轴

    C. 减少管电压

    D. 减少倾斜

病例 155

永存动脉干，Ⅰ型

1.A 和 C
2.C
3.A
4.C

【参考文献】

Johnson TR.Conotruncal cardiac defects : a clinical imaging perspective.Pediatr Cardiol, 2010 (31) :430-437.

【交叉引用】

Cardiac Imaging : The REQUISITES, ed 3, pp 324-327.

【解析】

1.解剖和临床特点　永存动脉干是一种发绀型混合病变，肺动脉、主动脉和冠状动脉起源于共同动脉干。可能有主肺动脉，但在某些患者右肺动脉和左肺动脉分别起源于共同动脉干。同时存在室间隔缺损。共同动脉干瓣通常是三叶瓣，但也可能是四叶瓣或更多叶。将近 30% ～ 35% 的患者有右主动脉弓，通常为镜像分支。永存动脉干根据肺动脉解剖分为不同的类型。治疗方法为 1 周岁前行外科纠正手术。

2.相关性　永存动脉干与 DiGeorge 综合征和中断的主动脉弓相关。其他异常可能累及冠状动脉，二尖瓣和肺静脉连接。

3.影像表现　X 线胸片常显示分流型血管分布，心脏肥大和右主动脉弓（图 A）。超声心动图对大多数患者而言通常是足以诊断和术前评估的。CT（图 B）或 MRI 检查可以用于复杂病例，显示分支肺动脉和主肺动脉侧支以及复杂主动脉弓异常患者的解剖情况。

4.手术纠正后影像检查的部位　在永存动脉干患者 CT 和 MRI 的主要作用是探测手术修复后的并发症。重要并发症包括右心室或左心室功能障碍，肺同种移植后狭窄，肺动脉关闭不全，分支肺动脉狭窄和应激性主动脉瓣功能异常。

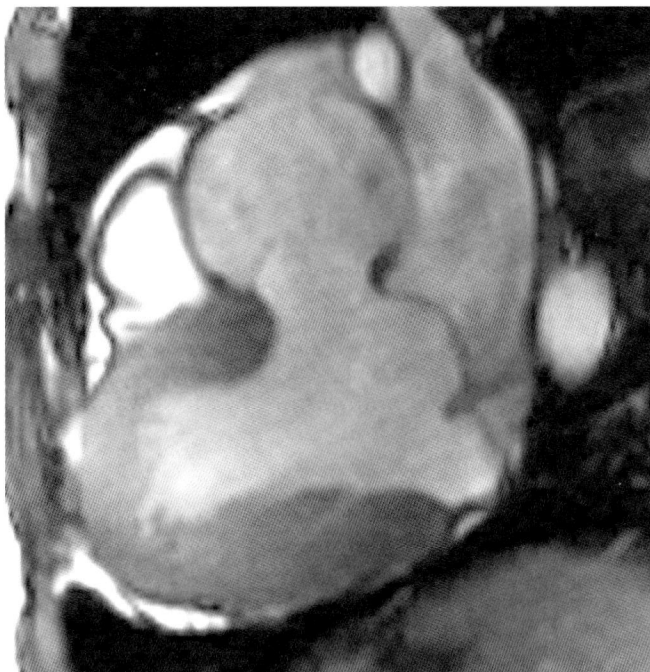

【病史】 30岁男性患者，表现为马方综合征，主动脉根部扩张和二尖瓣反流。

1. 下列哪项与马方综合征相关？（多选）

    A. 主动脉环扩张

    B. 扩张型心肌病

    C. 二尖瓣脱垂

    D. 缩窄性心包炎

2. 下列哪项疾病与二尖瓣脱垂无关？

    A. 马方综合征

    B. 埃勒斯-当洛斯综合征

    C. 多囊性肾病

    D. 肥厚型心肌病

3. 在此临床背景下，腱索断裂的最常见原因是什么？

    A. 风湿性心脏病

    B. 腱索延长

    C. 医源性损伤

    D. 心肌梗死

4. 哪项MRI序列最有助于评估二尖瓣脱垂？

    A. 双翻转恢复序列（黑血）

    B. 稳态自由进动成像（SSFP）

    C. 对比增强磁共振血管造影（MRA）

    D. 延迟钆增强

病例 156

二尖瓣脱垂

1.A 和 C
2.D
3.B
4.B

【参考文献】

[1] Bonow RO, Cheitlin MD, Crawford MH, et al.Task Force 3：valvular heart disease.J Am Coll Cardiol, 2005, 45（8）:1334-1340.

[2] Enriquez-Sarano M, Akins CW, Vahanian A.Mitral regurgitation.Lancet,2009,373（9672）:1382-1394.

【交叉引用】

Cardiac Imaging：The REQUISITES, ed 3, pp 192-193.

【解析】

1.病理和病因　二尖瓣脱垂可累及二尖瓣装置的所有构成部分。二尖瓣脱垂发生率占总人口的 5%。在马方综合征患者，先天性脱垂发生在二尖瓣及三尖瓣，因为瓣叶冗长。如果脱垂程度较轻，心脏可能是正常的。更严重的脱垂会导致心脏重度反流、亚急性细菌性心内膜炎、胸痛、罕见死亡。左心室结构异常也有可能导致中度的二尖瓣脱垂。

2.影像表现　X 线胸片上二尖瓣脱垂的检查结果与其他原因导致的二尖瓣反流的检查结果相似：左心房及左心室扩大。二尖瓣脱垂可以被超声心动图识别，而且超声心动图可以用来对脱垂的严重程度及二尖瓣反流的严重程度进行分级。尽管血管造影不常用于诊断，但二尖瓣脱垂血管造影的特点是二尖瓣叶通过二尖瓣环脱入左心房。CT 和 MRI 同样可以用来显脱垂的二尖瓣叶。三腔面是检查这种病变理想的检查平面（如图）。

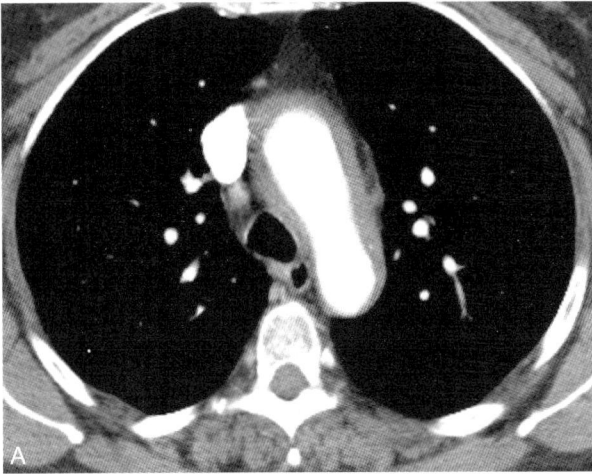

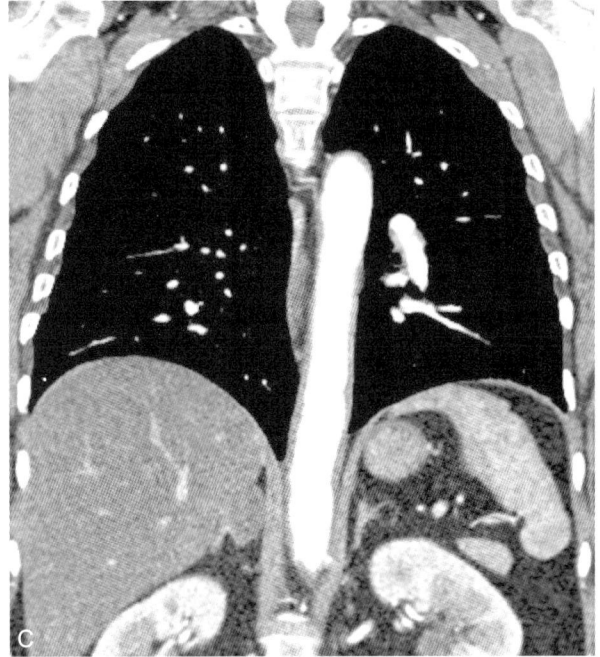

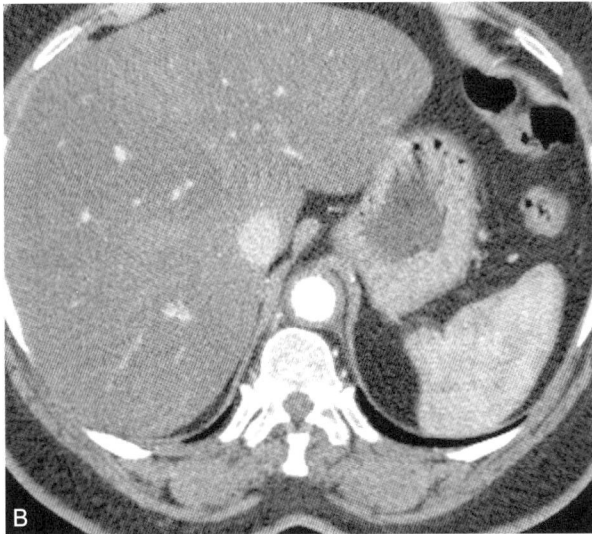

【**病史**】 68 岁女性患者，表现为疲劳。

1. 需考虑的鉴别诊断有哪些？ （多选）

 A. 巨细胞动脉炎

 B. 动脉粥样硬化

 C. 马方综合征

 D. 大动脉炎

2. 哪一条血管不正常？

 A. 主动脉

 B. 肾动脉

 C. 上腔静脉

 D. 下腔静脉

3. 如果该患者有太阳穴部疼痛和复视，最可能的诊断是什么？

 A. 巨细胞动脉炎

 B. 动脉粥样硬化

 C. 马方综合征

 D. 大动脉炎

4. 确定诊断的最佳方法是什么？

 A. 颞动脉活检

 B. 查红细胞沉降率（ESR）

 C. MRI

 D. PET

病例 157

巨细胞动脉炎

1.A 和 D
2.A
3.A
4.A

【参考文献】

[1] Borchers AT, Gershwin ME.Giant cell arteritis : a review of classification, pathophysiology, geoepidemiology and treatment.Autoimmun Rev, 2012, 11 (6-7) :A544-A554.

[2] Katabathina VS, Restrepo CS.Infectious and noninfectious aortitis:cross-sectional imaging findings.Semin Ultrasound CT MR, 2012, 33 (3) :207-221.

[3] Reddy GP, Gunn M, Mitsumori LM, et al. Multislice CT and MRI of the thoracic aorta.In Webb WR, Higgins CB.Thoracic imaging : pulmonary and cardiovascular radiology.ed 2.Philadelphia : Lippincott Williams & Wilkins, 2010.

【交叉引用】

Cardiac Imaging : The REQUISITES, ed 3, p 398.

【解析】

1. 临床特点 巨细胞动脉炎（亦称为颞动脉炎和颅动脉炎）是一种系统性肉芽肿性全动脉炎。常与颞动脉和颅动脉相关，但是也可累及其他血管，包括主动脉、冠状动脉和肠系膜动脉。患者可表现为全身性症状如疲劳，或伴更加具有特异性的症状如颞部疼痛、头皮压痛、头痛和视觉障碍。巨细胞动脉炎常发生于50岁以上的患者，且与风湿性多肌痛症密切相关（即骨盆和肩部肌肉疼痛和僵硬）。

2. 诊断 体检时，颞动脉可能变硬，且颞动脉搏动较弱。系统性炎症血清标志物（如 ESR 和 C 反应蛋白）通常增高。颞动脉活检能够确定诊断。应及时采用大剂量糖皮质激素治疗，因为这种疾病与突然失明相关。

3. 影像表现 MRI 和 CT 可以显示动脉的扩张或狭窄，以及血管壁增厚（图 A—C）。MRI 可以显示动脉壁强化或者 T_2 高信号提示水肿。15% 的巨细胞动脉炎可累及主动脉。主动脉并发症包括主动脉夹层，主动脉反流和腹主动脉或胸主动脉瘤。FDG-PET 在诊断颅外动脉活动性炎症方面较为敏感。临床特点和患者年龄有助于巨细胞动脉炎与大动脉炎相鉴别。

（胡海波 黄洁佳 杨 凯 译，
蒋世良 校）